高职高专 **药品经营与管理** 专业系列教材

药剂学

主　编　王春燕　刘连委
副主编　吴英华　张嘉杨

重庆大学出版社

内容提要

药剂学是药学专业和药品经营与管理专业的一门重要的专业基础课，是根据药剂学课程标准及课程特点编写的。内容涵盖认识药剂学、液体制剂、浸出制剂、注射剂和滴眼剂、半固体制剂、固体制剂、其他制剂和药物制剂的稳定性等内容。教材内容综合比较分析了现行教材使用经验，结合教育部新的专业目录、新版执业药师考试大纲及《中国药典》，重构了教学体系，更加注重就业岗位上的实用性，以项目进行内容编写，增加了学习目标、各类药物的临床应用及注意事项、典型处方分析，力求充分反映国家对高技能药学人才培养所需职业岗位和执业药师考试的专业知识要求。

本教材可供高职高专制药技术类专业和药品经营与管理专业教学使用，也可供药学专业和药品经营与管理专业相近学科的教学或其他药学工作者参考使用。

图书在版编目(CIP)数据

药剂学/王春燕，刘连委主编. --重庆：重庆大学出版社，2017.8(2021.8 重印)

高职高专药品经营与管理专业系列教材

ISBN 978-7-5689-0551-0

Ⅰ. ①药… Ⅱ. ①王… ②刘… Ⅲ. ①药剂学—高等职业教育—教材 Ⅳ. ①R94

中国版本图书馆 CIP 数据核字(2017)第 121162 号

药剂学

主　编　王春燕　刘连委

副主编　吴英华　张嘉杨

策划编辑：袁文华

责任编辑：陈　力　文　清　　版式设计：袁文华

责任校对：邹　忌　　责任印制：赵　晟

*

重庆大学出版社出版发行

出版人：饶帮华

社址：重庆市沙坪坝区大学城西路 21 号

邮编：401331

电话：(023) 88617190　88617185(中小学)

传真：(023) 88617186　88617166

网址：http://www.cqup.com.cn

邮箱：fxk@cqup.com.cn (营销中心)

全国新华书店经销

POD：重庆新生代彩印技术有限公司

*

开本：787mm×1092mm　1/16　印张：13　字数：316 千

2017 年 8 月第 1 版　2021 年 8 月第 2 次印刷

ISBN 978-7-5689-0551-0　定价：35.00 元

前言

“药剂学”是药学专业和药品经营与管理专业的一门重要的专业基础课，为体现现代高职教育特色，实现药品经营与管理专业人才培养目标，以岗位需求为导向，以学生就业创业能力培养为核心，重视知识与实践之间的有机结合，使教材在有限的内容中更多地与工作岗位所需知识相融合，并注意加强学生综合知识运用能力的培养。

教材内容注重就业岗位上的实用性，分模块进行内容编写。内容以临床和职业考试重点剂型为主，在以往药剂学教材的主体上淡化了生产工艺和设备，增加了学习目标、各类药物的临床应用及注意事项、典型处方分析等内容。在教材编写中体现行业准入要求，注重学生可持续发展。教材内容紧密结合新版《中国药典》及国家执业药师资格考试标准，按照行业用人要求，以职业资格准入为指导，为学生可持续发展奠定扎实基础。

本书根据医疗、生产实践、教学等方面的长期沿用习惯，采用综合方法分为9个项目，包括认识药剂学、液体制剂、浸出制剂、注射剂和滴眼剂、半固体制剂、固体制剂-1、固体制剂-2、其他制剂和药物制剂的稳定性。在部分典型制剂中有相关实训项目，可根据实际需要进行选择。

参与本教材编写的人员都是从事多年相关教学的一线教师，具有比较丰富的教学经验。在教材编写过程中，得到了重庆能源职业学院相关部门的大力支持，同时西南药业股份有限公司冉隆富工程师对教材的编写给出了宝贵的意见和建议，在此一并表示衷心的感谢。

本教材主要供高职高专药学专业和药品经营与管理专业教学使用，也可供药学专业和药品经营与管理专业相近学科的教学或其他药学工作者参考使用。

由于编者的水平和经验有限，书中疏漏之处在所难免，希望同仁读者提出宝贵意见和建议，以便再版时进一步修改完善。

编　者

2017年4月

目 录 CONTENTS

项目1　认识药剂学

【学习目标】

1. 掌握药剂学的概念及常用术语;药物剂型的重要性。
2. 熟悉药物剂型的分类、药用辅料定义、分类。
3. 了解药物递释系统;药剂学的发展。

任务1.1　药剂学概述

1.1.1　药剂学的概念及常用术语

1)药剂学的概念

药剂学是研究药物制剂的基本理论、处方设计、制备工艺、质量控制和合理使用等内容的综合性应用技术科学。

将药物用于临床使用时,不能直接使用原料药,必须制备成具有一定形状和性质的剂型,以充分发挥药效、减少毒副作用、便于使用与保存等。药物剂型是适合于疾病的诊断、治疗或预防的需要而制备的不同给药形式,简称剂型,如散剂、颗粒剂、片剂、胶囊剂、注射剂、溶液剂、乳剂、混悬剂、软膏剂、栓剂、气雾剂等。根据药物的使用目的和药物的性质不同,可制备适宜的不同剂型;不同剂型的给药方式不同,结果药物在体内的行为也不同。各种剂型中的具体药品称为药物制剂,简称制剂,如阿司匹林片、胰岛素注射剂、红霉素眼膏剂等。而且把制剂的研制过程也称制剂。研究制剂的理论和制备工艺的科学称为制剂学。

药剂学的宗旨是制备安全、有效、稳定、使用方便的药物制剂。随着药学科学的不断发展,人们对药物在体内的吸收、分布、代谢、排泄等特征以及药物的作用机制有了进一步的认识,从而为制备安全、有效的制剂和选择合理的给药途径提供理论依据。如胰岛素等多肽类药物在胃肠道中受到酶破坏而被分解,链霉素在胃肠道中不吸收,这类药适合制备注射剂;睾丸素的肝脏首过作用严重,适合制备口腔黏膜片;红霉素在胃酸中分解而且刺激性较大,制备肠溶制剂可以克服上述问题。剂型的发展初期只是为了适应给药途径而设计的形态,而新剂型与新技术的发展使制剂具有功能或制剂技术的含义，如缓控释制剂、靶向制剂、透皮吸收制剂、固体分散技术制剂、包合技术制剂、脂质体技术制剂、生物技术制剂、微囊化技术制剂等，从而发展了药物的递释系统（DDS）。新型药用辅料的出现为DDS的发展提供了坚实的物质基础。

随着药学科学的发展，涌现了众多用于治病救人的新药，对提高患者的生命质量起到重要作用。但要注意药效强烈的药物通常毒副作用也强，如一些抗癌药杀灭癌细胞的同时也要杀灭有益细胞，毒性很大，因此使患者更早地离开人世的例子并不少见。因此剂型的设计必须遵循最大限度地发挥药效的同时也最大限度地降低毒副作用的基本原则。

2）药剂学常用术语

①药物：用于治疗、预防、诊断疾病，有目的地调节人的生理机能的物质，简称为药，包括原料药和药品。一般可分为天然药物、化学药物及生物技术药物3大类。

②药品：用于预防、治疗、诊断疾病，有目的地调节人的生理机能，并规定有适应症或者功能主治、用法和用量的物质，包括中药材、中药饮片、中成药、化学原料药及其制剂、抗生素、生化药品、放射性药品、血清、疫苗、血液制品和诊断药品等。

③药物剂型：将原料药加工制成适合于医疗或预防应用的形式，简称剂型，如片剂、胶囊剂、散剂、颗粒剂、注射剂等。根据药物的使用目的和药物的性质不同，可将药物制备成不同的剂型；不同剂型可使药物在体内的吸收、分布、代谢、排泄的情况不同，甚至导致治疗用途也不同。

④药物制剂：根据药典、部颁标准或其他规定处方，将原料药物加工制成具有一定规格的药物制品，简称制剂。药物制剂解决药品的用法和用量问题。

⑤制剂学：根据药物制剂理论和制剂生产技术，设计和制备安全、有效、稳定的药物制剂的学科，属于工业药剂学的范畴。

⑥调剂学：研究方剂（医师的处方）调制成患者易于服用、能发挥预期疗效、并明确规定用法用量的给药形式，以供特定的患者在特定时间内服用，属于医院药剂学的范畴。

⑦处方：药品生产、调配的依据，具有法律、技术、经济责任效力。处方分为医师处方、协定处方及法定处方。

1.1.2 药剂学的任务

药剂学的基本任务是将药物制成适于临床应用的剂型，并能批量生产安全、有效、稳定的制剂。药剂学的具体任务可以归纳如下：

1）药剂学基本理论的研究

药剂学的基本理论是指药物制剂的配制理论，包括处方设计、制备、质量控制、合理应用等方面的基本理论。如药物的化学稳定性和物理稳定性的理论研究；提高难溶性药物的溶解度，以提高药物的生物利用度的研究；粉体性质对固体物料的处理过程和制剂质量的影响；片剂的压缩成形理论的研究；流变学性质对乳剂、混悬剂、软膏剂质量的影响；利用生物药剂学和药物动力学理论正确评价制剂质量，为合理制药和合理用药提供依据；微粒分散理论在非均相液体制剂中的应用；表面活性剂在药剂中的重要作用等。对开发新剂型、新技术、新产品，提高产品质量有着重要的指导意义。

2）新剂型的研究与开发

剂型是药物应用的具体形式，剂型因素与药效学研究表明，除了药物本身的性质和药理作用外，具体剂型也直接影响着该药的临床效果。与片剂、胶囊、溶液剂、注射剂等普通制剂相比，缓释、控释和靶向制剂等新剂型可以有效地提高疗效，满足长效、低毒等要求。特别是患部的靶向制剂，甚至病变细胞的靶向制剂，可提高局部病灶的药物浓度，降低全身的毒副作用，是目前新剂型研究的热点之一。近年来，上市的口腔速溶片剂，不用水可以服药，给患者带来极大的方便；长时间缓释注射剂，一次注射缓慢释放一个月或三个月，不仅克服了每天注射的皮肉之苦，而且血药浓度平稳，可降低毒副作用。

3）新技术的研究与开发

新剂型的开发离不开新技术的应用。近几年来蓬勃发展的微囊化技术、固体分散技术、包合技术、脂质体技术、球晶制粒技术、包衣技术、纳米技术等，为新剂型的开发和制剂质量的提高奠定了技术基础。但有些技术还不够完善，应用于批量生产有待于进一步发展。

4）新辅料的研究与开发

辅料有天然的、合成的和半合成的，无论来源如何，必须是药用辅料。辅料与剂型紧密相连，新辅料的研制对新剂型与新技术的发展起着关键作用。如乙基纤维素（EC）、丙烯酸树脂系列、醋酸纤维素等 pH 值非依赖性高分子的出现发展了缓、控释制剂；近年来开发的聚乳酸（PLA）、聚乳酸聚乙醇酸共聚物（PLGA）等体内可降解辅料促进了长时间缓释微球注射剂的发展；微晶纤维素（MCC）、可压性淀粉、低取代羟丙基纤维素（L-HPC）等辅料的开发使粉末直接压片技术实现了工业化。为了适应现代药物剂型和制剂的发展，辅料将继续向安全性、功能性、适应性、高效性的方向发展。辅料的发展对制剂整体水平的提高具有重要意义。

5）中药新剂型的研究与开发

中医药是中华民族的宝贵遗产，在继承和发扬中医中药理论和中药传统制剂的同时，运用现代科学技术和方法实现中药制剂现代化，是中药制剂走向世界所必需的努力方向。中药制剂从传统剂型（丸、丹、膏、散等）迈进现代剂型的行列，对提高药效具有重要的意义。已上市的中药制剂类型很多，如注射剂、颗粒剂、片剂、胶囊剂、滴丸剂、栓剂、软膏剂、气雾剂等 20 多个新的中药剂型。近年来中药缓释制剂和中药靶向给药的微球制剂等也在开发或研究中，丰富和发展了中药的新剂型和新品种，但中药新剂型的研究与开发仍然是我国药剂工作者的一项长期而艰巨的重要任务。

6）生物技术药物制剂的研究与开发

21 世纪生物技术的发展为新药的研制开创了一条崭新的道路。如预防乙肝的基因重组疫苗、治疗严重贫血症的红细胞生长素、治疗糖尿病的胰岛素、治疗侏儒症的生长激素、治疗血友病的凝血因子等特效药都是现代生物技术药物的新产品，它们正在改变医药科技界的面貌，为人类解决疑难病症提供了最有希望的途径。基因、核糖核酸、酶、蛋白质、多肽、多糖等生物技术药物普遍具有活性强、剂量小，能治疗各种疑难病症的优点，但同时具有分子量大、稳定性差、吸收性差、半衰期短等问题，寻找和发现适合于这类药物的长效、安全、稳定、使用方便的新剂型是摆在药剂工作者面前的艰巨任务。

7）制剂新机械和新设备的研究与开发

国际卫生组织提出“药品生产质量管理规范”（GMP）以来，对制剂机械和设备的发展提供了前所未有的机遇。为了获得药品质量的更大保障和安全用药,制剂生产向封闭、高效、多功能、连续化和自动化的方向发展。固体制剂生产中使用的流化床制粒机在一个机器内可完成混合、制粒、干燥甚至包衣,因此被人们习惯上称为一步制粒机,与传统的摇摆式制粒机相比大大缩短工艺过程,减少了与人接触的机会。最近又开发出搅拌流化制粒机、挤出滚圆制粒机、离心制粒机等使制粒物更加致密、球形化,得到制剂生产的广泛应用。高效全自动压片机的问世,使片剂的质量和产量大大提高。在注射剂的生产方面,入墙层流式注射灌装生产线、高效喷淋式加热灭菌器、粉针灌封机与无菌室组合整体净化层流装置等减少了人员走动和污染机会。纳米技术与相应设备将对提高难溶性药物的生物利用度及纳米乳和纳米粒等靶向制剂的制备产生重要影响。

制剂技术、药用辅料、制剂设备是制备优质制剂不可缺少的三大支柱,无论是西药、中药还是生物技术药物,在制备各种剂型时均需应用到这三大支柱,必须用心学习和掌握。

1.1.3 药物剂型的重要性

剂型是为适应诊断、治疗和预防疾病的需要而制备的不同给药形式,是临床使用的最终形式。剂型是药物的传递体,将药物输送到体内发挥疗效。一般来说,一种药物可以制备多种剂型,药理作用相同,但给药途径不同可能产生不同的疗效,应根据药物的性质及不同的治疗目的选择合理的剂型与给药方式。

1)药物剂型与给药途径

药物剂型的选择与给药途径密切相关。纵观人体,可以找到20余个给药途径,如口腔、舌下、颊部、胃肠道、直肠、子宫、阴道、尿道、耳道、鼻腔、咽喉、支气管、肺部、皮内、皮下、肌肉、静脉、动脉、皮肤、眼等。例如,眼黏膜给药途径以液体、半固体剂型最为方便;直肠给药应选择栓剂;口服给药可以选择多种剂型,如溶液剂、片剂、胶囊剂、乳剂、混悬剂等;皮肤给药多用软膏剂、贴剂、液体制剂;注射给药必须选择液体制剂,包括溶液剂、乳剂、混悬剂等。总之,药物剂型必须与给药途径相适应。

2)药物剂型的重要性

适宜的药物剂型可以发挥出良好的药效,剂型的重要性如下所述。

①不同剂型改变药物的作用性质。多数药物改变剂型后作用性质不变,但有些药物能改变作用性质,如硫酸镁口服剂型作为泻下药,但5%注射液静脉滴注,能抑制大脑中枢神经,有镇静、镇痉作用;依沙吖啶(利凡诺)1%注射液用于中期引产,但0.1%~0.2%溶液局部涂抹有杀菌作用。

②不同剂型改变药物的作用速度。例如,注射剂、吸入气雾剂等起效快,常用于急救;丸剂、缓控释制剂、植入剂等作用缓慢,属长效制剂。

③不同剂型改变药物的毒副作用。氨茶碱治疗哮喘病效果很好,但有引起心跳加快的毒副作用,若制成栓剂则可消除这种毒副作用;缓、控释制剂能保持血药浓度平稳,避免血药浓度的峰谷现象,从而降低药物的毒副作用。

④有些剂型可产生靶向作用。含微粒结构的静脉注射剂,如脂质体、微球、微囊等进入血液循环系统后,被网状内皮系统的巨噬细胞所吞噬,从而使药物浓集于肝、脾等器官,起到肝、

脾的被动靶向作用。

⑤有些剂型影响疗效。固体剂型,如片剂、颗粒剂、丸剂的制备工艺不同会对药效产生显著的影响,特别是药物的晶型、粒子的大小发生变化时直接影响药物的释放,从而影响药物的治疗效果。

任务 1.2　药物剂型与 DDS

1.2.1　药物剂型的分类

任何药物在供给临床使用前,必须制成适宜于医疗用途的药物剂型。药物可以制备成多种剂型,药理作用相同,但给药途径不同,可能产生不同的治疗效果。因此,应根据不同的治疗目的,选择合理的剂型。

常用剂型有 40 多种,其分类方法有以下几类。

1)按给药途径分类

这种分类方法将给药途径相同的剂型作为一类,与临床使用密切相关。

(1)经胃肠道给药剂型

经胃肠道给药剂型是指药物制剂经口服用后进入胃肠道,起到局部或经吸收而发挥全身作用的剂型,如常用的散剂、片剂、颗粒剂、胶囊剂、溶液剂、乳剂、混悬剂等。容易受胃肠道中的酸或酶破坏的药物一般不能采用这类简单剂型。口腔黏膜吸收的剂型不属于胃肠道给药剂型。

(2)非经胃肠道给药剂型

非经胃肠道给药剂型是指除口服给药途径以外的所有其他剂型,这些剂型可在给药部位起局部作用或被吸收后发挥全身作用:

①注射给药剂型:如注射剂,包括静脉注射、肌内注射、皮下注射、皮内注射及腔内注射等多种注射途径。

②呼吸道给药剂型:如喷雾剂、气雾剂、粉雾剂等。

③皮肤给药剂型:如外用溶液剂、洗剂、搽剂、软膏剂、硬膏剂、糊剂、贴剂等。

④黏膜给药剂型:如滴眼剂、滴鼻剂、眼用软膏剂、含漱剂、舌下片剂、黏贴片及贴膜剂等。

⑤腔道给药剂型:如栓剂、气雾剂、泡腾片、滴剂及滴丸剂等,用于直肠、阴道、尿道、鼻腔、耳道等。

2)按分散系统分类

这种分类方法,便于应用物理化学的原理来阐明各类制剂特征,但不能反映用药部位与用药方法对剂型的要求,甚至一种剂型可以分到几个分散体系中。

①溶液型。药物以分子或离子状态(质点的直径小于 1 nm)分散在分散介质中所形成的均匀分散体系,也称为低分子溶液,如芳香水剂、溶液剂、糖浆剂、甘油剂、醑剂、注射剂等。

②胶体溶液型。主要以高分子(质点的直径为1～100 nm)分散在分散介质中所形成的均匀分散体系,也称为高分子溶液,如胶浆剂、火棉胶剂、涂膜剂等。

③乳剂型。油类药物或药物油溶液以液滴状态分散在分散介质中所形成的非均匀分散体系,如口服乳剂、静脉注射乳剂、部分搽剂等。

④混悬型。固体药物以微粒状态分散在分散介质中所形成的非均匀分散体系,如合剂、洗剂、混悬剂等。

⑤气体分散型。液体或固体药物以微粒状态分散在气体分散介质中所形成的分散体系,如气雾剂。

⑥微粒分散型。药物以不同大小微粒呈液体或固体状态分散,如微球制剂、微囊制剂、纳米囊制剂等。

⑦固体分散型。固体药物以聚集体状态存在的分散体系,如片剂、散剂、颗粒剂、胶囊剂、丸剂等。

3)按制法分类

这种分类法不能包含全部剂型,故不常用。

①浸出制剂。是用浸出方法制成的剂型(如流浸膏剂、酊剂等)。

②无菌制剂。是用灭菌方法或无菌技术制成的剂型(如注射剂等)。

4)按形态分类

将药物剂型按物质形态分类,有:

①液体剂型。如芳香水剂、溶液剂、注射剂、合剂、洗剂、搽剂等。

②气体剂型。如气雾剂、喷雾剂等。

③固体剂型。如散剂、丸剂、片剂、膜剂等。

④半固体剂型。如软膏剂、栓剂、糊剂等。

形态相同的剂型,其制备工艺也比较相近,例如,制备液体剂型时多采用溶解、分散等方法;制备固体剂型多采用粉碎、混合等方法;半固体剂型多采用熔化、研和等方法。

剂型分类方法各有特点,但均不完善,或不全面,各有其优缺点。因此,本书根据医疗、生产实践、教学等方面的长期沿用习惯,采用综合分类的方法。

1.2.2 药物递释系统

药物递释系统(DDS)是根据药物的体内过程,按预设方式输送和定位、定时、定速释放药物的现代药物制剂,其目的是以适宜的剂型和给药方式,以最小的剂量达到最好的治疗效果,最大限度地降低毒副作用。

20世纪60年代生物药剂学和药物动力学的崛起,实现了测定药物在体内的吸收、分布、代谢和排泄的定量关系及药物的生物利用度,因而可通过药物在体内吸收、转运、释放等过程来设计新的药物制剂。20世纪70年代初提出药物递释系统概念,80年代药物递释系统开始成为制剂研究的热门领域。目前主要的药物递释系统简介如下:

①药物浓度过高将产生中毒,而浓度过低则无治疗效果。根据这个原理,设计出了缓、控

释药物制剂,使血药浓度平稳保持在有效药物浓度范围内。这是药物递释系统发展的初期阶段。

②药物只有达到病灶部位才能发挥疗效,其他部位的药物不但不起治疗作用,反而可能产生毒副作用。使药物浓集于病灶部位,尽量减少其他部位的药物浓度,可有效地提高药物的治疗效果,减少毒副作用,对癌症、炎症等疾病的治疗具有重要意义。病灶部位可以是有病的脏器、器官、细胞或细菌等,可浓集于病灶部位的靶向修饰药物载体(如脂质体、微囊、微球、微乳、纳米囊、纳米球等)是目前药物递释系统研究的热点。

③近代时辰药理学研究表明,疾病是有时间节律性变化的,据此发明了根据生物节律变化的脉冲给药系统、时辰给药系统。

④自调式释药系统是一种依赖于生物体信息反馈,自动调节药物释放量的给药系统。如胰岛素自调式释药系统是一种按患者体内血糖浓度的高低自动调节胰岛素释放量,使血糖水平始终保持在正常范围之内。该系统通过带血糖感知器的胰岛素注入泵,将血糖水平信息传送给计算机,进行快速分析,决定药物的输送时间和输入量,随后由泵将药物注入体内。

⑤透皮给药系统是指经皮肤贴敷方式用药,药物由皮肤吸收进入全身血液循环并达到有效血药浓度、实现疾病治疗或预防的一类制剂。1974 年发挥全身作用的东莨菪碱透皮给药制剂开始上市,1981 年美国 FDA 批准了硝酸甘油透皮吸收制剂,从此透皮给药传递系统得到迅速发展。透皮给药具有比较安全、没有肝脏首过作用等特点,但透皮吸收量有限。因此,应选择适宜的药物、适宜的透皮吸收促进剂和适宜的制备技术。

⑥多肽和蛋白质类药物制剂的研究与开发已成为药剂学研究的重要领域,其性质不稳定、极易变质,且对酶敏感,不易穿透胃肠黏膜,多数药物以注射给药,因此使用不便、患者顺应性差。黏膜存在于人体各腔道内,可作为全身给药的药物吸收途径,特别是口腔、鼻腔和肺部黏膜给药可避免药物的首过效应、胃肠道对药物的破坏及药物对胃肠道的刺激作用,特别适合于多肽和蛋白质类药物的给药。因此,药学工作者正致力于多肽和蛋白质类药物的黏膜给药系统研究。

药物递释系统的出现,极大地改善了药物的吸收和传递,在提高药物制剂生物利用度及保证用药安全、有效和可控方面起到了重要的作用,从而全面提高了药剂学研究的整体水平。

拓展阅读

胰岛素泵

人工智能控制的胰岛泵输入装置,通过模拟人体胰岛素的生理性分泌模式,可避免血糖波动,延缓甚至防止糖尿病多种并发症的发生与进展,从而安全、有效地控制患者的糖尿病。特别适合于一些生活工作无规律的糖尿病患者。使用胰岛素泵可以良好地控制血糖,无须定时进食或加餐,也不会发生低血糖反应。

任务1.3　药用辅料

1.3.1　概述

药用辅料是药物制剂中除主药以外的一切成分的统称，是影响药品质量、安全和效用的重要成分。它是药物制剂的基础材料和重要组成部分，是保证药物制剂生产和发挥作用的物质基础，在制剂生产中起着关键的作用。它不仅赋予药物一定剂型，而且与患者的顺应性、药物的疗效和不良反应密切联系，具有保障、提升药品质量的作用，在药品中除了充当载体、赋形、提高药物稳定性外，还具有增溶、助溶、缓释、控释等重要功能。

药用辅料与药物一同用于人体。因此，需进行安全性评估，应对人体无毒无害，化学性质稳定，不易受温度、pH值、储存时间等影响，与主药无配伍禁忌，不影响药物检验，并尽可能用较小的用量。

1.3.2　分类

药用辅料可从来源、作用、用途和给药途径等进行分类。

1）按辅料来源分类

药用辅料按其来源可分为天然物、半合成物和全合成物。天然高分子辅料包括淀粉、阿拉伯胶、琼脂等天然产物；半合成高分子辅料是在天然高分子材料的基础上进行改构或衍生化而得，包括淀粉衍生物、纤维素衍生物、聚氧乙烯蓖麻油等；全合成高分子辅料是由简单的小分子化合物经过聚合反应或缩聚反应而成，包括各种单聚物（如聚乳酸、聚羟基乙酸、聚乙二醇、聚乙烯吡咯烷酮等）和共聚物（如乳酸-羟基丙酸共聚物、泊洛沙姆等）。

2）按辅料的作用分类

药用辅料按其作用的不同，可分为溶媒、抛射剂、增溶剂、助溶剂、乳化剂、着色剂、黏合剂、崩解剂、填充剂、润滑剂、润湿剂、渗透压调节剂、稳定剂、助流剂、矫味剂、防腐剂、助悬剂、包衣材料、芳香剂、抗黏着剂、抗氧剂、抗氧增效剂、螯合剂、渗透促进剂、pH值调节剂、增塑剂、表面活性剂、发泡剂、消泡剂、增稠剂、包合剂、保湿剂、吸收剂、稀释剂、絮凝剂与反絮凝剂、助滤剂等。

3）按辅料的用途分类

药用辅料按其用途的不同，可分为固体制剂辅料、半固体制剂辅料、液体制剂辅料、气体制剂辅料和其他制剂辅料。

4）按辅料的给药途径分类

药用辅料按给药途径可分为口服给药、注射给药、黏膜给药、经皮给药、吸入给药、眼部给药等辅料。

1.3.3 药用辅料与药剂学的关系

随着对剂型研究的不断深入,人们认识到药用辅料可改变药物从制剂中的释放速度、释放时间和药物吸收,从而影响药物的生物利用度、治疗效果、治疗方向和毒副作用。药物辅料与药剂学相互依存、相互促进和共同发展,药物辅料的发展推动着药剂学的发展。

辅料在药物制剂中起3个方面的作用。

①药物一般需通过辅料才能制成相应的制剂。

②保证药物在体内释放前的稳定和按设计要求释放药物。

③辅料可影响药物制剂的治疗效果和毒副作用。

药物制剂是药物与辅料组成的复杂物理化学系统,对药物制剂的类别、给药部位、给药方式以及药品质量优劣起着决定作用,对药物制剂的作用显效、强度、速度和持续时间均有重大影响。

辅料可改变药物的理化特性、释药特性和溶出性能,从而使药物在制剂中按一定的程序,将药物运送到确定的组织部位,按设计要求的速度和时间释放。从而有目的地控制药物的治疗效果和毒副作用,甚至确定药物的治疗用途。

不同的药物剂型有不同的药物吸收速度,其吸收速度为:溶液型>胶体型>乳浊型>混悬型。

难溶性药物可采用助溶剂来增加药物溶解,常采用表面活性剂增溶难溶性药物。难溶性药物固体剂型可采用分散载体辅料,制成固体分散体,使药物以微晶甚至分子形式分散在固体中,从而改善剂型的分散速度,提高药物的溶出、释放速度。

同一药物因使用辅料不同,可制成不同剂型,可满足药物的不同治疗用途,如胰酶采用肠溶衣辅料制备成包衣片供口服,有帮助脂肪消化作用;胰酶制成注射液,对胸腔积液、血栓性静脉炎和毒蛇咬伤有明显治疗效果。

1.3.4 药用辅料的安全性

长期以来,药用辅料被认为是惰性物质,与人体、主药不发生反应,安全无毒。但事实上,理想的、完全没有活性的辅料并不存在,辅料并非惰性物质。近年临床上由辅料引起的不良反应越来越多,如铬胶囊事件、“齐二药事件”、中药注射剂中吐温80引发的过敏性事件以及塑化剂邻苯二甲酸酯类污染药品事件等,辅料对药品安全性的影响日益引起药品监管部门的高度重视。

药用辅料与药物同样参与体内的吸收、分布、代谢、排泄过程,直接影响药物制剂的安全性和有效性。因此,药用辅料不能随意添加,无节制使用。有些药用辅料本身有一定的毒性,有些药用辅料本身没有毒性,但对于特殊人群可出现毒性,如乳糖是固体制剂常用辅料,对正常人没有毒性,但对体内缺乏乳糖酶的人(乳糖不耐受患者),乳糖在肠道内不能被消化、吸收,反而在肠腔内受细菌作用发酵产气,导致腹胀、肠鸣、排气、腹痛、腹泻等症状。硬脂酸镁是片剂压片时常用的润滑剂,能与阿司匹林形成相应的乙酰水杨酸镁,溶解度增加;同时硬脂酸镁具弱碱性,具有催化降解阿司匹林的作用。

药用辅料的品种众多,成分复杂,影响药用辅料的安全性因素也复杂。近年来发生了多种药用辅料引起的药害事件,其原因既有药用辅料质量不合格、人为使用假辅料的问题,也有处方设计人员对药用辅料的功能、性质不了解而不合理使用的问题。因此,安全的药品离不开优良的辅料,更离不开辅料的合理使用。正确的使用辅料,第一应注意辅料自身的毒性,尽量避免使用有毒辅料,如果必须使用有毒辅料,应特别注意安全的用量范围,并在药品使用说明书中注明,提醒医师在开处方时注意;第二还应注意药用辅料的配伍禁忌,在处方设计时,避免能与药物发生配伍反应的辅料;第三应注意药用辅料的质量,应对供应商的资质进行严格审查,选取纯度高的药用辅料,避免辅料中的杂质引起的毒性。

任务 1.4　药剂学的发展

1.4.1　国外药剂学的发展

国外药品最初是从天然动植物开始发现的。最早发现的是埃及与巴比伦王国(今伊拉克地区),《伊伯氏纸草本》是约公元前 1552 年的著作,记载有散剂、硬膏剂、丸剂、软膏剂等许多剂型,并有药物的处方和制备方法等。被西方各国认为是药剂学鼻祖的格林(Galen,131—201)是罗马籍希腊人(与我国汉代张仲景同期),在格林的著作中记述了散剂、丸剂、浸膏剂、溶液剂、酒剂等多种剂型,人们称之为"格林制剂",至今还在一些国家应用。在格林制剂的基础之上发展起来的现代药剂学已有 150 余年的历史。1843 年布罗克登(Brockedon)首次发明了压片机,开始了机械压片的历史;1847 年默多克(Murdock)发明了硬胶囊剂;1886 年利穆赞(Limousin)发明了安瓿,使注射剂也得到了迅速发展。

19 世纪,西方科学和工业技术蓬勃发展,制药机械的发明使药剂生产的机械化、自动化得到了迅猛发展。随着科学技术与基础学科的发展,学科的分工越来越细,从而以剂型和制备为中心的药剂学也成了一门独立学科。20 世纪 50 年代,物理化学的一些理论应用于药剂学,建立了剂型的形成与制备理论,如药物稳定性、溶解理论、流变学、粉体学等,进一步促进了药剂学的发展。60 年代至 80 年代,药物在体内过程的研究表明,药物在体内经历吸收、分布、代谢和排泄过程;体内血药浓度的经时过程、生物利用度以及药效的研究结果表明,药效不仅与药物本身的化学结构有关,而且与药物的剂型有关,甚至在一定条件下剂型对药效具有决定性影响。生物药剂学与药物动力学的发展为新剂型的开发提供了理论依据。新辅料、新工艺和新设备的不断出现,也为新剂型的制备、制剂质量的提高奠定了十分重要的物质基础。

现代药物制剂的发展可分为 4 个时代,虽然各个时代不能截然不同,但基本反映了制剂发展的阶段性和层次特点,仅供参考。

第一代:传统的片剂、胶囊、注射剂等,约在 1960 年前建立。

第二代:缓释制剂、肠溶制剂等,以控制释放速度为目的的第一代 DDS。

第三代:控释制剂,利用单克隆抗体、脂质体、微球等药物载体制备的靶向给药制剂,为第二代 DDS。

第四代:由体内反馈情报靶向于细胞水平的给药系统,为第三代 DDS。

药剂学的发展能使新剂型在临床应用中朝发挥高效、速效、延长作用时间和减少副作用的方向发展,并且使制备过程更加顺利、方便。

1.4.2 国内药剂学的发展

祖国医药遗产极为丰富,在学习、继承和发扬医药遗产的同时,学习西方药剂学的理论、技术和方法,结合我国药学的实际,创造了我国药剂学的辉煌成就。

我国中医药的发展历史悠久,于商代(公元前 1766 年)已使用汤剂,是应用最早的中药剂型之一。夏商周时期的医书《五十二病方》《甲乙经》《山海经》中已有汤剂、丸剂、散剂、膏剂及药酒等剂型的记载;在东汉张仲景(142—219)的《伤寒论》和《金匮要略》中记载有栓剂、洗剂、软膏剂、糖浆剂等10 余种剂型,并记载了可以用动物胶、炼制的蜂蜜和淀粉糊为黏合剂制成丸剂。唐代颁布了我国第一部,也是世界上最早的国家药典——唐《新修本草》。后来编制的《太平惠民和剂局方》是我国最早的一部国家制剂规范,比英国最早的局方早 500 多年。明代著名药学家李时珍(1518—1593)编著了《本草纲目》,其中收载药物 1 892 种,剂型 61 种,附方 11 096 则。这充分体现了中华民族在药剂学的漫长发展过程中曾作出的重大贡献。

19 世纪初,国外医药技术对我国药剂学的发展产生了一定影响,如引进一些技术并建立一些药厂,将进口的原料药加工生产成注射剂、片剂等制剂,但规模较小、水平较低、产品质量较差。中华人民共和国后确定优先发展原料药以解决“无米之炊”的基础上发展制剂工业的方针,促进了我国医药工业的迅速发展。

改革开放以来,在药用辅料的研究方面:先后开发出粉末直接压片用辅料微晶纤维素、可压性淀粉;黏合剂 PVP;崩解剂 CMS-Na、L-HPC;薄膜包衣材料丙烯酸树脂系列产品;优良的表面活性剂泊洛沙姆、蔗糖脂肪酸酯;栓剂基质—半合成脂肪酸酯等。在生产技术及设备方面:新型辅料的研制成功和高速旋转压片机的应用使粉末直接压片技术得到广泛的应用。在制粒技术方面:广泛应用流化制粒、高速搅拌制粒、喷雾制粒技术等提高了固体制剂的产量和质量;空气净化技术与 GMP 的实施使注射剂的质量大大提高。在新剂型的研究方面:逐渐缩小与国际水平的差距,缓控释制剂、透皮给药制剂的新产品上市;脂质体、微球、纳米粒等靶向、定位给药系统的研究也取得很大进展;多肽类、蛋白质等生物技术制剂的不同给药剂型的研究正在深入发展。

项目检测

一、选择题

(一)单项选择题

1. 研究药物及其剂型、生理因素与药效间关系的学科,称为(　　)。

   A. 物理药剂学　　B. 生物药剂学　　C. 药物动力学　　D. 临床药学

2. 不属于处方的是(　　)。

   A. 医师处方　　B. 协定处方　　C. 调配处方　　D. 法定处方

3. 溶液型是属于哪类剂型分类？(　　)

A. 按分散系统分类　　B. 按给药途径分类

C. 按制法分类　　D. 按形态分类

4. 一种按生物或疾病信息自动调节药物输出量的给药系统称为(　　)。

A. 脑内给药系统　　B. 智能型给药系统

C. 微囊免疫隔离给药系统　　D. 肺内给药系统

5. 药用辅料叙述不正确的是(　　)。

A. 需经安全性评估　　B. 应对人体无毒无害

C. 与主药无配伍禁忌　　D. 属惰性物质，无须安全评价

(二)多项选择题

1. 药剂学的宗旨是设计、制备出(　　)的临床给药形式。

A. 安全　B. 有效　C. 稳定　D. 经济　E. 方便使用

2. 同一药物制成不同药物剂型，可能会影响(　　)。

A. 治疗效果　B. 起效时间　C. 作用时间　D. 作用性质　E. 代谢产物

3. 辅料是指生产药品和调配处方时所用的(　　)。

A. 矫味剂　B. 防腐剂　C. 赋形剂　D. 包装材料　E. 着色剂

二、简答题

药物剂型对药物作用有何影响？

项目2　液体制剂

【学习目标】

1. 掌握液体制剂的概念、分类、特点、质量要求;常用液体制剂的临床应用及注意事项。

2. 熟悉液体制剂常用的分散介质、附加剂;表面活性剂在药物制剂中的应用;溶液剂、混悬剂、乳剂等的制备方法、稳定性。

3. 学会进行溶解、过滤等操作,制备合格的液体制剂。

4. 能针对液体制剂进行一般的质量检查,判定是否合格。

5. 了解高分子溶液剂、溶胶剂的性质。

任务2.1　液体制剂概述

2.1.1　液体制剂的概念

液体制剂是指药物分散在适宜的分散介质中制成的液体形态的制剂。通常是将药物以不同的分散方法和不同的分散程度分散在适宜的分散介质中制成的液体分散体系,可供内服或外用。液体制剂的理化性质、稳定性、药效甚至毒性等均与药物粒子分散度的大小有密切关系。所以研究液体制剂必须着眼于制剂中药物粒子分散的程度。药物以分子状态分散在介质中,形成均相液体制剂,如溶液剂、高分子溶液剂等;药物以微粒状态分散在介质中,形成非均相液体制剂,如溶胶剂、乳剂、混悬剂等。液体制剂的品种多,临床应用广泛,它们的性质、理论和制备工艺在药剂学中占有重要地位。本项目所讲述的液体药剂是狭义的液体药剂,不包括注射剂和浸出药剂的内容。

2.1.2　液体制剂的特点和质量要求

1)液体制剂的特点

液体制剂有下述优点。

①药物以分子或微粒状态分散在介质中，分散度大，吸收快，能较迅速地发挥药效。

②给药途径多，可以内服，也可以外用，如用于皮肤、黏膜和人体腔道等。

③易于分剂量，服用方便，特别适用于婴幼儿和老年患者。

④能减少某些药物的刺激性，如调整液体制剂浓度而减少刺激性，避免溴化物、碘化物等固体药物口服后由于局部浓度过高而引起胃肠道刺激作用。

⑤某些固体药物制成液体制剂后，有利于提高药物的生物利用度。

但液体制剂有以下不足：

①药物分散度大，又受分散介质的影响，易引起药物的化学降解，使药效降低甚至失效。

②液体制剂体积较大，携带、运输、贮存都不方便。

③水性液体制剂容易霉变，需加入防腐剂。

④非均匀性液体制剂，药物的分散度大，分散粒子具有很大的比表面积，易产生一系列的物理稳定性问题。

2)液体制剂的质量要求

均匀相液体制剂应是澄明溶液；非均匀相液体制剂的药物粒子应分散均匀，液体制剂浓度应准确；口服的液体制剂应外观良好，口感适宜；外用的液体制剂应无刺激性；液体制剂应有一定的防腐能力，保存和使用过程不应发生霉变；包装容器应适宜，方便患者携带和使用。

2.1.3 液体制剂的分类

1)按分散系统分类

液体制剂的理化性质、稳定性、药效甚至毒性等与药物粒子分散度的大小有密切关系。根据药物粒子分散的程度，液体制剂分为均相液体制剂和非均相液体制剂两类。

(1)均相液体制剂

药物以分子(离子)状态分散在液体分散介质中形成的澄明溶液，是热力学稳定体系，包括低分子溶液剂和高分子溶液剂。

(2)非均相液体制剂

药物以微粒或液滴的形式分散在液体分散介质中形成的多相分散体系，为不稳定的体系，包括溶胶剂、乳剂、混悬剂。

按分散体系分类，分散微粒的大小决定了分散体系的特征，见表2.1。

表2.1 分散体系中微粒大小与特征

液体类型	微粒大小/nm	特征
低分子溶液剂	<1	分子或离子分散的澄明溶液，单相，体系稳定
高分子溶液剂	<100	以高分子分散的澄明溶液，单相，体系稳定
溶胶剂	1～100	以胶体微粒分散形成多相体系，热力学不稳定
乳剂	>100	以液体微粒分散形成多相体系，热力学和动力学不稳定
混悬剂	>500	以固体微粒分散形成多相体系，热力学和动力学不稳定

2）按给药途径分类

(1)内服液体制剂

内服液体制剂如合剂、糖浆剂、乳剂、混悬液、滴剂等。

(2)外用液体制剂

①皮肤用液体制剂，如洗剂、搽剂等。

②五官科用液体制剂，如洗耳剂、滴耳剂、滴鼻剂、含漱剂、滴牙剂等。

③直肠、阴道、尿道用液体制剂，如灌肠剂、灌洗剂等。

2.1.4 液体制剂的常用溶剂

液体制剂的溶剂，对溶液剂来说可称为溶剂。对溶胶剂、混悬剂、乳剂来说药物并不溶解而是分散，因此称作分散介质。溶剂对液体制剂的性质和质量影响很大。液体制剂的制备方法、稳定性及所产生的药效等，都与溶剂有密切关系。

选择溶剂的条件是：

①对药物应具有较好的溶解性和分散性。

②化学性质应稳定，不与药物或附加剂发生反应。

③不应影响药效的发挥和含量测定。

④毒性小、无刺激性、无不适的臭味。

药物的溶解或分散状态与溶剂的极性有密切关系。溶剂按介电常数的大小分为极性溶剂、半极性溶剂和非极性溶剂。

1）极性溶剂

(1)水

水是最常用溶剂，能与乙醇、甘油、丙二醇等溶剂以任意比例混合，能溶解大多数的无机盐类和极性大的有机药物，能溶解药材中的生物碱盐类、苷类、糖类、树胶、黏液质、鞣质、蛋白质、酸类及色素等。但有些药物在水中不稳定，容易产生霉变，故不宜长久储存。配制水性液体制剂时应使用纯化水。

(2)甘油

甘油为无色黏稠性澄明液体，有甜味，毒性小，能与水、乙醇、丙二醇等以任意比例混合，对硼酸、苯酚和鞣质的溶解度比水大。含甘油 30% 以上有防腐作用，可供内服或外用，其中外用制剂应用较多，常用作保湿剂和防腐剂。

(3)二甲基亚砜

二甲基亚砜（DMSO）为无色澄明液体，具大蒜臭味，有较强的吸湿性，能与水、乙醇、甘油、丙二醇等溶剂以任意比例混合。本品溶解范围广，亦有万能溶剂之称。能促进药物透过皮肤和黏膜的吸收作用，但对皮肤有轻度刺激。

2）半极性溶剂

(1)乙醇

没有特殊说明时，乙醇指 95%（V/V）乙醇，可与水、甘油、丙二醇等溶剂任意比例混合，能溶解大部分有机药物和药材中的有效成分，如生物碱及其盐类、挥发油、树脂、鞣质、有机酸和色素等。20%以上的乙醇即有防腐作用，40%以上能延缓某些药物（如巴比妥钠）的水解。但乙醇有一定的生理活性，有易挥发、易燃烧等缺点。

（2）丙二醇

药用一般为1,2-丙二醇，性质与甘油相近，但黏度较甘油为小，可作为内服及肌内注射液溶剂。丙二醇毒性小、无刺激性，能溶解许多有机药物（如维生素A、性激素），一定比例的丙二醇和水的混合溶剂能延缓许多药物的水解，增加稳定性。丙二醇对药物在皮肤和黏膜的吸收有一定的促进作用。

（3）聚乙二醇

液体制剂中常用聚乙二醇（PEG）300～600，为无色澄明液体，理化性质稳定，能与水、乙醇、丙二醇、甘油等溶剂任意混合。聚乙二醇不同浓度的水溶液是良好溶剂，能溶解许多水溶性无机盐和水不溶性的有机药物。本品对一些易水解的药物有一定的稳定作用。在洗剂中，能增加皮肤的柔韧性，具有一定的保湿作用。

3）非极性溶剂

（1）脂肪油

常用麻油、豆油、花生油、橄榄油等植物油。植物油不能与极性溶剂混合，而能与非极性溶剂混合。脂肪油能溶解油溶性药物，如激素、挥发油、游离生物碱和许多芳香族药物。脂肪油容易酸败，也易受碱性药物的影响而发生皂化反应，影响制剂的质量。脂肪油多为外用制剂的溶剂，如洗剂、擦剂、滴鼻剂等。

（2）液体石蜡

液体石蜡是从石油产品中分离得到的液状烃的混合物，分为轻质和重质两种。液体石蜡为无色澄明油状液体，无色无臭，化学性质稳定，但接触空气能被氧化，产生不快臭味，可加入油性抗氧剂。本品能与非极性溶剂混合，能溶解生物碱、挥发油及一些非极性药物等。在肠道中不分解也不吸收，能使粪便变软，有润肠通便作用。可作口服制剂和搽剂的溶剂。

（3）醋酸乙酯

无色油状液体，微臭。有挥发性和可燃性。在空气中容易氧化、变色，需加入抗氧剂。本品能溶解挥发油、甾体药物及其他油溶性药物。常作为搽剂的溶剂。

2.1.5 液体制剂常用附加剂

1）增溶剂

增溶是指某些难溶性药物在表面活性剂的作用下，在溶剂中增加溶解度并形成溶液的过程。具有增溶能力的表面活性剂称增溶剂，被增溶的物质称为增溶质。对于以水为溶剂的药物，增溶剂的最适 HLB 值为 15～18。每 1 g 增溶剂能增溶药物的克数称为增溶量。常用的增溶剂为聚山梨酯类和聚氧乙烯脂肪酸酯类等。

2）助溶剂

助溶剂是指难溶性药物与加入的第三种物质在溶剂中形成可溶性分子间的络合物、复盐或缔合物等，以增加药物在溶剂（主要是水）中的溶解度。这第三种物质称为助溶剂。助溶剂多为低分子化合物（不是表面活性剂），与药物形成络合物，如碘在水中溶解度为1∶2 950，如加适量的碘化钾，可明显增加碘在水中的溶解度，能配成含碘5%的水溶液。碘化钾为助溶剂，增加碘溶解度的机理是KI与碘形成分子间的络合物KI_3。

3）潜溶剂

潜溶剂是指能形成氢键的混合溶剂。能与水形成潜溶剂的有乙醇、丙二醇、甘油、聚乙二醇等。甲硝唑在水中的溶解度为10%（W/V），如果使用水-乙醇混合溶剂，则溶解度提高5倍。

4）防腐剂

防腐剂是指防止药物制剂由于细菌、酶、霉等微生物的污染而产生变质的添加剂。

（1）防腐的重要性

液体制剂特别是以水为溶剂的液体制剂，易被微生物污染而发霉变质，尤其是含有糖类、蛋白质等营养物质的液体制剂，更容易引起微生物的滋长和繁殖。抗菌药的液体制剂也能生长微生物，因为抗菌药物都有一定的抗菌谱。污染微生物的液体制剂会引起理化性质的变化，严重影响制剂质量，有时会产生细菌毒素有害于人体。

（2）防腐措施

①防止污染：防止微生物污染是防腐的重要措施，包括加强生产环境的管理，清除周围环境的污染源，加强操作人员个人卫生管理等有利于防止污染。

②液体制剂中添加防腐剂：在液体制剂的制备过程中完全避免微生物污染是很困难的，有少量的微生物污染时可加入防腐剂，抑制其生长繁殖，以达到有效防腐目的。

优良防腐剂的条件：在抑菌浓度范围内对人体无害、无刺激性、内服者应无特殊臭味；水中有较大的溶解度，能达到防腐需要的浓度；不影响制剂的理化性质和药理作用；防腐剂也不受制剂中药物的影响；对大多数微生物有较强的抑制作用；防腐剂本身的理化性质和抗微生物性质应稳定，不易受热和pH值的影响；长期贮存应稳定，不与包装材料起作用。

（3）常用防腐剂

药用防腐剂分为4类：酸碱及其盐类（如苯酚及其盐）、中性化合物类（如三氯叔丁醇、聚维碘酮）、汞化合物类（如硫柳汞、硝酸苯汞）、季铵化合物类（如度米芬）。常用的药用防腐剂有以下几种：

①对羟基苯甲酸酯类：对羟基苯甲酸甲酯、乙酯、丙酯、丁酯，亦称尼泊金类。这类抑菌作用随烷基碳数增加而增加，但溶解度则减小，丁酯抗菌力最强，溶解度却最小。本类防腐剂混合使用有协同作用。通常是乙酯和丙酯（1∶1）或乙酯和丁酯（4∶1）合用，浓度均为0.01%～0.25%。这是一类很有效的防腐剂，化学性质稳定。在酸性、中性溶液中均有效，但在酸性溶液中作用较强，对大肠杆菌作用最强。在弱碱性溶液中作用减弱，这是因为酚羟基解离所致。

②苯甲酸及其盐：在水中溶解度为0.29%，乙醇中为43%（20 ℃），通常配成20%醇溶液备用。用量一般为0.03%～0.1%。苯甲酸未解离的分子抑菌作用强，所以在酸性溶液中抑菌效果较好，最适pH值是4。溶液pH值增高时解离度增大，防腐效果降低。苯甲酸防霉作用较尼泊金类为弱，而防发酵能力则较尼泊金类强。0.25%苯甲酸和0.05%～0.1%尼泊金联合应用对防止发霉和发酵最为理想，特别适用于中药液体制剂。

③山梨酸：本品为白色至黄白色结晶性粉末，熔点133 ℃，溶解度在水中为0.125%（30 ℃），丙二醇中为5.5%（20 ℃），无水乙醇或甲醇中为12.9%；甘油中为0.13%。对细菌最低抑菌浓度为0.02% ~0.04%（pH<6.0），对酵母、真菌最低抑菌浓度为0.8% ~1.2%。本品的防腐作用是未解离的分子，在pH值4的水溶液中效果较好。山梨酸与其他抗菌剂联合使用产生协同作用。苯甲酸钠在酸性溶液中的防腐作用与苯甲酸相当。山梨酸钾、山梨酸钙作用与山梨酸相同，水中溶解度更大。需在酸性溶液中使用。

④苯扎溴铵：又称新洁尔灭，为阳离子表面活性剂。淡黄色黏稠液体，低温时形成蜡状固体，极易潮解，有特臭，味极苦，无刺激性。溶于水和乙醇，微溶于丙酮和乙醚。本品在酸性和碱性溶液中稳定，耐热压。作防腐剂使用浓度为0.02% ~0.2%。多外用。

⑤醋酸氯己定：又称醋酸洗必泰，微溶于水，溶于乙醇、甘油、丙二醇等溶剂中，为广谱杀菌剂，用量为0.02% ~0.05%。多外用。

⑥其他防腐剂：邻苯基苯酚微溶于水，使用浓度为0.005% ~0.2%；桉叶油为0.01% ~0.05%；桂皮油为0.01%；薄荷油为0.05%。

5）矫味剂

在制剂中常需添加矫味剂，以改善剂型的味道和气味。常用矫味剂有甜味剂、芳香剂、胶浆剂、泡腾剂。

（1）甜味剂

甜味剂包括天然的和合成的两大类。

①天然甜味剂：天然甜味剂有葡萄糖、果糖、木糖醇、蜂蜜等，以蔗糖和单糖浆应用最广泛，具有芳香味的果汁糖浆如橙皮糖浆、桂皮糖浆等不但能矫味，也能矫臭。甘油、山梨醇、甘露醇等也可作甜味剂。天然甜味剂甜菊苷有清凉甜味，甜度约为蔗糖的300倍，常用量为0.025% ~0.05%，甜味持久且不被吸收，但甜中带苦，故常与蔗糖和糖精钠合用。

②合成甜味剂：合成甜味剂有糖精、甜蜜素、阿司帕坦、安赛蜜等。糖精钠，甜度为蔗糖的200 ~700倍，易溶于水，但水溶液不稳定，长期放置甜度降低；常用量为0.03%，常与单糖浆、蔗糖和甜菊苷合用，常作咸味的矫味剂。阿司帕坦，也称蛋白糖，为二肽类甜味剂，又称天冬甜精，甜度比蔗糖高150 ~200倍，不致龋齿，可以有效地降低热量，适用于糖尿病、肥胖症患者。

（2）芳香剂

在制剂中有时需要添加少量香料和香精以改善制剂的气味和香味。这些香料与香精称为芳香剂。香料分天然香料和人造香料两大类。天然香料有植物中提取的芳香性挥发油如柠檬、薄荷挥发油等，以及它们的制剂如薄荷水、桂皮水等。人造香料也称调和香料，是由人工香料添加一定量的溶剂调和而成的混合香料，如苹果香精、香蕉香精等。

（3）胶浆剂

胶浆剂具有黏稠缓和的性质，可以干扰味蕾的味觉而能矫味，如阿拉伯胶、羧甲基纤维素钠、琼脂、明胶、甲基纤维素等的胶浆。如在胶浆剂中加入适量糖精钠或甜菊苷等甜味剂，则增加其矫味作用。

（4）泡腾剂

将有机酸与碳酸氢钠一起，遇水后由于产生大量二氧化碳，二氧化碳能麻痹味蕾起矫味作用。对盐类的苦味、涩味、咸味有所改善。

6)着色剂

着色剂能改善制剂的外观颜色,可用来识别制剂的浓度、区分应用方法和减少病人对服药的厌恶感。尤其是选用的颜色与矫味剂能够配合协调,更易为病人所接受。

(1)天然色素

常用的有植物性和矿物性色素,作为食品和内服制剂的着色剂。植物性色素:红色的有苏木、甜菜红、胭脂虫红等;黄色的有姜黄、胡萝卜素等;蓝色的有松叶兰、乌饭树叶;绿色的有叶绿酸铜钠盐;棕色的有焦糖等。矿物性色素如氧化铁(棕红色)。

(2)合成色素

人工合成色素的特点是色泽鲜艳,价格低廉,大多数毒性比较大,用量不宜过多。我国批准的合成色素有苋莱红、柠檬黄、胭脂红、胭脂蓝和日落黄。

7)其他附加剂

在液体制剂中为了增加稳定性,有时需要加入抗氧剂、pH 调节剂、金属离子络合剂等。

任务 2.2 表面活性剂

2.2.1 表面活性剂的定义及其结构特点

表面张力是一种使表面分子具有向内运动的趋势,并使表面自动收缩至最小面积的力。表面张力是液体在没有外力影响的情况下,自动收缩成球形的原因。一定条件下的任何纯液体都具有表面张力,20 ℃时,水的表面张力为 72.75 mN/m。当溶剂中溶入溶质时,溶液的表面张力因溶质的加入而发生变化,水溶液表面张力的大小因溶质不同而改变,如一些无机盐可以使水的表面张力略有增加,一些低级醇则使水的表面张力略有下降,而肥皂和洗衣粉可使水的表面张力显著下降。使液体表面张力降低的性质即为表面活性。表面活性剂是指那些具有很强表面活性、能使液体的表面张力显著下降的物质。此外,作为表面活性剂还应具有增溶、乳化、润湿、去污、杀菌、消泡和起泡等应用性质,这是与一般表面活性物质的重要区别。

表面活性剂之所以能降低液体表面张力,是因为其分子结构中含有两亲基团:亲水基团(极性基团)和亲油基团(非极性基团)。表面活性剂分子一般由非极性烃链和一个以上的极性基团组成,烃链长度一般在 8 个碳原子以上,极性基团可以是解离的离子,也可以是不解离的亲水基团。极性基团可以是羧酸及其盐,磺酸及其盐,硫酸酯及其可溶性盐,磷酸酯基、氨基或胺基及其它们的盐,也可以是羟基、酰胺基、醚键、羧酸酯基等。如肥皂是脂肪酸类($R-COO^-$)表面活性剂,其结构中的脂肪酸碳链(R—)为亲油基团,解离的脂肪酸根(COO—)为亲水基团。

2.2.2 表面活性剂的分类

根据分子组成特点和极性基团的解离性质,将表面活性剂分为离子表面活性剂和非离子表面活性剂。根据离子表面活性剂所带电荷,又可分为阳离子表面活性剂、阴离子表面活性剂和两性离子表面活性剂。

1)离子表面活性剂

(1)阴离子表面活性剂

阴离子表面活性剂起表面活性作用的部分是阴离子。

(2)阳离子表面活性剂

阳离子表面活性剂起表面活性作用的部分是阳离子,也称阳性皂。

(3)两性离子表面活性剂

这类表面活性剂的分子结构中同时具有正、负电荷基团,在不同 pH 值介质中可表现出阳离子或阴离子表面活性剂的性质。

2)非离子表面活性剂

这类表面活性剂在水中不解离,分子中构成亲水基团的是甘油、聚乙二醇和山梨醇等多元醇,构成亲油基团的是长链脂肪酸或长链脂肪醇以及烷基或芳基等,它们以酯键或醚键与亲水基团结合,因毒性低,广泛用于外用、口服制剂和注射剂。

2.2.3 常用表面活性剂

1)阴离子表面活性剂

(1)高级脂肪酸盐

高级脂肪酸盐是指肥皂类,通式为$(RCOO^-)_nM^{n+}$。脂肪酸烃链 R 一般为 $C_{11}\sim C_{17}$,以硬脂酸、油酸、月桂酸等较常见。根据 M 的不同,又可分碱金属皂(一价皂)、碱土金属皂(二价皂)和有机胺皂(三乙醇胺皂)等。它们均具有良好的乳化性能和分散油的能力,但易被酸破坏,碱金属皂还可被钙、镁盐等破坏,电解质可使之盐析。一般只用于外用制剂。

(2)硫酸化物

硫酸化物主要是硫酸化油和高级脂肪醇硫酸酯类,通式 $R \cdot O \cdot SO_3^-M^+$,其中脂肪烃链 R 一般为 $C_{12}\sim C_{18}$。硫酸化油的代表是硫酸化蓖麻油,俗称土耳其红油,为黄色或橘黄色黏稠液,有微臭,约含 48.5% 的总脂肪油,可与水混合,为无刺激性的去污剂和润湿剂,可代替肥皂洗涤皮肤,也可用于挥发油或水不溶性杀菌剂的增溶。高级脂肪醇硫酸酯类中常用的是十二烷基硫酸钠(SDS,又称月桂醇硫酸钠、SLS)、十六烷基硫酸钠(鲸蜡醇硫酸钠)、十八烷基硫酸钠(硬脂醇硫酸钠)等。它们的乳化性也很强,并较肥皂类稳定,较耐酸和钙、镁盐,但可与一些高分子阳离子药物发生作用而产生沉淀,对黏膜有一定的刺激性,主要用作外用软膏的乳化剂,有时也用于片剂等固体制剂的润湿剂或增溶剂。

(3)磺酸化物

磺酸化物是指脂肪族磺酸化物和烷基芳基磺酸化物等。通式分别为 $R \cdot SO_3^-M^+$ 和 $RC_6H_5 \cdot SO_3^-M^+$。它们的水溶性及耐酸、耐钙、镁盐性比硫酸化物稍差,但即使在酸性水溶液中也不易水解。常用的品种有二辛基琥珀酸磺酸钠(阿洛索-OT)、二己基琥珀酸磺酸钠、十二烷基苯磺酸钠等,均为目前广泛应用的洗涤剂。

2)阳离子表面活性剂

此类表面活性剂的分子结构主要部分是一个五价的氮原子，所以又称为季铵化物，其特点是水溶性大，在酸性与碱性溶液中较稳定，具有良好的表面活性和杀菌、防腐作用。由于毒性较大，只能外用，主要用于皮肤、黏膜和手术器械的消毒。常用品种有苯扎氯铵、苯扎溴铵、度米芬等。

3)两性离子表面活性剂

(1)卵磷脂

卵磷脂是天然的两性离子表面活性剂。其主要来源是大豆和蛋黄，根据来源不同，又可称豆磷脂或蛋磷脂。卵磷脂的组成十分复杂，包括各种甘油磷脂，如脑磷脂、磷脂酰胆碱、磷脂酰乙醇胺、丝氨酸磷脂、肌醇磷脂、磷脂酸等，还有糖脂、中性脂、胆固醇和神经鞘脂等，其基本结构为：

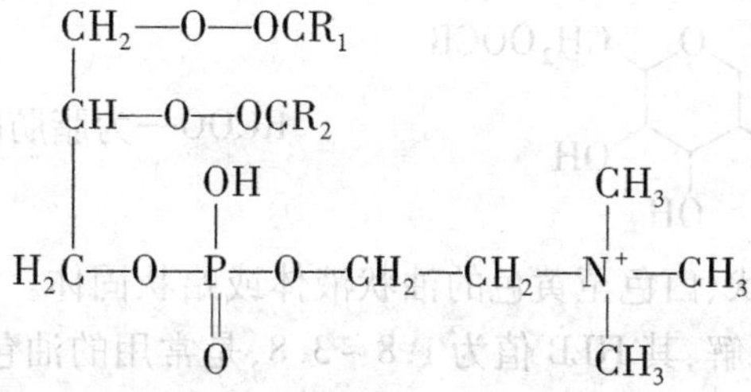

在不同来源和不同制备过程的卵磷脂中各组分的比例可发生很大的变化，从而影响其使用性能。例如，在磷脂酰胆碱含量高时可作为水包油型乳化剂，而在肌醇磷脂含量高时则为油包水型乳化剂。

卵磷脂外观为透明或半透明黄色或黄褐色油脂状物质，对热十分敏感，在60 ℃以上数天内即变为不透明褐色，在酸性和碱性条件以及酯酶作用下容易水解，不溶于水，溶于氯仿、乙醚、石油醚等有机溶剂，是制备注射用乳剂及脂质微粒制剂的主要辅料。

(2)氨基酸型和甜菜碱型

这两类表面活性剂为合成化合物，阴离子部分主要是羧酸盐，其阳离子部分为季铵盐或胺盐，由胺盐构成者即为氨基酸型($R\cdot{}^{+}NH_2\cdot CH_2CH_2\cdot COO^-$)；由季铵盐构成者即为甜菜碱型($R\cdot{}^{+}N\cdot(CH_3)_2\cdot CH_2\cdot COO^-$)。氨基酸型在等电点时亲水性减弱，并可能产生沉淀，而甜菜碱型则无论在酸性、中性及碱性溶液中均易溶，在等电点时也无沉淀。

两性离子表面活性剂在碱性水溶液中呈阴离子表面活性剂的性质，具有很好的起泡、去污作用；在酸性溶液中则呈阳离子表面活性剂的性质，具有很强的杀菌能力。

4)非离子表面活性剂

离子表面活性剂广泛用于外用、口服制剂和注射剂，个别品种也用于静脉注射剂。

(1)脂肪酸甘油酯

脂肪酸甘油酯主要有脂肪酸单甘油酯和脂肪酸二甘油酯，如单硬脂酸甘油酯等。脂肪酸甘油酯的外观根据其纯度可以是褐色、黄色或白色的油状、脂状或蜡状物质，熔点30~60 ℃，不溶于水，在水、热、酸、碱及酶等作用下易水解成甘油和脂肪酸。其表面活性较弱，HLB值为3~4，主要用作W/O型辅助乳化剂。

(2)多元醇型

①蔗糖脂肪酸酯。蔗糖脂肪酸酯简称蔗糖酯，是蔗糖与脂肪酸反应生成的一大类化合物，属多元醇型非离子表面活性剂，根据与脂肪酸反应生成酯的取代数不同，有单酯、二酯、三酯及多酯。改变取代脂肪酸及酯化度，可得到不同 HLB 值(5～13)的产品。

蔗糖脂肪酸酯为白色至黄色粉末，随脂肪酸酯含量增加，可呈蜡状、膏状或油状，在室温下稳定，高温时可分解或发生蔗糖的焦化，在酸、碱和酶的作用下可水解成游离脂肪酸和蔗糖。蔗糖酯不溶于水，但在水和甘油中加热可形成凝胶，可溶于丙二醇、乙醇及一些有机溶剂，但不溶于油。主要用作水包油型乳化剂、分散剂。一些高脂肪酸含量的蔗糖酯也用作阻滞剂。

②脂肪酸山梨坦。脂肪酸山梨坦是失水山梨醇脂肪酸酯，是由山梨糖醇及其单酐和二酐与脂肪酸反应而成的酯类化合物的混合物，商品名为司盘。根据反应的脂肪酸的不同，可分为司盘20(月桂山梨坦)、司盘40(棕榈山梨坦)、司盘60(硬脂山梨坦)、司盘65(三硬脂山梨坦)、司盘80(油酸山梨坦)和司盘85(三油酸山梨坦)等多个品种，其结构如下：

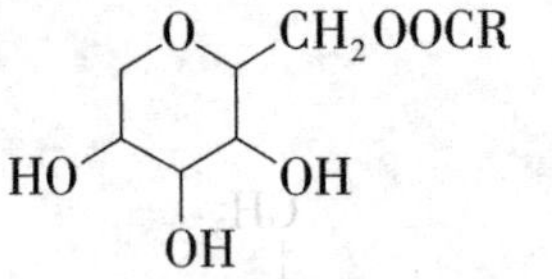

RCOO—为脂肪酸根

脂肪酸山梨坦是黏稠状、白色至黄色的油状液体或蜡状固体。不溶于水，易溶于乙醇，在酸、碱和酶的作用下容易水解，其 HLB 值为 1.8～3.8，是常用的油包水型乳化剂，但在水包油型乳剂中，司盘20和司盘40常与吐温配伍用作混合乳化剂；而司盘60、司盘65等则适合在油包水型乳剂中与吐温配合使用。

③聚山梨酯。聚山梨酯是聚氧乙烯失水山梨醇脂肪酸酯，是由失水山梨醇脂肪酸酯与环氧乙烷反应生成的亲水性化合物。氧乙烯链节数约为20，可加在山梨醇的多个羟基上，所以也是一种复杂的混合物。商品名为吐温(Tweens)，根据脂肪酸不同，有聚山梨酯20(吐温20)、聚山梨酯40(吐温40)、聚山梨酯60(吐温60)、聚山梨酯65(吐温65)、聚山梨酯80(吐温80)和聚山梨酯85(吐温85)等多种型号，其结构如下：

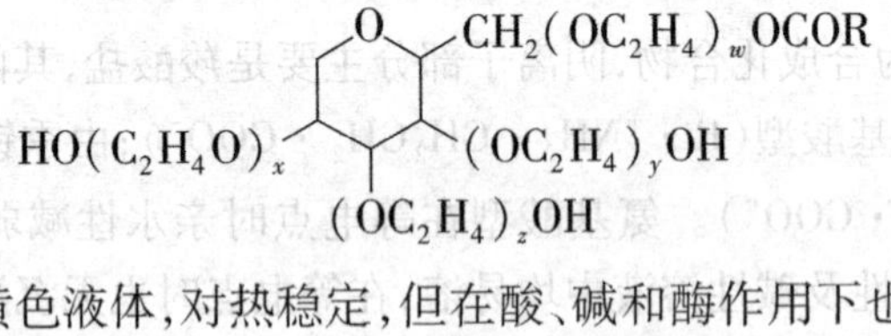

聚山梨酯是黏稠的黄色液体，对热稳定，但在酸、碱和酶作用下也会水解。在水和乙醇以及多种有机溶剂中易溶，不溶于油，低浓度时在水中形成胶束，其增溶作用不受溶液 pH 值影响。聚山梨酯是常用的增溶剂、乳化剂、分散剂和润湿剂。

(3)聚氧乙烯型

①聚氧乙烯脂肪酸酯。它是由聚乙二醇与长链脂肪酸缩合而成的酯，通式为 $R \cdot COO \cdot CH_2(CH_2OCH_2)_nCH_2 \cdot OH$，商品为卖泽。根据聚乙二醇部分的分子量和脂肪酸品种不同而有不同品种。这类表面活性剂有较强水溶性，乳化能力强，为水包油型乳化剂，常用的有聚氧乙烯40硬脂酸酯等。

②聚氧乙烯脂肪醇醚。它是由聚乙二醇与脂肪醇缩合而成的醚，通式为 $RO(CH_2OCH_2)_nH$，商品有苄泽(Brij)，如 Brij30 和 Brij35 分别为不同分子量的聚乙二醇与月桂醇

缩合物；西土马哥为聚乙二醇与十六醇的缩合物；平平加 O(PerogolO)则是 15 个单位的氧乙烯与油醇的缩合物。HLB 值为 12 ~ 18，具有较强的亲水性质。常用做增溶剂及 O/W 型乳化剂。

(4)聚氧乙烯-聚氧丙烯共聚物

本品又称泊洛沙姆(Poloxamer)，商品名普郎尼克。根据共聚比例的不同，本品有各种不同分子量的产品。分子量为 1 000 ~ 14 000，HLB 值为 0.5 ~ 30。随分子量增加，本品从液体变为固体。随聚氧丙烯比例增加，亲油性增强；相反，随聚氧乙烯比例增加，亲水性增强。本品作为高分子非离子表面活性剂，具有乳化、润湿、分散、起泡和消泡等多种优良性能，但增溶能力较弱。Poloxamer 188(Pluronic F68)作为一种水包油型乳化剂，可用于静脉乳剂。

2.2.4 表面活性剂的基本性质

1)物理化学性质

(1)临界胶束浓度(CMC)

当表面活性剂的正吸附到达饱和后继续加入表面活性剂，其分子则转入溶液中，因其亲油基团的存在，水分子与表面活性剂分子相互间的排斥力远大于吸引力，导致表面活性剂分子自身依赖范德华力相互聚集，形成亲油基团向内，亲水基团向外，在水中稳定分散，大小在胶体粒子范围的胶束。在一定温度和一定浓度范围内，表面活性剂胶束有一定的分子缔合数，但不同表面活性剂胶束的分子缔合数各不相同，离子表面活性剂的缔合数在 10 ~ 100，少数大于 1 000。非离子表面活性剂的缔合数一般较大，如月桂醇聚氧乙烯醚在 25 ℃ 的缔合数为 5 000。表面活性剂分子缔合形成胶束的最低浓度即为临界胶束浓度(CMC)。不同表面活性剂的 CMC 不同，见表 2.2。具有相同亲水基的同系列表面活性剂，若亲油基团越大，则 CMC 越小。在 CMC 时，溶液的表面张力基本上到达最低值。在 CMC 到达后的一定范围内，单位体积内胶束数量和表面活性剂的总浓度几乎成正比。

表 2.2 常用表面活性剂的临界胶束浓度

名 称	测定温度/℃	CMC/(mol·L^{-1})	名 称	测定温度/℃	CMC/(mol·L^{-1})
辛烷基磺酸钠	25	1.50×10^{-1}	氯化十二烷基铵	25	1.6×10^{-2}
辛烷基硫酸钠	40	1.36×10^{-1}	月桂酸蔗糖酯		2.38×10^{-6}
十二烷基硫酸钠	40	8.60×10^{-3}	棕榈酸蔗糖酯		9.5×10^{-5}
十四烷基硫酸钠	40	2.40×10^{-3}	硬脂酸蔗糖酯		6.6×10^{-5}
十六烷基硫酸钠	40	5.80×10^{-4}	吐温 20	25	6.0×10^{-2} (g/L，下同)
十八烷基硫酸钠	40	1.70×10^{-4}	吐温 40	25	3.1×10^{-2}
硬脂酸钾	50	4.50×10^{-45}	吐温 60	25	2.8×10^{-2}
油酸钾	50	1.20×10^{-3}	吐温 65	25	5.0×10^{-2}
月桂酸钾	25	1.25×10^{-2}	吐温 80	25	1.4×10^{-2}
十二烷基磺酸钠	25	9.0×10^{-3}	吐温 85	25	2.3×10^{-2}

当表面活性剂的溶液浓度达到临界胶束浓度时,除溶液的表面张力外,溶液的多种物理性质,如摩尔电导、黏度、渗透压、密度、光散射等多种物理性质发生急剧变化。或者说,溶液物理性质发生急剧变化时的浓度即该表面活性剂的 CMC。利用这些性质与表面活性剂浓度之间的关系,可推测出表面活性剂的临界胶束浓度。但测定的性质不同以及采用不同的测定方法得到的结果可能会有差异。另外,温度、浓度、电解质、pH 值等因素对测定结果也会产生影响。

(2)亲水亲油平衡值(HLB)

表面活性剂分子中亲水和亲油基团对油或水的综合亲和力称为亲水亲油平衡值(HLB)。根据经验,将表面活性剂的 HLB 值范围限定在 0~40,其中非离子表面活性剂的 HLB 值范围为 0~20,即完全由疏水碳氢基团组成的石蜡分子的 HLB 值为 0,完全由亲水性的氧乙烯基组成的聚氧乙烯的 HLB 值为 20,既有碳氢链又有氧乙烯链的表面活性剂的 HLB 值则介于两者之间。亲水性表面活性剂有较高的 HLB 值,亲油性表面活性剂有较低的 HLB 值。亲油性或亲水性很大的表面活性剂易溶于油或易溶于水,在溶液界面的正吸附量较少,故降低表面张力的作用较弱。

表面活性剂的 HLB 值与其应用性质有密切关系,HLB 值在 3~6 的表面活性剂适合用作 W/O 型乳化剂,HLB 值在 8~18 的表面活性剂适合用作 O/W 型乳化剂。作为增溶剂的 HLB 值在 13~18,作为润湿剂的 HLB 值在 7~9 等。

一些常用表面活性剂的 HLB 值列于表 2.3。

表 2.3 常用表面活性剂的 HLB 值

表面活性剂	HLB 值	表面活性剂	HLB 值
阿拉伯胶	8.0	吐温 20	16.7
西黄蓍胶	13.0	吐温 21	13.3
明胶	9.8	吐温 40	15.6
单硬脂酸丙二酯	3.4	吐温 60	14.9
单硬脂酸甘油酯	3.8	吐温 61	9.6
二硬脂酸乙二酯	1.5	吐温 65	10.5
单油酸二甘酯	6.1	吐温 80	15.0
十二烷基硫酸钠	40.0	吐温 81	10.0
司盘 20	8.6	吐温 85	11.0
司盘 40	6.7	卖泽 45	11.1
司盘 60	4.7	卖泽 49	15.0
司盘 65	2.1	卖泽 51	16.0
司盘 80	4.3	卖泽 52	16.9
司盘 83	3.7	聚氧乙烯 400 单月桂酸酯	13.1
司盘 85	1.8	聚氧乙烯 400 单硬脂酸酯	11.6
油酸钾	20.0	聚氧乙烯 400 单油酸酯	11.4
油酸钠	18.0	苄泽 35	16.9

续表

表面活性剂	HLB 值	表面活性剂	HLB 值
油酸三乙醇胺	12.0	苄泽 30	9.5
卵磷脂	3.0	西土马哥	16.4
蔗糖酯	5 ~ 13	聚氧乙烯氢化蓖麻油	12 ~ 18
泊洛沙姆 188	16.0	聚氧乙烯烷基酚	12.8
阿特拉斯 G-263	25 ~ 30	聚氧乙烯壬烷基酚醚	15.0

非离子表面活性剂的 HLB 值具有加和性，例如简单的二组分非离子表面活性剂体系的 HLB 值可计算如下：

$$HLB=\frac{HLB_a\times W_a+HLB_b\times W_b}{W_a+W_b} \tag{2.1}$$

式中，W 表示表面活性剂的量（如质量、比例量等）。如用 45% 司盘 60（HLB＝4.7）和 55% 吐温 60（HLB＝14.9）组成的混合表面活性剂的 HLB 值为 10.31。但上式不能用于混合离子型表面活性剂 HLB 值的计算。

课堂活动

某制药企业进行溶剂新产品试制，经过配液、滤过、灌装得到的澄明溶剂，灭菌后发现溶液剂出现了浑浊，第二天溶液剂又变澄清透明了。你能分析其中的原因吗？针对该情况，你能提出改进措施吗？

（3）昙点与克氏点

①起昙与昙点。对于聚氧乙烯型非离子表面活性剂，温度升高可导致溶解度下降，表面活性剂析出，溶液出现浑浊，此现象称为起昙，此时的温度称为浊点或昙点。其原因是加热使聚氧乙烯链与水之间的氢键断裂，表面活性剂溶解度急剧下降。当温度降低到昙点以下时，氢键重新形成，溶液恢复澄明。在聚氧乙烯链相同时，碳氢链越长，浊点越低；在碳氢链长相同时，聚氧乙烯链越长则浊点越高。如吐温 20 浊点为 90 ℃，吐温 60 浊点为 76 ℃。起昙现象可能影响表面活性剂在制剂中的作用，进而影响制剂的物理稳定性。如含有能产生起昙现象的表面活性剂的制剂，在温度达到昙点时表面活性剂析出，增溶性降低，从而使被增溶的物质析出，在温度下降后难恢复，进而对制剂稳定性产生影响。

②克氏点（Krafft 点）。离子表面活性剂一般随温度升高，溶解度增大。当上升至某一温度，其溶解度急剧升高，此温度称为 Krafft 点，相对应的溶解度即为该离子表面活性剂的临界胶束浓度。Krafft 点是离子表面活性剂的特征值，通常也是表面活性剂应用温度的下限；只有在温度高于 Krafft 点时表面活性剂才能更大程度地发挥作用。如十二烷基磺酸钠的克氏点约为 70 ℃，室温时不能充分发挥其去污、起泡作用；十二烷基硫酸钠的克氏点约为 8 ℃，冬天时不能充分发挥其良好的乳化作用。

2) 生物学性质

(1) 表面活性剂对药物吸收的影响

研究发现表面活性剂的存在可能增进药物的吸收也可能降低药物的吸收,取决于多种因素的影响。如药物在胶束中的扩散、生物膜的通透性改变、对胃空速率的影响、黏度等,很难作出预测。

如果药物被增溶在胶束内,药物从胶束中扩散的速度和程度及胶束与胃肠生物膜融合的难易程度具有重要影响。如果药物可以顺利从胶束内扩散或胶束本身迅速与胃肠黏膜融合,则增加吸收,例如,应用吐温 80 明显促进螺内酯的口服吸收。如使用 1.25% 吐温 80 时,水杨酰胺的吸收速度为 1.3 mL/min,而当浓度增加到 10% 时,吸收速度仅为 0.5 mL/min。

表面活性剂溶解生物膜脂质增加上皮细胞的通透性,从而改善吸收,如十二烷基硫酸钠改进头孢菌素钠、核黄素、维生素 A 等药物的吸收。但长期的类脂质的损失可能造成肠黏膜的损害。

(2) 表面活性剂与蛋白质的相互作用

蛋白质分子结构中的氨基酸的羧基在碱性条件下发生解离而带有负电荷,在酸性条件下结构中的氨基或胺基发生解离而带有正电荷。因此在两种不同带电情况下,分别与阳离子表面活性剂或阴离子表面活性剂发生电性结合。此外,表面活性剂还可能破坏蛋白质二维结构中的盐键、氢键和疏水键,从而使蛋白质各残基之间的交联作用减弱,螺旋结构变得无序或受到破坏,最终使蛋白质发生变性。

(3) 表面活性剂的毒性

一般而言,阳离子表面活性剂的毒性最大,其次是阴离子表面活性剂,非离子表面活性剂毒性最小。两性离子表面活性剂的毒性小于阳离子表面活性剂。小鼠口服 0.063% 氯化烷基二甲铵后显示慢性毒性作用,而口服 1% 二辛基琥珀酸磺酸钠仅有轻微毒性,而相同浓度的十二烷基硫酸钠则没有毒性反应。非离子表面活性剂口服一般认为无毒性,例如成人每天口服 4.5 ~6.0 g 吐温 80,连服 28 天,有的人服用达 4 年之久,都未见明显的毒性反应。

表面活性剂用于静脉给药的毒性大于口服。一些表面活性剂的口服和静脉注射的半数致死量见表 2.4。其中,仍以非离子表面活性剂毒性较低,供静脉注射的 Poloxamer 188 毒性很低,麻醉小鼠可耐受静脉注射 10% 该溶液 10 mL。

表 2.4　一些表面活性剂的半数致死量(mg/kg 小鼠)

品　名	口　服	静脉注射
苯扎氯铵(洁尔灭)	350	30
脂肪酸磺酸钠	1 600 ~6 500	60 ~50
蔗糖单脂肪酸酯	2 000	56 ~78
吐温 20	>25 000	3 750
吐温 80	>25 000	5 800
Poloxamer 188	15 000	7 700
聚氧乙烯甲基蓖麻油醚	—	6 640

阴离子及阳离子表面活性剂不仅毒性较大，而且还有较强的溶血作用。例如，0.001%十二烷基硫酸钠溶液就有强烈的溶血作用。非离子表面活性剂的溶血作用较轻微，在亲水基为聚氧乙烯基非离子表面活性剂中，以吐温类的溶血作用最小，其顺序为：聚氧乙烯烷基醚>聚氧乙烯芳基醚>聚氧乙烯脂肪酸酯>吐温类；吐温20>吐温60>吐温40>吐温80。目前吐温类表面活性剂仍只用于某些肌内注射液中，一般不用于静脉注射。

(4)表面活性剂的刺激性

虽然各类表面活性剂都可以用于外用制剂，但长期应用或高浓度使用可能出现皮肤或黏膜损害。例如，季铵盐类化合物浓度高于1%即可对皮肤产生损害，十二烷基硫酸钠产生损害的浓度为20%以上，吐温类对皮肤和黏膜的刺激性很低，但同样一些聚氧乙烯醚类表面活性剂在5%以上浓度即产生损害作用。

2.2.5 表面活性剂的应用

1)增溶剂

表面活性剂在水溶液中达到CMC后，一些水不溶性或微溶性物质在胶束溶液中的溶解度可显著增加，形成透明胶体溶液，这种作用称为增溶。例如，甲酚在水中的溶解度仅2%，但在肥皂溶液中，却能增加到50%。0.025%吐温可使非洛地平的溶解度增加10倍。在药剂中，一些挥发油、脂溶性维生素、甾体激素等许多难溶性药物常可借此增溶，形成澄明溶液及提高浓度。

2)乳化剂

互不相溶的两种液体混合，其中一种液体以液滴状态分散于另一种液体中，这一个过程称为乳化，形成的非均相液体分散体系称为乳剂或乳状液。具有乳化作用使乳剂稳定的物质，称为乳化剂。表面活性剂分子在两种互不相溶的液体的界面定向排列，使界面张力降低，使乳剂易于形成；同时其在分散液滴周围形成保护膜，防止液滴相互碰撞而聚结合并，从而提高乳剂的稳定性。表面活性剂的亲水亲油平衡值(HLB)，可决定乳剂的类型(详见任务2.7乳剂)。

3)润湿剂

润湿是指液体在固体表面的黏附现象。促进液体在固体表面铺展或渗透现象的作用称为润湿作用，具有润湿作用的表面活性剂称为润湿剂。在溶液中加入润湿剂后，由于其分子能定向吸附在固-液界面，排除固体表面吸附的气体，降低固-液界面张力，使液体能黏附在固体表面上，从而使固体易被润湿。润湿剂最适合的HLB值一般为7~9，并应有适宜的溶解度。在制备疏水性药物的混悬液时，常遇到固体微粒不易被润湿，漂浮于液面或下沉现象，此时添加润湿剂可改善固体微粒的润湿性，使其易于均匀分散(详见任务2.6混悬剂)。

4)起泡剂和消泡剂

泡沫是气体分散在液体中的分散体系。一些含有表面活性剂或具有表面活性物质的溶液，如中草药的乙醇或水浸出液，含有皂苷、蛋白质、树胶以及其他高分子化合物的溶液，当剧烈搅拌或蒸发浓缩时，可产生稳定的泡沫。表面活性剂吸附在气-液界面，通过降低液体的界面张力使泡沫稳定。具有发生泡沫和稳定泡沫作用的表面活性剂称为起泡剂，这些表面活性剂通常有较强的亲水性和较高的 HLB 值，如肥皂、十二烷基苯磺酸钠，常用于皮肤、腔道和黏膜制剂中，通过形成泡沫使药物在用药部分均匀分散且不易流失。

一些含有表面活性剂或具有表面活性物质的溶液，如中草药的乙醇或水浸出液，含有皂苷、蛋白质、树胶以及其他高分子化合物的溶液，当剧烈搅拌或蒸发浓缩时，可产生稳定的泡沫而影响操作。在这种情况下，可加入一些 HLB 值为 1 ~ 3 的亲油性较强的表面活性剂，破坏泡沫，这种用来消除泡沫的表面活性剂称为“消泡剂”。消泡剂可与泡沫液层的起泡剂争夺液膜表面而吸附在泡沫表面上，取代原来的起泡剂，而其本身并不能形成稳定的液膜，故使泡沫破坏。少量的辛醇、戊醇、醚类、硅酮等也可起到消泡的作用。

5) 去污剂

去污剂或称洗涤剂是用于除去污垢的表面活性剂，HLB 值一般为 13 ~ 16。常用的去污剂有油酸钠和其他脂肪酸的钠皂、钾皂、十二烷基硫酸钠或烷基磺酸钠等阴离子表面活性剂。去污的机理较为复杂，包括对污物表面的润湿、分散、乳化、增溶、起泡等多种过程。

6) 消毒剂和杀菌剂

大多数阳离子表面活性剂和两性离子表面活性剂都可用做消毒剂，少数阴离子表面活性剂也有类似作用，如甲酚皂、甲酚磺酸钠等。表面活性剂的消毒或杀菌作用可归结于它们与细菌生物膜蛋白质的强烈相互作用使之变性或破坏。这些消毒剂在水中都有比较大的溶解度，根据使用浓度，可分别用于手术前皮肤消毒、伤口或黏膜消毒、器械消毒和环境消毒等，如苯扎溴铵为一种常用广谱杀菌剂，对革兰阳性和阴性菌如大肠埃希菌、痢疾杆菌、霉菌等经过几分钟接触即可杀灭，皮肤消毒可用 0.5% 醇溶液，局部湿敷和器械消毒则分别用 0.02% 和 0.05% 的水溶液。

任务 2.3　低分子溶液剂

低分子溶液剂是指小分子药物以分子或离子状态分散在溶剂中制成的均匀分散的液体制剂，可供内服或外用。包括溶液剂、芳香水剂、糖浆剂、酊剂、醑剂、甘油剂、涂剂等。

2.3.1　溶液剂

1) 概述

溶液剂是指药物溶解于溶剂中所形成的澄明液体制剂。溶液剂的溶质一般为不挥发的化学药物，溶剂多为水，也可用不同浓度的乙醇或油为溶剂。根据需要可加入助溶剂、抗氧剂、矫味剂、着色剂等附加剂。

2) 溶液剂的制备方法

溶液剂的制备有两种方法，即溶解法和稀释法。

(1) 溶解法

其制备过程是：药物的称量—溶解—过滤—质量检查—包装等步骤。具体方法：取处方总量1/2～3/4量的溶剂，加入称好的药物，搅拌使其溶解。过滤，并通过滤器加溶剂至全量。过滤后的药液应进行质量检查。制得的药物溶液应及时分装、密封、贴标签及进行外包装。

案例：复方碘溶液

【处方】碘50 g，碘化钾100 g，纯化水适量至1 000 mL。

【制法】称取碘化钾100 g至量杯中，加纯化水100 mL，搅拌使溶解；称取碘50 g，加入，使其全部溶解；加纯化水至1 000 mL，搅匀，即得。

【注解】碘在水中几乎不溶。碘化钾为助溶剂，应先溶解。溶解碘化钾时尽量少加水，以增大其浓度，有利于碘的溶解，通常加等量水配成近饱和溶液。

【适应症】地方性甲状腺肿的治疗和预防；甲亢治疗后的手术前准备；甲亢危象。

(2)稀释法

先将药物制成高浓度溶液，再用溶剂稀释至所需浓度即得。用稀释法制备溶液剂时应注意浓度换算，挥发性药物浓溶液稀释过程中应注意挥发损失，以免影响浓度的准确性。

3)制备溶液剂时应注意的问题

有些药物虽然易溶，但溶解缓慢，药物在溶解过程中应采用粉碎、搅拌、加热等措施；易氧化的药物溶解时，宜将溶剂加热放冷后再溶解药物，同时应加适量抗氧剂，以减少药物氧化损失；对易挥发性药物应在最后加入，以免因制备过程而损失；处方中如有溶解度较小的药物，应先将其溶解后加入其他药物；难溶性药物可加入适宜的助溶剂或增溶剂使其溶解。

2.3.2 芳香水剂

芳香水剂是指芳香挥发性药物的饱和或近饱和的水溶液，如薄荷水。用乙醇和水混合溶剂制成的含大量挥发油的溶液，称为浓芳香水剂。芳香挥发性药物多数为挥发油。含挥发性成分的饮片用水蒸气蒸馏法制成的芳香水剂称为露剂，如金银花露。

芳香水剂应澄明，必须具有与原有药物相同的气味，不得有异臭、沉淀和杂质。芳香水剂浓度一般都很低，可矫味、矫臭和分散剂使用。芳香水剂多数易分解、变质甚至霉变，所以不宜大量配制和久贮。

芳香水剂的制备方法：以挥发油和化学药物作原料时多用溶解法和稀释法，以药材作原料时多用水蒸气蒸馏法提取挥发油。因挥发油难溶于水，溶解时可采用振摇或者加固体分散剂(如滑石粉)以增大挥发油与水的接触面，加速溶解；也可加入增溶剂。

案例：薄荷水

【处方】薄荷油2 mL，滑石粉15 g，纯化水加至1 000 mL。

【注解】①薄荷油在水中溶解度为0.05%。②滑石粉作为薄荷油的分散剂，与薄荷油共研使其被吸附在滑石粉颗粒周围，加水振摇时，易使挥发油均匀分布于水中以增加溶解速度。同时，滑石粉还具有吸附作用，过量的挥发油过滤时因吸附在滑石粉表面而被滤除，起到助滤作用，所以，滑石粉不宜过细。

【适应症】本品具有提神解郁、疏热解毒、消炎止痒、防腐去腥的功效，用于治疗感冒头痛等症。

2.3.3 糖浆剂

1) 概述

糖浆剂是指含药物的浓蔗糖水溶液。供口服用。纯蔗糖的近饱和水溶液称为单糖浆或糖浆,浓度为85%(g/mL)或64.7%(g/g)。糖浆剂中的药物可以是化学药物也可以是药材的提取物。

蔗糖和芳香剂能掩盖某些药物的苦味、咸味及其他不适臭味,容易服用,尤其受儿童欢迎。糖浆剂易被真菌、酵母菌和其他微生物污染,使糖浆剂混浊或变质。糖浆剂中含蔗糖浓度高时,渗透压大,微生物的生长繁殖受到抑制。低浓度的糖浆剂应添加防腐剂。

糖浆剂的质量要求:糖浆剂含糖量应不低于45%(g/mL);糖浆剂应澄清,在贮存期间不得有酸败、异臭、产生气体或其他变质现象。含药材提取物的糖浆剂,允许含少量轻摇即散的沉淀。糖浆剂中必要时可添加适量的乙醇、甘油和其他多元醇作稳定剂;如需加入防腐剂,对羟基苯甲酸酯的用量不得超过0.05%,苯甲酸的用量不得超过0.3%;必要时可加入色素。一般应检查相对密度、pH值等。除另有规定外,糖浆剂应密封,避光置干燥处贮存。

单糖浆,不含任何药物,除供制备含药糖浆外,一般可作矫味糖浆,如橙皮糖浆、姜糖浆等,有时也用作助悬剂,如磷酸可待因糖浆等。

2) 糖浆剂的制备方法

(1) 溶解法

①热溶法。热溶法是将蔗糖溶于沸纯化水中,继续加热使其全溶,降温后加入其他药物,搅拌溶解、过滤,再通过滤器加纯化水至全量,分装,即得。热溶法有很多优点,蔗糖在水中的溶解度随温度升高而增加,在加热条件下蔗糖溶解速度快,趁热容易过滤,可以杀死微生物。但加热过久或超过100℃时,使转化糖的含量增加,糖浆剂颜色容易变深。热溶法适合于对热稳定的药物和有色糖浆的制备。

②冷溶法。冷溶法是将蔗糖溶于冷纯化水或含药的溶液中制备糖浆剂的方法。本法适用于对热不稳定或挥发性药物,制备的糖浆剂颜色较浅。但制备所需时间较长并容易污染微生物。

(2) 混合法

混合法是将含药溶液与单糖浆均匀混合制备糖浆剂的方法。这种方法适合于制备含药糖浆剂。本法的优点是方法简便、灵活,可大量配制,也可小量配制。一般含药糖浆的含糖量较低,要注意防腐。

3) 制备糖浆剂时应注意的问题

(1) 药物加入的方法

水溶性固体药物,可先用少量纯化水使其溶解再与单糖浆混合;水中溶解度小的药物可酌加少量其他适宜的溶剂使药物溶解,然后加入单糖浆中,搅匀,即得;药物为可溶性液体或药物的液体制剂时,可将其直接加入单糖浆中,必要时过滤;药物为含乙醇的液体制剂,与单浆糖混合时常发生混浊,为此可加入适量甘油助溶;药物为水性浸出制剂,因含多种杂质,需纯化后再加到单糖浆中。

(2)制备时的注意事项

应在避菌环境中制备,各种用具、容器应进行洁净或灭菌处理,并及时灌装;应选择药用白砂糖;生产中宜用蒸汽夹层锅加热,温度和时间应严格控制。糖浆剂应在30℃以下密闭储存。

案例:磷酸可待因糖浆

【处方】磷酸可待因5 g,纯化水15 mL,单糖浆加至1 000 mL。

【制法】取磷酸可待因溶于纯化水中,加单糖浆至全量,即得。

【注解】磷酸可待因在水中易溶,故先用少量纯化水使其溶解,再与单糖浆混合。

【适应症】用于较剧烈的频繁干咳。

2.3.4 醑剂

醑剂是指挥发性药物的浓乙醇溶液。可供内服或外用。醑剂可用于治疗(如芳香氨醑),也可用作芳香矫味剂(如复方橙皮醑)。凡用于制备芳香水剂的药物一般都可制成醑剂。醑剂中的药物浓度一般为5%~10%,乙醇浓度一般为60%~90%。

醑剂应贮存于密闭容器中,醑剂中的挥发油容易氧化、挥发,长期储存会变色等。所以不宜长期储存。醑剂可用溶解法和蒸馏法制备。

案例:复方薄荷脑醑

【处方】薄荷脑3 g,苯酚5 g,乙醇630 mL,纯化水加至1 000 mL。

【注解】薄荷脑能选择性地刺激人体皮肤或黏膜的冷觉感受器,产生冷觉反射和冷感,引起皮肤黏膜血管收缩,起到消炎、止痛、止痒,促进血液循环,减轻浮肿等作用。

【适应症】用于皮肤或黏膜,起清凉止痒作用。

2.3.5 甘油剂

甘油剂是指药物溶于甘油中制成的专供外用的溶液剂。甘油剂用于口腔、耳鼻喉科疾病。甘油吸湿性较大,应密闭保存。

甘油剂的制备可用溶解法,如碘甘油的制备;也可用化学反应法,如硼酸甘油的制备,系硼酸与甘油反应生成硼酸甘油制成。

案例:碘甘油

【处方】碘10 g,碘化钾10 g,水10 mL,甘油适量,制成1 000 mL。

【制法】取碘化钾,加水溶解后,加碘,搅拌使溶解,再加甘油使成1 000 mL,搅匀,即得。

【注解】甘油作为溶剂可缓和碘对黏膜的刺激性,使药物滞留患处起延效作用。碘化钾助溶,并可增加碘的稳定性。

【适应症】用于口腔黏膜溃疡、牙龈炎、冠周炎。

2.3.6 酊剂

1)概述

酊剂是指药物用规定浓度乙醇浸出或溶解而制成的澄清液体制剂,亦可用流浸膏稀释制成。可供内服或外用。酊剂的浓度除另有规定外,每100 mL相当于原饮片20 g。含有毒剧药品的中药酊剂,每100 mL应相当于原药物10 g。其有效成分明确者,应根据其半成品的含量加以调整,使符合各酊剂项下的规定。除另有规定外,酊剂应澄清,久置允许有少量摇之易散的沉淀。酊剂应遮光,密封,置阴凉处贮存。

2)酊剂的制备

制备酊剂可用溶解、稀释、浸渍或渗漉等法制备。

①溶解法或稀释法。取药材的粉末或流浸膏,加规定浓度乙醇适量,溶解或稀释,静置,必要时过滤,即得。

②浸渍法。取适当粉碎的药材,置有盖容器中,加溶剂适量,密盖,搅拌或振摇,浸渍3~5日或规定时间,倾取上清液,再加入溶剂适量,依法浸渍有效成分充分浸出,合并浸出液,加溶剂至规定量后,静置,过滤,即得。

③渗漉法。渗漉法照流浸膏剂项下的方法,用溶剂适量渗漉,至流出液达到规定量后,静置,滤过,即得。

酊剂在制备与贮藏过程中应注意以下两点:①乙醇浓度不同对药材中各成分的溶解性不同,制备酊剂时,应根据有效成分的溶解性选用适宜浓度的乙醇,以减少酊剂中杂质含量,酊剂中乙醇最低浓度为30%(mL/mL);②酊剂久贮会发生沉淀,可过滤除去,再测定乙醇含量、有效成分含量,并调整至规定标准,仍可使用。

案例:碘酊

【处方】碘20 g,碘化钾15 g,乙醇500 mL,水适量制成1 000 mL。

【制法】取碘化钾,加水20 mL溶解后,加碘及乙醇,搅拌使溶解,再加水适量至1 000 mL,即得。

【适应症】用于皮肤感染和消毒。

任务2.4 高分子溶液剂

2.4.1 概述

高分子溶液剂是指高分子化合物溶解于溶剂中制成的均匀分散的液体制剂。高分子溶液剂以水为溶剂,称为亲水性高分子溶液剂,或称胶浆剂。以非水溶剂制备的高分子溶液剂,称为非水性高分子溶液剂。高分子溶液剂属于热力学稳定系统。

2.4.2 高分子溶液的性质

1)高分子的荷电性

溶液中高分子化合物结构的某些基团因解离而带电,有的带正电,有的带负电。某些高分子化合物所带电荷受溶液 pH 值的影响。蛋白质分子中含有羧基和氨基,在水溶液中随 pH 值不同可带正电或负电。当溶液的 pH 值大于等电点时,蛋白质带负电荷,pH 值小于等电点时,蛋白质带正电,等于等电点时,蛋白质不带电,这时高分子溶液的许多性质发生变化,如黏度、渗透压、溶解度、电导等都变为最小值。高分子溶液的这种性质在药剂学中有重要意义。

2)高分子的渗透压

亲水性高分子溶液与溶胶不同,有较高的渗透压,渗透压的大小与高分子溶液的浓度有关。浓度越大,渗透压越高。

3)黏性

高分子溶液是黏稠性流体,黏稠性大小用黏度表示。根据高分子溶液的黏度可以用来测定高分子化合物的分子量。

4)高分子溶液的聚结特性

高分子化合物含有大量亲水基,能与水形成牢固的水化膜,可阻止高分子化合物分子之间的相互凝聚,使高分子溶液处于稳定状态。但高分子的水化膜和荷电发生变化时易出现聚结沉淀。如:

①向溶液中加入大量的电解质,由于电解质的强烈水化作用,破坏高分子的水化膜,使高分子凝结而沉淀,这一过程称为盐析。

②向溶液中加入脱水剂,如乙醇、丙酮等也能破坏水化膜而发生聚结。

③其他原因,如盐类、pH 值、絮凝剂、射线等的影响,使高分子化合物凝结沉淀,称为絮凝现象。

④带相反电荷的两种高分子溶液混合时,由于相反电荷中和而产生凝结沉淀。

5)胶凝性

一些亲水性高分子溶液,如明胶水溶液、琼脂水溶液,在温热条件下为黏稠性流动液体,当温度降低时,高分子溶液就形成网状结构,分散介质水被全部包含在网状结构中,形成了不流动的半固体状物,称为凝胶,如软胶囊的囊壳就是这种凝胶。形成凝胶的过程称为胶凝。凝胶失去网状结构中的水分时,体积缩小,形成干燥固体,称为干胶。

2.4.3 高分子溶液的制备

制备高分子溶液时首先要经过溶胀过程。溶胀是指水分子渗入高分子化合物分子间的空隙中,与高分子中的亲水基团发生水化作用而使体积膨胀,结果使高分子空隙间充满了水分子,这一过程称为有限溶胀。由于高分子空隙间存在水分子降低了高分子间的作用力(范德华力),溶胀过程继续进行,最后高分子化合物完全分散在水中形成高分子溶液,这一过程称为无限溶胀。无限溶胀常需搅拌或加热等过程才能完成。形成高分子溶液的这一过程称为胶溶。胶溶过程的快慢取决于高分子的性质以及工艺条件。制备明胶溶液时,先将明胶碎成小块,放于水中泡浸 3 ~4 h,使其吸水膨胀,这是有限溶胀过程,然后加热并搅拌使其形成明胶溶液,这是无限溶胀过程。甲基纤维素则在冷水中完成这一制备过程。淀粉遇水立即膨胀,但无限溶胀过程必须加热至 60 ~70 ℃才能完成,即形成淀粉浆。胃蛋白酶等高分子药物,其有限溶胀和无限溶胀过程都很快,需将其撒于水面,待其自然溶胀后再搅拌可形成溶液,如果将它们撒于水面后立即搅拌则形成团块,给制备过程带来困难。

2.4.4 典型处方分析

胃蛋白酶合剂

【处方】胃蛋白酶 2.0 g,单糖浆 10.0 mL,稀盐酸 2.0 mL,羟苯乙酯醇溶液(5%) 1.0 mL,橙皮酊 2.0 mL,纯化水加至 100 mL。

【制法】取约 80 mL 纯化水,加入稀盐酸、单糖浆混匀。将胃蛋白酶分次撒在液面上,待其自然膨胀、溶解。缓缓加入橙皮酊、羟苯乙酯醇溶液(5%),随加随搅拌。加适量纯化水使成 100 mL,轻轻混匀,即得。

【处方分析】胃蛋白酶为主药,单糖浆为矫味剂,橙皮酊为芳香苦味健胃剂,5% 羟苯乙酯为防腐剂,稀盐酸为 pH 调节剂,纯化水为溶剂。影响胃蛋白酶活性的主要因素是 pH 值,其在 pH 值为 1.5 ~2.5 时活性最大,故处方中加入稀盐酸。但胃蛋白酶不得与稀盐酸直接混合,因含盐酸量超过 0.5% 时,胃蛋白酶活性被破坏。本品一般不宜过滤,因胃蛋白酶带正电荷,而润湿的滤纸或棉花带负电荷,过滤时易吸附胃蛋白酶。

【适应症】用于缺乏胃蛋白酶或病后消化机能减退引起的消化不良。

任务 2.5 溶胶剂

2.5.1 概述

溶胶剂是指固体药物微细粒子分散在水中形成的非均匀状态的液体分散体系,又称为疏水胶体溶液。溶胶剂中分散的微细粒子为 1 ~100 nm,胶粒是多分子聚集体,有极大的分散度,属热力学不稳定系统。将药物分散成溶胶状态,它们的药效会发生显著的变化。目前溶胶剂很少使用,但他们的性质对药剂学却十分重要。

2.5.2 溶胶剂的性质

1)光学性质

当强光线通过溶胶剂时从侧面可见到圆锥形光束,这一现象称为丁铎尔效应。这是由于胶粒粒度小于自然光波长引起光散射所产生的。溶胶剂的混浊程度用浊度表示,浊度越大表明散射光越强。

2)电学性质

溶胶剂由于双电层结构而荷电,可以荷正电,也可以荷负电。在电场的作用下胶粒或分散介质产生移动,在移动过程中产生电位差,这种现象称为界面动电现象。溶胶的电泳现象就是界面动电现象所引起的。

3)动力学性质

溶胶剂中的胶粒在分散介质中有不规则的运动,这种运动称为布朗运动。这种运动是由于胶粒受溶剂水分子不规则地撞击产生的。溶胶粒子的扩散速度、沉降速度及分散介质的黏度等都与溶胶的动力学性质有关。

4)稳定性

溶胶剂属热力学不稳定系统,主要表现为有聚结不稳定性和动力不稳定性。但由于胶粒表面电荷产生静电斥力,以及胶粒荷电所形成的水化膜,都增加了溶胶剂的聚结稳定性。由于重力作用胶粒产生沉降,但由于胶粒的布朗运动又使其沉降速度变得极慢,增加了动力稳定性。

溶胶剂对带相反电荷的溶胶以及电解质极其敏感,将带相反电荷的溶胶或电解质加入溶胶剂中,由于电荷被中和使 ζ 电位降低,同时又减少了水化层,使溶胶剂产生聚结进而产生沉降。向溶胶剂中加入天然的或合成的亲水性高分子溶液,使溶胶剂具有亲水胶体的性质而增加稳定性,这种胶体称为保护胶体。

2.5.3 溶胶剂的制备

1)分散法

(1)机械分散法

常采用胶体磨进行制备。分散药物、分散介质以及稳定剂从加料口处加入胶体磨中,胶体磨 10 000 r/min 转速高速旋转将药物粉碎成胶体粒子范围。可以制成质量很好的溶胶剂。

(2)胶溶法

亦称解胶法,是将刚刚聚集起来的分散相又重新分散的方法。

(3)超声分散法

用 20 000 Hz 以上超声波所产生的能量使分散粒子分散成溶胶剂的方法。

2)凝聚法

(1)物理凝聚法

改变分散介质的性质使溶解的药物凝聚成为溶胶。

(2)化学凝聚法

借助于氧化、还原、水解、复分解等化学反应制备溶胶的方法。

任务 2.6 混悬剂

案例导入

布洛芬口服混悬液有解热、镇痛及抗炎作用。临床主要用于:由感冒,急性上呼吸道感染,急性咽喉炎等疾病引起的发热及轻、中度疼痛;类风湿性关节炎及骨关节炎等风湿性疾病。其处方为:布洛芬20 g、羟丙甲纤维素 20 g、山梨醇 250 g、甘油 30 mL、枸橼酸适量加纯化水至1 000 mL。

讨论:1. 除主药外,布洛芬口服混悬液中其他成分各起什么作用?

2. 作为混悬剂,本品种在临床使用有何优势?

2.6.1 概述

1)混悬剂的定义

混悬剂是指难溶性固体药物以微粒状态分散在分散介质中形成的非均匀的液体制剂。混悬剂中药物微粒一般为0.5～10 μm,小者可为0.1 μm,大者可达50 μm 或更大。混悬剂属于热力学不稳定的粗分散体系,所用分散介质大多数为水,也可用植物油。可以内服、外用、注射、滴眼等。混悬剂中药物以固体微粒的形式存在,可提高药物的稳定性、产生长效作用,相比于固体制剂更便于服用。

干混悬剂是按混悬剂的要求将难溶性固体药物用适宜方法制成粉末状或颗粒状制剂,临用时加水振摇即迅速分散成混悬剂,如头孢拉定干混悬剂。干混悬剂提高了药物制剂的稳定性,简化了包装,并便于贮存和携带。

2)混悬剂的适用情况

难溶性药物需制成液体制剂供临床应用时;药物的剂量超过了溶解度而不能以溶液剂形式应用时;两种溶液混合时药物的溶解度降低而析出固体药物时;为了使药物产生长效作用时,可以考虑制成混悬剂,但为了安全起见,剧毒药或剂量小的药物不应制成混悬剂使用。

3)混悬剂的质量要求

药物本身的化学性质应稳定,在使用或贮存期间含量应符合要求;混悬微粒细腻均匀,大小应符合该剂型和临床用途的要求;微粒沉降缓慢,沉降后不应有结块现象,轻摇后能迅速均匀分散;黏稠度适宜;外用混悬剂应易于涂布,不易流散,能较快干燥,干燥后能留下不易擦掉的保护层;口服混悬剂的色香味应适宜;储存期间不得霉败;标签上应注明“用时振摇”。

2.6.2 混悬剂的物理稳定性

混悬剂主要存在物理稳定性问题。混悬剂中药物微粒分散度大,使混悬微粒具有较高的表面自由能而处于不稳定状态。疏水性药物的混悬剂比亲水性药物存在更大的稳定性问题。

1)混悬粒子的沉降速度

混悬剂中的微粒受重力作用产生沉降时,其沉降速度服从 Stokes 定律:

$$V=\frac{2r^2(\rho_1-\rho_2)g}{9\eta} \tag{2.2}$$

式中 V——沉降速度,cm/s;

r——微粒半径,cm;

ρ_1,ρ_2——分别为微粒和介质的密度,g/mL;

g——重力加速度，cm/s^2；

η——分散介质的黏度，mPa·s。

由Stokes公式可见，微粒沉降速度与微粒半径平方、微粒与分散介质的密度差成正比，与分散介质的黏度成反比。混悬剂微粒沉降速度越大，动力稳定性就越小。增加混悬剂的动力稳定性的主要方法是：①尽量减小微粒半径，以减小沉降速度；②增加分散介质的黏度，以减小固体微粒与分散介质间的密度差，这就要向混悬剂中加入高分子助悬剂，在增加介质黏度的同时，也减小了微粒与分散介质之间的密度差，同时微粒吸附助悬剂分子而增加亲水性。混悬剂中的微粒大小是不均匀的，大的微粒总是迅速沉降，细小微粒沉降速度很慢，细小微粒由于布朗运动，可长时间悬浮在介质中，使混悬剂长时间地保持混悬状态。

2）微粒的荷电与水化

混悬剂中微粒可因本身离解或吸附分散介质中的离子而荷电，具有双电层结构，即有ζ-电位。由于微粒表面荷电，水分子可在微粒周围形成水化膜，这种水化作用的强弱随双电层厚度而改变。微粒荷电使微粒间产生排斥作用，加之有水化膜的存在，阻止了微粒间的相互聚结，使混悬剂稳定。向混悬剂中加入少量的电解质，可以改变双电层的构造和厚度，会影响混悬剂的聚结稳定性并产生絮凝。疏水性药物混悬剂的微粒水化作用很弱，对电解质更敏感。亲水性药物混悬剂微粒除荷电外，本身具有水化作用，受电解质的影响较小。

3）絮凝与反絮凝

混悬剂中的微粒由于分散度大而具有很大的总表面积，因而微粒具有很高的表面由自能，这种高能状态的微粒就有降低表面自由能的趋势，这就意味着微粒间要有一定的聚集。但由于微粒荷电，电荷的排斥力阻碍了微粒产生聚集。因此只有加入适当的电解质，使ζ电位降低，以减小微粒间电荷的排斥力。ζ电位降低到一定程度后，混悬剂中的微粒形成疏松的絮状聚集体，使混悬剂处于稳定状态。混悬微粒形成疏松聚集体的过程称为絮凝，加入的电解质称为絮凝剂。为了得到稳定的混悬剂，一般应控制ζ电位为20～25 mV，使其恰好能产生絮凝作用。絮凝剂主要是具有不同价数的电解质，其中阴离子絮凝作用大于阳离子。电解质的絮凝效果与离子的价数有关，离子价数增加1，絮凝效果增加10倍。常用的絮凝剂有枸橼酸盐、酒石酸盐、磷酸盐及氯化物等。与非絮凝状态比较，絮凝状态具以下特点：沉降速度快；有明显的沉降面；沉降体积大；经振摇后能迅速恢复均匀的混悬状态。向絮凝状态的混悬剂中加入电解质，使絮凝状态变为非絮凝状态这一过程称为反絮凝。加入的电解质称为反絮凝剂。反絮凝剂所用的电解质与絮凝剂相同。

4）结晶增长与转型

混悬剂中药物微粒大小不可能完全一致，混悬剂在放置过程中，微粒的大小与数量在不断变化，即小的微粒数目不断减少，大的微粒不断增多，使微粒的沉降速度加快，从而影响混悬剂的稳定性。

实验研究发现，当药物的微粒小于0.1 μm时，其溶解度与微粒大小有关。微粒越小，溶解度越大，即小粒径微粒的溶解度大于大粒径微粒的溶解度。混悬剂溶液在总体上是饱和溶液，但小微粒因溶解度大处于不饱和状态而不断地溶解；对于大微粒因溶解度小处于过饱和状态而不断地析出，导致增长变大。

结晶性药物可能有几种晶型，即具有同质多晶性。在同一药物的多晶型中，有亚稳定型和稳定型等,如棕榈氯霉素就有4种晶型(A、B、C与无定型),一般亚稳定型会转变为稳定型。稳定型溶解度小,亚稳定型溶解度较大,药物溶出和吸收较快。在药剂中,常选用亚稳定型,以提高疗效。但在制备和贮存过程中亚稳定型必然逐步转化为稳定型而结块,由此影响混悬微粒的沉降速度。

5)分散相的浓度和温度

在同一分散介质中分散相的浓度增加,混悬剂的稳定性降低。温度对混悬剂的影响更大,温度变化不仅改变药物的溶解度和溶解速度,还能改变微粒的沉降速度、絮凝速度、沉降容积,从而改变混悬剂的稳定性。冷冻可破坏混悬剂的网状结构,也使稳定性降低。

2.6.3 混悬剂的稳定剂

为了提高混悬剂的物理稳定性,在制备时需加入的附加剂称为稳定剂。稳定剂包括助悬剂、润湿剂、絮凝剂和反絮凝剂等。

1)助悬剂

助悬剂是指能增加分散介质的黏度以降低微粒的沉降速度或增加微粒亲水性的附加剂。助悬剂包括的种类很多,其中有低分子化合物、高分子化合物,甚至有些表面活性剂也可作助悬剂用。常用的助悬剂有:

(1)低分子助悬剂

如甘油、糖浆剂等,在外用混悬剂中常加入甘油。

(2)高分子助悬剂

①天然的高分子助悬剂:主要是树胶类,如阿拉伯胶、西黄蓍胶、桃胶等。阿拉伯胶和西黄蓍胶可用其粉末或胶浆,其用量前者为5%~15%,后者为0.5%~1%。还有植物多糖类,如海藻酸钠、琼脂、淀粉浆等。

②合成或半合成高分子助悬剂:纤维素类,如甲基纤维素、羧甲基纤维素钠、羟丙基纤维素。其他如卡波普、聚维酮、葡聚糖等。此类助悬剂大多数性质稳定,受pH值影响小,但应注意某些助悬剂能与药物或其他附加剂有配伍变化。

③硅藻土:是天然的含水硅酸铝,为灰黄或乳白色极细粉末,直径为1~150 μm,不溶于水或酸,但在水中膨胀,体积增加约10倍,形成高黏度并具触变性和假塑性的凝胶,在pH值大于7时,膨胀性更大,黏度更高,助悬效果更好。

④触变胶:利用触变胶的触变性,即凝胶与溶胶恒温转变的性质,静置时形成凝胶防止微粒沉降,振摇时变为溶胶有利于倒出。使用触变性助悬剂有利于混悬剂的稳定。单硬脂酸铝溶解于植物油中可形成典型的触变胶,一些具有塑性流动和假塑性流动的高分子化合物水溶液常具有触变性,可选择使用。

2)润湿剂

润湿剂是指能增加疏水性药物微粒被水湿润的附加剂。许多疏水性药物,如硫黄、甾醇类、阿司匹林等不易被水润湿,加之微粒表面吸附有空气,给制备混悬剂带来困难,这时应加入润湿剂,润湿剂可被吸附于微粒表面,增加其亲水性,产生较好的分散效果。最常用的润湿剂是HLB值为7~11的表面活性剂,如聚山梨酯类、聚氧乙烯蓖麻油类、泊洛沙姆等。

3）絮凝剂与反絮凝剂

使混悬剂产生絮凝作用的附加剂称为絮凝剂，而产生反絮凝作用的附加剂称为反絮凝剂。制备混悬剂时常需加入絮凝剂，使混悬剂处于絮凝状态，以增加混悬剂的稳定性。絮凝剂和反絮凝剂的种类、性能、用量、混悬剂所带电荷以及其他附加剂等均对絮凝剂和反絮凝剂的使用有很大影响，应在试验的基础上加以选择。

2.6.4 混悬剂的制备

制备混悬剂时，应使混悬微粒有适当的分散度，粒度均匀，以减小微粒的沉降速度，使混悬剂处于稳定状态。混悬剂的制备分为分散法和凝聚法。

1）分散法

分散法是将粗颗粒的药物粉碎成符合混悬剂微粒要求的分散程度，再分散在分散介质中制备混悬剂的方法。采用分散法制备混悬剂时：

①亲水性药物，如氧化锌、炉甘石等，一般应先将药物粉碎到一定细度，再加处方中的液体适量，研磨到适宜的分散度，最后加入处方中的剩余液体至全量。

②疏水性药物不易被水润湿，必须先加一定量的润湿剂与药物研匀后再加液体研磨混匀。

③小量制备可用乳钵，大量生产可用乳匀机、胶体磨等机械。

粉碎时，采用加液研磨法，可使药物更易粉碎、微粒可达 0.1 ~ 0.5 μm。

对于质重、硬度大的药物，可采用中药制剂常用的“水飞法”，即在药物中加适量的水研磨至细，再加入较多量的水，搅拌，稍加静置，倾出上层液体，研细的悬浮微粒随上清液被倾倒出去，余下的粗粒再进行研磨。如此反复直至完全研细，达到要求的分散度为止。“水飞法”可使药物粉碎到极细的程度。

案例：复方硫黄洗剂

【处方】沉降硫黄 30 g，硫酸锌 30 g，樟脑醑 250 mL，羧甲基纤维素钠 5 g，甘油 100 mL，聚山梨酯 80 3 mL，纯化水加至 1 000 mL。

【制法】取沉降硫黄置乳钵中，加甘油、聚山梨酯 80 研磨成细糊状，硫酸锌溶于 200 mL 水中，另将羧甲基纤维素钠用 200 mL 水制成胶浆，在搅拌下缓缓加入乳钵中，移入量器中，搅拌下加入硫酸锌溶液，搅匀，在搅拌下以细流加入樟脑醑，加纯化水至全量，搅匀，即得。

【处方分析】硫黄为强疏水性药物，甘油、聚山梨酯 80 为润湿剂，使硫黄能在水中均匀分散；羧甲基纤维素钠为助悬剂，可增加混悬液的动力学稳定性；樟脑醑为 10% 樟脑乙醇液，加入时应急剧搅拌，以免樟脑因溶剂改变而析出大颗粒。硫酸锌为水溶性电解质，应先配成稀水溶液后加入，以防脱水和盐析。

【适应症】治疗痤疮、疥疮、皮脂溢出及酒糟鼻。

2）凝聚法

（1）物理凝聚法

物理凝聚法是将分子或离子分散状态分散的药物溶液加入于另一分散介质中凝聚成混悬液的方法。一般将药物制成热饱和溶液，在搅拌下加至另一种不同性质的液体中，使药物快速结晶，可制成 10 μm 以下（占 80% ~90%）微粒，再将微粒分散于适宜介质中制成混悬剂。醋酸可的松滴眼剂就是用物理凝聚法制备的。

(2)化学凝聚法

化学凝聚法是用化学反应法使两种药物生成难溶性的药物微粒，再混悬于分散介质中制备混悬剂的方法。为使微粒细小均匀，化学反应在稀溶液中进行并急速搅拌。胃肠道透视用 $BaSO_4$ 就是用此法制成的。

2.6.5　评定混悬剂质量的方法

1)微粒大小的测定

混悬剂中微粒的大小不仅关系到混悬剂的质量和稳定性，也会影响混悬剂的药效和生物利用度。所以测定混悬剂中微粒大小及其分布，是评定混悬剂质量的重要指标。显微镜法、库尔特计数法、浊度法、光散射法、漫反射法等很多方法都可测定混悬剂粒子大小。

2)沉降容积比的测定

沉降容积比是指沉降物的容积与沉降前混悬剂的容积之比。测定方法：将混悬剂放于量筒中，混匀，测定混悬剂的总容积 V_0，静置一定时间后，观察沉降面不再改变时沉降物的容积 V_u，其沉降容积比 F 为：

$$F=\frac{V_u}{V_0}=\frac{H_u}{H_0} \tag{2.3}$$

沉降容积比也可用高度表示，H_0 为沉降前混悬液的高度，H_u 为沉降后沉降面的高度。F 值越大混悬剂越稳定。F 值为 1 ~ 0。混悬微粒开始沉降时，沉降高度 H_u 随时间而减小。所以沉降容积比 H_u/H_0 是时间的函数，以 H_u/H_0 为纵坐标，沉降时间 t 为横坐标作图，可得沉降曲线，曲线的起点最高点为 1，以后逐渐缓慢降低并与横坐标平行。根据沉降曲线的形状可以判断混悬剂处方设计的优劣。沉降曲线比较平和缓慢降低可认为处方设计优良。但较浓的混悬剂不适用于绘制沉降曲线。

3)絮凝度的测定

絮凝度是比较混悬剂絮凝程度的重要参数，用下式表示：

$$\beta=\frac{F}{F_\infty}=\frac{V_u/V_0}{V_\infty/V_0}=\frac{V_u}{V_\infty} \tag{2.4}$$

式中，F 为絮凝混悬剂的沉降容积比；F_∞ 为去絮凝混悬剂的沉降容积比。絮凝度 β 表示由絮凝所引起的沉降物容积增加的倍数，例如，去絮凝混悬剂的 F_∞ 值为 0.15，絮凝混悬剂的 F 值为 0.75，则 $\beta=5.0$，说明絮凝混悬剂沉降容积比是去絮凝混悬剂降容积比的 5 倍。β 值越大，絮凝效果越好。用絮凝度评价絮凝剂的效果、预测混悬剂的稳定性，有重要价值。

4)重新分散试验

优良的混悬剂经过贮存后再振摇，沉降物应能很快重新分散，这样才能保证服用时的均匀性和分剂量的准确性。试验方法：将混悬剂置于 100 mL 量筒内，以 20 r/min 的速度转动，经过一定时间的旋转，量筒底部的沉降物应重新均匀分散，说明混悬剂再分散性良好。

5) ζ 电位测定

混悬剂中微粒具有双电层,即 ζ 电位。ζ 电位的大小可表明混悬剂存在状态。一般 ζ 电位在 25 mV 以下,混悬剂呈絮凝状态;ζ 电位在 50 ~ 60 mV 时,混悬剂呈反絮凝状态。可用电泳法测定混悬剂的 ζ 电位,ζ 电位与微粒电泳速度的关系为:

$$\zeta = 4\pi \frac{\eta V}{eE} \tag{2.5}$$

式中,η 为混悬剂的黏度;V 为微粒电泳速度;e 为介电常数;E 为外加电强度。测出微粒的电泳速度,即能计算出 ζ 电位。

6) 流变学测定

流变学测定主要是用旋转黏度计测定混悬液的流动曲线,由流动曲线的形状,确定混悬液的流动类型,以评价混悬液的流变学性质。若为触变流动、塑性触变流动和假塑性触变流动,能有效地减缓混悬剂微粒的沉降速度。

2.6.6 混悬剂的临床应用与注意事项

1) 临床应用

混悬剂主要适用于难溶性药物制成液体制剂,属于粗分散体系,所用分散介质大多数为水,也可用植物油。在药剂学中搽剂、洗剂、注射剂、滴眼剂、气雾剂、软膏剂和栓剂等都有混悬剂存在。

2) 注意事项

①使用前需要摇匀后才可使用。

②混悬剂应放在低温避光的环境中保存,避免其发生不可逆的变化。

2.6.7 典型处方分析

布洛芬口服混悬剂

【处方】布洛芬 20 g,羟丙甲纤维素 20 g,山梨醇 250 g,甘油 30 mL,枸橼酸适量,加纯化水至 1 000 mL。

【注解】布洛芬为主药,甘油为润湿剂,羟丙甲纤维素为助悬剂,山梨醇为甜味剂,枸橼酸为 pH 调节剂,水为溶剂。布洛芬口服易吸收,但受饮食影响较大。而混悬剂因颗粒分布均匀,受食物影响小,对胃肠刺激小,尤其易于分剂量给药,患者顺应性好。

【临床适应症】布洛芬是临床常用的一种解热镇痛抗炎药,主要用于风湿性关节炎。

任务2.7 乳剂

2.7.1 概述

1)乳剂的定义与特点

①定义。乳剂是指互不相溶的两种液体混合,其中一种液体以液滴状态分散于另一种液体中形成的非均相液体分散体系。形成液滴的液体称为分散相、内相或非连续相,另一种液体则称为分散介质、外相或连续相。一般分散相液滴直径为0.1~100 μm。乳剂中的液滴具有很大的分散度,其总表面积大,表面自由能很高,属热力学不稳定体系和动力学不稳定体系。乳剂可供内服,也可供外用,常用的有供口服的水包油型口服乳剂(如鱼肝油乳)、供注入体内的乳状液型注射液(如静脉脂肪乳)。

②乳剂的特点。乳剂中液滴的分散度很大,药物吸收和药效的发挥很快,生物利用度高;油性药物制成乳剂后分剂量准确,使用方便;水包油型乳剂可掩盖药物的不良臭味,并可加入矫味剂使之易于服用;外用乳剂能改善对皮肤、黏膜的渗透性,减少刺激性;静脉注射乳剂在体内分布较快、药效高、有靶向性;静脉营养乳剂,是高能营养输液的重要组成部分。

2)乳剂的分类

(1)乳剂的基本组成

乳剂由水相(W)、油相(O)和乳化剂组成,三者缺一不可。根据乳化剂的种类、性质及相体积比(φ)形成水包油(O/W)或油包水(W/O)型。也可制备复乳,如W/O/W或O/W/O型。水包油(O/W)或油包水型(W/O)型乳剂的主要区别方法见表2.5。

表2.5 水包油(O/W)或油包水型(W/O)型乳剂的区别

	O/W 型乳剂	W/O 型乳剂
外观	通常为乳白色	接近油的颜色
稀释	可用水稀释	可用油稀释
导电性	导电	不导电或几乎不导电
水溶性染料	外相染色	内相染色
油溶性染料	内相染色	外相染色

(2)乳剂的类型

根据乳滴的大小,将乳剂分类为普通乳、亚微乳、纳米乳。

①普通乳:普通乳液滴大小一般为1~100 μm,这时乳剂形成乳白色不透明的液体。

②亚微乳:粒径大小一般为0.1~1.0 μm,亚微乳常作为胃肠外给药的载体。静脉注射乳剂应为亚微乳,粒径可控制为0.25~0.4 μm。

③纳米乳:当乳滴粒子小于100nm时,乳剂粒子小于可见光波长的1/4,即小于120 nm时,乳剂处于胶体分散范围,这时光线通过乳剂时不产生折射而是透过乳剂,肉眼可见乳剂为透明液体或半透明液体,这种乳剂称为纳米乳或微乳或胶团乳,纳米乳粒径为10~100nm。

2.7.2 乳化剂

乳化剂是乳剂的重要组成部分,在乳剂形成、稳定性以及药效发挥等方面起重要作用。乳化剂应具备:

①应有较强的乳化能力,并能在乳滴周围形成牢固的乳化膜。

②应有一定的生理适应能力,乳化剂都不应对机体产生近期的和远期的毒副作用,也不应该有局部的刺激性。

③价廉易得。

④稳定性好。

1)乳化剂的种类

(1)表面活性剂类乳化剂

这类乳化剂分子中有较强的亲水基和亲油基,乳化能力强,性质比较稳定,容易在乳滴周围形成单分子乳化膜。这类乳化剂混合使用效果更高。

①阴离子型乳化剂:硬脂酸钠、硬脂酸钾、油酸钠、硬脂酸钙、十二烷基硫酸钠、十六烷基硫酸化蓖麻油等。

②非离子型乳化剂:单甘油脂肪酸酯、三甘油脂肪酸酯、聚甘油硬脂酸酯、蔗糖单月桂酸酯、脂肪酸山梨坦、聚山梨酯、卖泽、苄泽、泊洛沙姆等。

(2)天然乳化剂

天然乳化剂由于亲水性较强,能形成O/W型乳剂,多数有较大的黏度,能增加乳剂的稳定性。使用这类乳化剂需加入防腐剂。

①阿拉伯胶:是阿拉伯酸的钠、钙、镁盐的混合物,可形成O/W型乳剂。适用于制备植物油、挥发油的乳剂,可供内服用。阿拉伯胶使用浓度为10%~15%,在pH值为4~10的乳剂稳定。阿拉伯胶内含有氧化酶,使用前应在80℃加热加以破坏。阿拉伯胶乳化能力较弱,常与西黄蓍胶、琼脂等混合使用。

②西黄蓍胶:可形成O/W型乳剂,其水溶液具有较高的黏度,pH值为5时溶液黏度最大,0.1%溶液为稀胶浆,0.2%~2%溶液呈凝胶状。西黄蓍胶乳化能力较差,一般与阿拉伯胶合并使用。

③明胶:O/W型乳化剂,用量为油量的1%~2%。易受溶液的pH值及电解质的影响产生凝聚作用。使用时须加防腐剂。常与阿拉伯胶合并使用。

④杏树胶:为杏树分泌的胶汁凝结而成的棕色块状物,用量为2%~4%。乳化能力和黏度均超过阿拉伯胶。可作为阿拉伯胶的代用品。

⑤卵黄:含有7%的卵磷脂,为强O/W型乳化剂,可供内服,一个卵黄磷脂相当于10 g阿拉伯胶的乳化能力,可乳化脂肪油80~100 g、挥发油40~50 g。受稀酸、盐类以及糖浆等影响较少,但应加防腐剂。

(3)固体微粒乳化剂

为不溶性、细微的固体粉末,乳剂制备时吸附于油水界面,形成固体微粒膜而起乳化作用。形成乳剂的类型由固体微粒的润湿性决定,如易被水润湿,形成 O/W 型乳剂;如易被油润湿,形成 W/O 型乳剂。O/W 型乳化剂有氢氧化镁、氢氧化铝、二氧化硅、皂土等。W/O 型乳化剂有氢氧化钙、氢氧化锌等。

(4)辅助乳化剂

辅助乳化剂是指与乳化剂合并使用能增加乳剂稳定性的乳化剂。辅助乳化剂的乳化能力一般很弱或无乳化能力,但能提高乳剂的黏度,并能增强乳化膜的强度,防止乳滴合并。

①增加水相黏度的辅助乳化剂:甲基纤维素、羧甲基纤维素钠、羟丙基纤维素、海藻酸钠、琼脂、西黄蓍胶、阿拉伯胶、黄原胶、果胶、皂土等。

②增加油相黏度的辅助乳化剂:鲸蜡醇、蜂蜡、单硬脂酸甘油酯、硬脂酸、硬脂醇等。

2)乳化剂的选择

乳化剂的选择应根据乳剂的使用目的、药物的性质、处方的组成、欲制备乳剂的类型、乳化方法等综合考虑,适当选择。

(1)根据乳剂的类型选择

在乳剂的处方设计时应先确定乳剂类型,根据乳剂类型选择所需的乳化剂。O/W 型乳剂应选择 O/W 型乳化剂,W/O 型乳剂应选择 W/O 型乳化剂。乳化剂的 HLB 值为这种选择提供了重要的依据。

(2)根据乳剂给药途径选择

口服乳剂应选择无毒的天然乳化剂或某些亲水性高分子乳化剂等。外用乳剂应选择对局部无刺激性、长期使用无毒性的乳化剂。注射用乳剂应选择磷脂、泊洛沙姆等乳化剂。

(3)根据乳化剂性能选择

乳化剂的种类很多,其性能各不相同,应选择乳化性能强、性质稳定、受外界因素(如酸碱、盐、pH 值等)的影响小、无毒无刺激性的乳化剂。

(4)混合乳化剂的选择

乳化剂混合使用有许多特点,可改变 HLB 值,以改变乳化剂的亲油亲水性,使其有更大的适应性,如磷脂与胆固醇混合比例为 10 : 1 时,可形成 O/W 型乳剂,比例为 6 : 1 时则形成 W/O 型乳剂。

2.7.3 乳剂的稳定性

乳剂属热力学不稳定的非均匀相分散体系,乳剂常发生下列变化。

1)分层

乳剂的分层是指乳剂放置后出现分散相粒子上浮或下沉的现象,又称为乳析。分层的主要原因是分散相和分散介质之间的密度差。O/W 型乳剂一般出现分散相粒子上浮。乳滴上浮或下沉的速度符合 Stokes 公式。乳滴的粒子越小,上浮或下沉的速度就越慢。减小分散相和分散介质之间的密度差，增加分散介质的黏度，都可以减小乳剂分层的速度。乳剂分层也与分散相的相容积有关，通常分层速度与相容积成反比，相容积低于25%乳剂很快分层，达50%时就能明显减小分层速度。分层的乳剂经振摇后仍能恢复成均匀的乳剂。

2）絮凝

乳剂中分散相的乳滴发生可逆聚集的现象称为絮凝。但由于乳滴荷电以及乳化膜的存在，阻止了絮凝时乳滴的合并。发生絮凝的条件是：乳滴的电荷减少，使 ζ 电位降低，乳滴产生聚集而絮凝。絮凝状态仍保持乳滴及其乳化膜的完整性。乳剂中的电解质和离子型乳化剂的存在是产生絮凝的主要原因，同时絮凝与乳剂的黏度、相容积以及流变性有密切关系。由于乳剂的絮凝作用，限制了乳滴的移动并产生网状结构，可使乳剂处于高黏度状态，有利于乳剂稳定。絮凝与乳滴的合并是不同的，但絮凝状态进一步变化也会引起乳滴的合并。

3）转相

由于某些条件的变化而改变乳剂类型的称为转相。由 O/W 型转变为 W/O 型或由 W/O 型转变为 O/W 型。转相主要是由乳化剂的性质改变而引起的。如油酸钠是 O/W 型乳化剂，遇氯化钙后生成油酸钙，变为 W/O 型乳化剂，乳剂则由 O/W 型变为 W/O 型。向乳剂中加入相反类型的乳化剂也可使乳剂转相，特别是两种乳化剂的量接近相等时，更容易转相。转相时两种乳化剂的量比称为转相临界点。在转相临界点上乳剂不属于任何类型，处于不稳定状态，可随时向某种类型乳剂转变。

4）合并与破裂

乳剂中的乳滴周围有乳化膜存在，但乳化膜破裂导致乳滴变大，称为合并。合并进一步发展使乳剂分为油、水两相称为破裂。乳剂的稳定性与乳滴的大小有密切关系，乳滴越小乳剂就越稳定，乳剂中乳滴大小是不均一的，小乳滴通常填充于大乳滴之间，使乳滴的聚集性增加，容易引起乳滴的合并。所以为了保证乳剂的稳定性，制备乳剂时尽可能地保持乳滴均一性。此外分散介质的黏度增加，可使乳滴合并速度降低。影响乳剂稳定性的各因素中，最重要的是形成乳化膜的乳化剂的理化性质，单一或混合使用的乳化剂形成的乳化膜越牢固，就越能防止乳滴的合并和破裂。

5）酸败

乳剂受外界因素及微生物的影响，使油相或乳化剂等发生变化而引起变质的现象称为酸败。所以乳剂中通常须加入抗氧剂和防腐剂，防止氧化或酸败。

2.7.4 乳剂的制备

根据所需乳剂的要求及乳化剂的性质，可以选用以下方法制备：

1）乳剂的制备方法

（1）油中乳化剂法

油中乳化剂法又称为干胶法。本法的特点是先将乳化剂（胶）分散于油相中研匀后加水相制备成初乳，然后稀释至全量。在初乳中油、水、胶的比例是：植物油为4∶2∶1，挥发油为2∶2∶1，液体石蜡为3∶2∶1。本法适用于阿拉伯胶或阿拉伯胶与西黄蓍胶的混合胶。

(2)水中乳化剂法

水中乳化剂法又称为湿胶法。本法先将乳化剂分散于水中研匀，再将油加入，用力搅拌使其成初乳，加水将初乳稀释至全量，混匀，即得。初乳中油水胶的比例与上法相同。

(3)新生皂法

将油水两相混合时，两相界面上生成的新生皂类产生乳化的方法。植物油中含有硬脂酸、油酸等有机酸，加入氢氧化钠、氢氧化钙、三乙醇胺等，在高温下(70 ℃以上)生成的新生皂为乳化剂，经搅拌即形成乳剂。生成的一价皂则为O/W型乳化剂，生成的二价皂则为W/O型乳化剂。本法适用于乳膏剂的制备。

(4)两相交替加入法

向乳化剂中每次少量交替地加入水或油，边加边搅拌，即可形成乳剂。天然胶类、固体微粒乳化剂等可用本法制备乳剂。当乳化剂用量较多时，本法是一个很好的方法。

(5)机械法

将油相、水相、乳化剂混合后用乳化机械制备乳剂的方法。机械法制备乳剂时可不用考虑混合顺序，借助于机械提供的强大能量，很容易制成乳剂。

(6)纳米乳的制备

纳米乳除含有油相、水相和乳化剂外，还含有辅助成分。很多油，如薄荷油、丁香油等，还有维生素A、D、E等均可制成纳米乳。纳米乳的乳化剂，主要是表面活性剂，其HLB值为15～18，乳化剂和辅助成分应占乳剂的12%～25%。通常选用聚山梨酯60和聚山梨酯80等。制备时取1份油加5份乳化剂混合均匀，然后加于水中，如不能形成澄明乳剂，可增加乳化剂的用量。如能很容易形成澄明乳剂可减少乳化剂的用量。

(7)复合乳剂的制备

采用二步乳化法制备，第一步先将水、油、乳化剂制成一级乳，再以一级乳为分散相与含有乳化剂的水或油再乳化制成二级乳。如制备O/W/O型复合乳剂，先选择亲水性乳化剂制成O/W型一级乳剂，再选择亲油性乳化剂分散于油相中，在搅拌下将一级乳加于油相中，充分分散即得O/W/O型乳剂。

2)药物的加入方法

乳剂是药物很好的载体，可加入各种药物使其具有治疗作用。若药物溶解于油相，可先将药物溶于油相再制成乳剂；若药物溶于水相，可先将药物溶于水后再制成乳剂；若药物不溶于油相也不溶于水相时，可用亲和性大的液相研磨药物，再将其制成乳剂；也可将药物先用已制成的少量乳剂研磨至细再与乳剂混合均匀。

制备符合质量要求的乳剂，要根据制备量的多少、乳剂的类型及给药途径等多方面加以考虑。黏度大的乳剂应提高乳化温度。足够的乳化时间也是保证乳剂质量的重要条件。

3)影响乳剂制备的因素

乳化剂的性质与用量、分散介质的黏度与乳化温度、乳化时间、原辅料的加入顺序、搅拌速度均影响乳剂的制备。温度升高，可降低连续相黏度，有利于乳剂形成；但增加了乳滴动能，乳滴易聚集合并，乳剂稳定性降低。乳剂形成后，持续搅拌则增加乳滴碰撞机会，促使乳滴聚集合并。因此，通常乳化温度控制在70 ℃左右，避免乳化时间过长。

案例:鱼肝油乳剂

【处方】鱼肝油 500 mL,阿拉伯胶细粉 125 g,西黄蓍胶细粉 7 g,糖精钠 0.1 g,挥发杏仁油 1 mL,尼泊金乙酯 0.5 g,纯化水加至 1 000 mL。

【处方分析】鱼肝油为主药和油相,阿拉伯胶为乳化剂,西黄蓍胶为稳定剂、增加连续相黏度,糖精钠为矫味剂,挥发杏仁油为矫味剂,尼泊金乙酯为防腐剂,纯化水为水相。

【制法】将阿拉伯胶与鱼肝油研匀,一次加入 250 mL 纯化水,用力沿一个方向研磨制成初乳,加糖精钠水溶液、挥发杏仁油、尼泊金乙酯醇液,再缓缓加入西黄蓍胶胶浆,加纯化水至全量,搅匀,即得。

【适应症】用于预防和治疗维生素 A 及维生素 D 的缺乏症。如佝偻病、夜盲症及小儿手足抽搐症。

2.7.5 乳剂的质量评定

乳剂给药途径不同,其质量要求也各不相同,很难制定统一的质量标准。但对所制备的乳剂的质量必须有最基本的评定。

1)乳剂粒径大小的测定

乳剂粒径大小是衡量乳剂质量的重要指标。不同用途的乳剂对粒径大小要求不同,如静脉注射乳剂,其粒径应在 0.5 μm 以下。其他用途的乳剂粒径也都有不同要求。

①显微镜测定法:用光学显微镜测定,可测定粒径范围为 0.2 ~ 100 μm 粒子,常用平均粒径,测定粒子数不少于 600 个。

②库尔特计数器测定法:库尔特计数器可测定粒径范围为 0.6 ~ 150 μm 粒子和粒度分布。方法简便、速度快、可自动记录并绘制分布图。

③激光散射光谱(PCS)法:样品制备容易,测定速度快,可测定 0.01 ~ 2 μm 范围的粒子,最适于静脉乳剂的测定。

④透射电镜(TEM)法:可测定粒子大小及分布,可观察粒子形态。测定粒子范围 0.01 ~ 20 μm。

2)分层现象的观察

乳剂经长时间放置,粒径变大,进而产生分层现象。这一过程的快慢是衡量乳剂稳定性的重要指标。为了在短时间内观察乳剂的分层,用离心法加速其分层,用 4 000 r/min 离心 15 min,如不分层可认为乳剂质量稳定。此法可用于比较各种乳剂间的分层情况,以估计其稳定性。将乳剂置 10 cm 离心管中以 3 750 r/min 速度离心 5 h,相当于放置 1 年的自然分层的效果。

任务 2.8 不同给药途径用液体制剂

液体制剂也可按给药途径进行分类。给药途径不同对液体制剂有着各自不同的要求。同一给药途径的液体制剂中又包括不同分散体系的制剂。

2.8.1 口服液体制剂

口服液体制剂包括口服溶液剂、口服混悬剂、口服乳剂及合剂。除另有规定外,口服溶液剂的溶剂、口服混悬剂的分散介质常用纯化水。《中国药典》(2015 版)二部收载了多种口服溶液,如葡萄糖酸钙口服溶液、肌苷口服溶液、利巴韦林口服溶液、盐酸氨溴索口服溶液、复方磺胺甲噁唑口服混悬液。

用适宜的量具以小体积或以滴计量的口服溶液剂、口服混悬剂或口服乳剂称为滴剂。口服滴剂包装内一般应附有滴管和吸球或其他量具。如维生素 AD 滴剂,系取维生素 A 与维生素 D_2 或维生素 D_3,加鱼肝油或精炼食用植物油(在 0 ℃左右脱去固体脂肪)溶解和调整浓度,并加稳定剂适量制成,为黄色至橙红色的澄清油状液体。

合剂系指饮片用水或其他溶剂,采用适宜的方法提取制成的口服液体制剂(单剂量灌装者也可称为“口服液”)。如当归补血口服液、银黄口服液、古汉养生精口服液、复方大青叶合剂。合剂若加蔗糖,除另有规定外,含蔗糖量一般不高于 20%(g/mL)。除另有规定外,合剂应澄清。在贮存期间不得有发霉、酸败、异物、变色、产生气体或其他变质现象,允许有少量摇之易散的沉淀。

2.8.2 搽剂

搽剂是指原料药物用乙醇、油或适宜的溶剂制成的液体制剂,供无破损皮肤揉搽用。如吲哚美辛搽剂、酞丁安搽剂、硝酸咪康唑搽剂。搽剂有镇痛、收敛、保护、消炎、杀菌、抗刺激等作用,常用的溶剂有水、乙醇、液状石蜡、甘油或植物油等。起镇痛、抗刺激作用的搽剂,多用乙醇为分散剂,使用时用力揉搽,可增加药物的渗透性。起保护作用的搽剂多用油、液状石蜡为分散剂,搽用时有润滑作用,无刺激性。搽剂用时可加在绒布或其他柔软物料上,轻轻涂裹患处,所用的绒布或其他柔软物料须洁净。

案例:复方苯海拉明搽剂

【处方】盐酸苯海拉明 10 g,苯佐卡因 20 g,薄荷脑 50 g,樟脑 50 g,乙醇适量,水适量。

【注解】本品为绿色溶液,复方中苯海拉明为抗组胺药,可缓解组胺所致的过敏反应;苯佐卡因为局部麻醉药,有止痛、止痒作用;薄荷脑、樟脑能促进局部血液循环,有消炎、止痒、止痛作用。

【适应症】用于过敏性皮炎、皮肤瘙痒。

2.8.3 涂膜剂

涂膜剂是指将高分子成膜材料及药物溶解在挥发性有机溶剂中制成的可涂布成膜的外用液体制剂。用时涂于患处,溶剂挥发后形成薄膜,对患处有保护作用,同时逐渐释放所含药物起治疗作用。常用的成膜材料有聚乙烯缩甲乙醛、聚乙烯缩丁醛、火棉胶等,增塑剂常用邻苯二甲酸二丁酯等,溶剂一般为乙醇、丙酮或二者混合物。

涂膜剂的一般制法为:能溶于溶剂的药物,可直接加入溶解;若为中药,则应先制成乙醇或乙醇-丙酮提取液,再加入基质溶液中去。

2.8.4 洗剂

洗剂是指含原料药物的溶液、乳状液或混悬液,供清洗无破损皮肤或腔道用的液体制剂。洗剂一般轻轻涂于皮肤或用纱布蘸取敷于皮肤上应用。洗剂的分散介质为水和乙醇。洗剂一般具有清洁、消毒、止痒、收敛和保护等局部作用。如:酮康唑洗剂、炉甘石洗剂。洗剂应无毒、无局部刺激性。洗剂在贮藏时,乳状液若出现油相与水相分离,经振摇后应易重新形成乳状液;混悬液若出现沉淀物,经振摇应易分散,并具足够稳定性,以确保给药剂量的准确。易变质的洗剂应于临用前配制。

2.8.5 滴鼻剂

滴鼻剂是指由原料药物与适宜辅料制成的澄明溶液、混悬液或乳状液,供滴入鼻腔用的鼻用液体制剂。主要供局部消毒、消炎、收缩血管和麻醉用,如盐酸萘甲唑啉滴鼻液、利巴韦林滴鼻液、盐酸麻黄碱滴鼻液。以水、丙二醇、液体石蜡、植物油为溶剂,多制成溶液剂,但也有制成混悬剂、乳剂使用的。鼻用水溶液容易与鼻腔内分泌液混合,容易分布于鼻腔黏膜表面,但维持时间短。为促进吸收、防止黏膜水肿,应适当调节渗透压、pH 值和黏度。油溶液刺激性小,作用持久,但不与鼻腔黏液混合。正常人鼻腔液 pH 值一般为 5.5~6.5,炎症病变时,则呈碱性,pH 值有时高达 9,易使细菌繁殖,影响鼻腔内分泌物的溶菌作用以及纤毛的正常运动,所以碱性滴鼻剂不宜经常使用。滴鼻剂 pH 值应为 5.5~7.5,应与鼻黏液等渗,不改变鼻黏液的正常黏度,不影响纤毛运动和分泌液离子组成,如盐酸麻黄碱滴鼻剂等。

2.8.6 滴耳剂

滴耳剂是指由原料药物与适宜辅料制成的水溶液,或由甘油或其他适宜溶剂制成的澄明溶液、混悬液或乳状液,供滴入外耳道用的液体制剂。滴耳剂有消毒、止痒、收敛、消炎、润滑作用,如:氧氟沙星滴耳液、盐酸林可霉素滴耳液。滴耳剂多以水、乙醇、甘油为溶剂,也可用丙二醇、聚乙二醇等。乙醇为溶剂虽然有渗透性和杀菌作用,但有刺激性;以甘油为溶剂作用缓和、药效持久,有吸湿性,但渗透性较差;水作用缓和,但渗透性差;所以滴耳剂常用混合溶剂。慢性中耳炎患者,由于黏稠分泌物存在,使药物很难达到中耳部。制剂中加入溶菌酶、透明质酸酶等,能淡化分泌物,促进药物分散,加速肉芽组织再生。外耳道有炎症时,pH 值为 7.1~7.8,所以外耳道用滴耳剂最好为弱酸性。

课 堂 活 动

滴耳剂主要用于耳道感染或疾患,哪些人群不适宜应用滴耳剂?如何正确滴加滴耳剂?

2.8.7 含漱剂

含漱剂是指用于咽喉、口腔清洗的液体制剂。用于口腔的清洗、去臭、防腐、收敛和消炎。一般用药物的水溶液,也可含少量甘油和乙醇。溶液中常加适量着色剂,以示外用漱口,不可咽下。有时发药量较大,可制成浓溶液发出,用时稀释,也可制成固体粉末用时溶解。含漱剂要求微碱性,有利于除去口腔的微酸性分泌物、溶解黏液蛋白。

2.8.8 滴牙剂

滴牙剂是指用于局部牙孔的液体制剂。其特点是药物浓度大,往往不用溶剂或用少量溶剂稀释。因其刺激性、毒性很大,应用时不能直接接触黏膜。滴牙剂由医护人员直接用于患者的牙病治疗。

2.8.9 涂剂

涂剂是指含原料药物的水性或油性溶液、乳状液、混悬液,供临用前用消毒纱布或棉球等柔软物料蘸取涂于皮肤或口腔与喉部黏膜的液体制剂。也可为临用前用无菌溶剂制成溶液的无菌冻干制剂,供创伤面涂抹治疗用。涂剂大多为消毒或消炎药物的甘油溶液,也可用乙醇、植物油等作溶剂。甘油能使药物滞留于口腔、喉部的黏膜,有滋润作用,对喉头炎、扁桃体炎等均起辅助治疗作用,如碘甘油。以油为溶剂的应无酸败等变质现象,并应检查折光率。除另有规定外,涂剂应遮光、密闭贮存,在启用后最多可使用4周。

任务2.9 液体制剂的包装与贮存

液体制剂的包装关系到产品的质量、运输和贮存。液体制剂体积大,稳定性较其他制剂差。液体制剂如果包装不当,在运输和贮存过程中会发生变质。因此包装容器的材料选择、容器的种类、形状以及封闭的严密性等都极为重要。

液体制剂的包装材料包括:容器(玻璃瓶、塑料瓶等)、瓶塞(软木塞、橡胶塞、塑料塞)、瓶盖(塑料盖、金属盖)、标签、说明书、纸盒、纸箱、木箱等。

液体制剂包装瓶上应贴有标签。医院液体制剂的投药瓶上应贴不同颜色的标签,习惯上内服液体制剂的标签为白底蓝字或黑字,外用液体制剂的标签为白底红字或黄字。液体制剂特别是以水为溶剂的液体制剂在贮存期间极易水解和染菌,使其变质。流通性的液体制剂应注意采取有效的防腐措施,并应密闭贮存于阴凉干燥处。医院液体制剂应尽量减小生产批量,缩短存放时间,有利于保证液体制剂的质量。

项目检测

一、选择题

（一）单项选择题

1. 单糖浆含糖量为（　　）（g/mL）。

A. 85%　　B. 64.7%　　C. 67%　　D. 100%　　E. 50%

2. 高分子溶液稳定的主要原因是（　　）。

A. 高分子化合物含有大量的亲水基与水形成牢固的水化膜

B. 有较高的黏稠性

C. 有较高的渗透压

D. 有网状结构

E. 有双电层结构

3. 有关表面活性剂生物学性质表述错误的是（　　）。

A. 表面活性剂对药物吸收有影响

B. 表面活性剂与蛋白质可发生相互作用

C. 表面活性剂中，非离子表面活性剂毒性最大

D. 表面活性剂长期应用或高浓度使用可能出现皮肤或黏膜损伤

E. 表面活性剂静脉注射的毒性大于口服

4. 液体制剂常用的防腐剂是（　　）。

A. 司盘 40　　B. 吐温 80　　C. 尼泊金

D. 二甲基亚砜　　E. 甲基纤维素

5. 可作为 W/O 型乳化剂的是（　　）。

A. 一价肥皂　　B. 聚山梨酯类　　C. 脂肪酸山梨坦类

D. 阿拉伯胶　　E. 西黄蓍胶

（二）多项选择题

1. 关于溶液制剂的制法叙述正确的是（　　）。

A. 制备工艺过程中先取处方中全部溶剂加药物溶解

B. 处方中如有附加剂或溶解度较小的药物，应先将其溶解于溶剂中

C. 药物在溶解过程中应采用粉碎、加热、搅拌等措施

D. 易氧化的药物溶解时宜将溶剂加热放冷后再溶解药物

E. 对易挥发性药物应在最后加入

2. 与乳剂形成条件有关的是（　　）。

A. 降低两相液体的表面张力

B. 形成牢固的乳化膜

C. 确定形成乳剂的类型

D. 有适当的相比

E. 加入反絮凝剂

二、问答题

1. 按分散系统分类，液体制剂包括哪些分类？

2. 简述混悬剂的稳定性影响因素。

实训1　低分子溶液剂的制备

一、实训目的

1. 掌握低分子溶液剂的制备方法。

2. 熟悉增加药物溶解度的方法。

二、实训药品与器材

药品：薄荷油、滑石粉、纯化水、碘、碘化钾、蔗糖、樟脑、乙醇。

器材：乳钵、天平、量杯、有塞玻璃瓶、漏斗、烧杯。

三、实训内容

1. 薄荷水的制备

【处方】薄荷油 0.2 mL，滑石粉 1.5 g，纯化水适量共制 100 mL。

【制法】

①称取滑石粉 1.5 g，置干燥乳钵中，滴入薄荷油 0.2 mL，充分研匀。

②量取纯化水 95 mL，分次加入乳钵中，先加少量，研成糊状，继续加纯化水研磨，留下少量纯化水备用。

③将上述混合液转入有塞玻璃瓶中，余下的纯化水将乳钵中的滑石粉冲入玻璃瓶，加塞用力振摇 10 min。

④用湿润的棉球或滤纸过滤，滤液如浑浊，应反复过滤，直至滤液澄明。

⑤自滤器上添加纯化水使成 100 mL，即得。

【注意事项】

①过滤用脱脂棉不宜过多，但应做成棉球塞住漏斗颈部。

②脱脂棉用水湿润后，反复过滤，不换滤材。

2. 复方碘溶液的制备

【处方】碘 2.5 g，碘化钾 5 g，纯化水适量至 50 mL。

【制法】称取碘化钾 5 g 至烧杯中，加纯化水 5 mL，搅拌使溶解；称取碘 2.5 g，加入，使其全部溶解；加纯化水至足量，搅匀、即得。

【注意事项】

①为加快碘的溶解，宜将碘化钾加等量水配成近饱和溶液，然后加入碘溶解。

②碘有腐蚀性、挥发性，称量时可用玻璃器皿或蜡纸，以免腐蚀天平；不宜长时间露置空气中，切勿接触皮肤、黏膜。

3. 单糖浆的制备

【处方】蔗糖 42.5 g，纯化水适量共制 50 mL。

【制法】

①取纯化水 23 mL 置小烧杯中，加热煮沸。

②称取蔗糖 42.5 g，加入沸水中，不断搅拌，溶解后继续加热至 100 ℃使溶液澄清。

③将脱脂棉置于漏斗中，将上述液体趁热过滤。

④在小烧杯中加入 20 mL 纯化水，煮沸。

⑤自滤器上加适量煮沸过的纯化水，使其冷至室温时为 50 mL，搅匀，即得。

【注意事项】

①制备时，加热温度不宜过高（尤其是以直火加热），防止蔗糖焦化；时间不宜过长，以防蔗糖焦化与转化，而影响产品质量。

②纯化水加热时，应采取措施防止蒸发。

4. 樟脑醑的制备

【处方】樟脑 5 g，乙醇适量加至 50 mL。

【制法】

①用量筒量取乙醇 40 mL 于烧杯中。

②称取樟脑 5 g，加入上述乙醇中，搅拌溶解。

③滤纸用乙醇润湿，过滤上述液体。

④自滤器上添加乙醇使成 50 mL，滤过，搅匀即得。

【注意事项】本品遇水易析出结晶，故滤材宜用乙醇湿润，所用器具应干燥，亦可用乙醇冲洗。

四、思考题

1. 滑石粉在薄荷水的制备中起何作用？

2. 增加药物溶解度的方法有哪些？

实训 2　高分子溶液剂的制备

一、实训目的

1. 熟悉高分子药物的溶解特性。

2. 掌握高分子溶液的制备方法。

二、实训药品与器材

药品：胃蛋白酶、稀盐酸、橙皮酊、单糖浆、5% 羟苯乙酯溶液、纯化水、羧甲基纤维素钠、甘油、香精

器材：烧杯、天平、量筒、玻璃棒

三、实训内容

1. 胃蛋白酶合剂的制备

【处方】胃蛋白酶（1∶3 000）1 g，稀盐酸 1 mL，橙皮酊 1 mL，单糖浆 5 mL，5% 羟苯乙酯溶液 0.5 mL，纯化水适量共制 50 mL。

【制法】

①量取 40 mL 纯化水于 50 mL 烧杯中。

②量取稀盐酸 1 mL、单糖浆 5 mL，加入纯化水中，搅匀。

③量取橙皮 1 mL，缓缓加入，搅匀。

④用滴管计数法量取 5% 羟苯乙酯溶液 0.5 mL 加入，搅匀。

⑤称取胃蛋白酶，分次撒布在液面上，使其自然吸水膨胀、溶解。

⑥加纯化水至 50 mL，轻轻搅拌、混匀即得。

【注意事项】

①胃蛋白酶活性要求在 pH 值为 1.5 ~ 2.5，过高或过低都降低活性或完全失活。故配制时稀盐酸一定要先稀释，再与其混合。

②胃蛋白酶极易吸潮，称取操作应迅速；溶解时，应撒布于液面，静置使其充分吸水膨胀；温度过高（40 ℃左右）也易失活，故不宜用热水。

2. 羧甲基纤维素钠胶浆的制备

【处方】羧甲基纤维素钠 1.25 g，甘油 15 mL，羟苯乙酯溶液（5%）1 mL，香精适量，纯化水适量共制 50 mL。

【制法】

①量取 25 mL 纯化水于烧杯中，加热至 70 ~ 80 ℃后，转移至量杯中。

②称取羧甲基纤维素钠，分次加入热纯化水中，轻加搅拌使其溶解。

③量取甘油 15 mL 加入上液中，搅匀。

④量取羟苯乙酯溶液（5%）1 mL 加入上液中，随加随搅，滴加 1 ~ 2 滴香精。

⑤添加纯化水至 50 mL，搅匀，即得。

【注意事项】羧甲基纤维素钠为高分子化合物，溶解需要有限溶胀过程，应分次撒入使其充分吸水膨胀；其在冷水中溶解缓慢，易用热水溶解。甘油具有润湿作用。

四、思考题

1. 高分子化合物与低分子化合物溶解有何不同？

2. 高分子化合物与低分子化合物溶液稳定性有何不同？

实训 3　混悬剂的制备

一、实训目的

1. 掌握混悬剂的制备技能，配制合格的产品。

2. 熟悉混悬剂中助悬剂、润湿剂的作用；混悬剂的质量评定方法。

二、实训药品与器材

药品：炉甘石、氧化锌、甘油、羧甲基纤维素钠、纯化水。

器材：烧杯、天平、量筒、乳钵、漏斗。

三、实训内容

1. 炉甘石洗剂的制备

【处方】炉甘石 4 g,氧化锌 4 g,甘油 5 mL,羧甲基纤维素钠 0. 25 g,纯化水适量,共制 50 mL。

【制法】

①称取炉甘石、氧化锌,共置乳钵研细。

②量取甘油,与上述粉末混合,加入适量纯化水研磨成糊状。

③称取羧甲基纤维素钠置小烧杯,加纯化水约 15 mL 溶解后,分次加入上述糊状液中,随加随研磨。

④加入纯化水约 10 mL,研匀,转移至 50 mL 量筒。

⑤加纯化水至总量 50 mL,搅匀即得。

【注意事项】

①炉甘石、氧化锌为亲水性药物,可被水润湿,先加入适量甘油研磨成糊状,有利于粉末在水中分散,可防止颗粒聚集,振摇时易于悬浮。

②羧甲基纤维素钠溶解时,可用水浴加热加快溶解速度。

【质量检查】

(1)本品应为淡红色混悬液,颗粒应细微、分散均匀,不易分层。

(2)沉降体积比的测定:将炉甘石洗剂 50 mL 放入 100 mL 具塞量筒中,密塞,用力振摇 1 min,记录混悬物的开始高度 H_0,静置 5 min、15 min、30 min、60 min 后分别记录混悬物高度 H,计算沉降体积比。

四、思考题

1. 分析炉甘石洗剂采取了哪些措施增加稳定性?

2. 混悬剂的质量评价方法有哪些?

实训 4　乳剂的制备

一、实训目的

1. 掌握乳剂的制备技能,配制合格的产品。

2. 熟悉水包油型(O/W)或油包水型(W/O)型的区分方法。

3. 了解乳剂的形成条件。

二、实训药品与器材

药品:液状石蜡、阿拉伯胶、花生油、氢氧化钙溶液、苏丹红溶液、亚甲蓝溶液、纯化水。

器材:锥形瓶、天平、量筒、乳钵、显微镜

三、实训内容

1. 液状石蜡乳的制备

【处方】液状石蜡 12 mL，阿拉伯胶 4 g，纯化水适量，共制 30 mL。

【制法】

①称取阿拉伯胶 4 g。

②量取 12 mL 液状石蜡置干燥乳钵中，分次加入阿拉伯胶，轻轻搅拌成均匀的混合液。

③量取纯化水 8 mL，一次性加入混合液中，用力沿同一方向研磨，至听见噼啪声及稠厚的乳白色初乳形成为止。

④用适量水稀释后，将初乳转移至 50 mL 量筒中，用适量水洗涤乳钵，洗液并入量筒中；加纯化水至 30 mL，搅匀，即得。

【注意事项】

①制备初乳时，干胶法应选用干燥乳钵，量油的量器不得沾水，量水的量器也不得沾油。

②按胶：水：液状石蜡为 1：2：3 比例一次加水。

③研磨时不能改变研磨方向，也不宜间断研磨。

④制备 O/W 型乳剂必须在初乳制成后，方可加水稀释。

2. 石灰搽剂的制备

【处方】花生油 25 mL，氢氧化钙溶液 25 mL，共制成 50 mL。

【制法】氢氧化钙溶液的配置：取氢氧化钙 0.3 g 置玻璃瓶中加水 100 mL 密塞，猛力振摇，放置 1 h；上清液量取植物油及氢氧化钙溶液各 25 mL，置 100 mL 具塞的试剂瓶中，用力振摇至乳剂生成。

3. 乳剂类型的鉴别

①稀释法：取 2 支试管，分别加入液状石蜡乳和石灰搽剂各 1～5 滴，加纯化水 5 mL，振摇混合；能在水相分散均匀，融为一体者为 O/W 型，反之为 W/O 型。

②染色镜检法：用玻璃棒蘸取液状石蜡乳和石灰搽剂少许分别涂于载玻片上，用亚甲蓝溶液（水溶性染料）和苏丹红溶液（油溶性染料）分别染色一次，并在显微镜下观察着色情况，使亚甲蓝均匀分散者为 O/W 型乳剂，使苏丹红均匀分散者为 W/O 型乳剂。

四、思考题

1. 乳剂形成的条件有哪些？

2. 稀释法和染色镜检法判断乳剂类型的依据分别是什么？

项目3 浸出制剂

【学习目标】

1. 掌握浸出制剂的概念、特点;汤剂、合剂(口服液)、煎膏剂、酊剂、酒剂、浸膏剂和流浸膏剂的含义及特点;

2. 熟悉浸出制剂种类;常用浸出溶剂和浸出辅助剂;质量要求;

3. 了解常用浸出方法、适用范围及注意事项;常用浸出制剂的制备方法;浸出制剂的质量控制。

任务3.1 浸出制剂概述

3.1.1 浸出制剂的概念与特点

1)浸出制剂的概念

浸出制剂是指用适当的浸出溶剂和方法提取药材中的有效成分,直接制得或经过适当精制与浓缩处理制成的可供内服或外用的一类药物制剂。浸出制剂在我国有着悠久的历史,最早的记载是在公元前1766年商汤的“伊尹创制汤液”,其后又有酒剂和内服煎膏剂(膏滋)的应用。国外应用较早的浸出制剂有酊剂、流浸膏剂和浸膏剂等。本项目主要介绍汤剂、酊剂、酒剂、煎膏剂、流浸膏剂与浸膏剂等传统浸出制剂,以及中药合剂与口服液,而以药材提取物为原料制备的颗粒剂、胶囊剂、片剂、注射剂等制剂将在其他项目介绍。

2)浸出制剂的特点

浸出制剂的组成比较复杂,一般具有以下特点。

①能保持原药材各种成分的综合疗效,符合中医药理论。

②经去粗取精的过程,与原药材相比可减少服用剂量。

③部分浸出制剂如浸膏、流浸膏等可作为胶囊剂、片剂、颗粒剂、浓缩丸剂、软膏剂、栓剂等可作为其他制剂的原料。

④浸出制剂的缺点:部分浸出制剂不适于贮存,久贮后易污染细菌、霉菌等,如汤剂、糖浆剂;酒剂、酊剂、流浸膏剂等久贮后,有时可产生浑浊或沉淀;运输、携带时玻璃容器易损;浸膏

剂在存放过程中可发生吸潮、结块，不利于制备其他制剂。

3.1.2　药材中的成分

中药材种类繁多，而每一种药材所含的化学成分也极其复杂，通常有糖类、苷类、氨基酸、蛋白质和酶、鞣质、有机酸、树脂、挥发油、油脂和蜡、色素、生物碱、无机成分及微量元素等。

在这些成分中，有一部分具有明显的生物活性，能够起治疗作用，如生物碱、苷类、挥发油、氨基酸等，如黄连中含有的小檗碱（黄连素）具有抗菌消炎作用，黄芩苷具有抗菌和抗病毒作用，鱼腥草油有消炎、抗菌作用。

另一些成分则在中药材里普遍存在，但通常没有什么生物活性，不起治疗作用，有的甚至还会影响浸出效果、制剂质量、稳定性、药效等，如蛋白质、脂肪、淀粉、糖类、树脂、黏液质、叶绿素、果胶、无机盐等。

应当指出，有效与无效不是绝对的，随着自然科学的发展，人们对各种成分的认识可能会发生改变。例如鞣质在中药中普遍存在，一般对治疗疾病不起主导作用，常视为无效成分，但在五倍子、虎杖、地榆中却因鞣质含量较高并有一定生物活性而成为有效成分；多糖和蛋白质通常是无效成分，而蘑菇、茯苓所含的多糖有一定的抑制肿瘤作用，海藻中的多糖有降血脂作用，天花粉中的蛋白质具有引产作用；又如黏液通常为无效成分，而在白及中却为有效成分等。

3.1.3　浸出制剂的类型

根据浸出溶剂和制备方法不同，浸出制剂可分为以下4类。

(1)水浸出制剂

水浸出制剂是指以水为主要溶剂，在一定的加热条件下浸出药材中的有效成分制成的制剂，如汤剂、中药合剂等。

(2)含醇浸出制剂

含醇浸出制剂是指在一定条件下，用适当浓度的乙醇或蒸馏酒为溶剂浸出药材中的有效成分制成的制剂，如酊剂、酒剂、流浸膏剂等。有些流浸膏虽然是用水浸出的，但在成品中添加了适量乙醇调节浓度，也属于含醇浸出制剂。

(3)含糖浸出制剂

含糖浸出制剂一般是指在水或含醇浸出制剂的基础上，经浓缩等处理后，加入适量蔗糖或蜂蜜制成的制剂，如煎膏剂、糖浆剂等。

(4)精制浸出制剂

精制浸出制剂是指药材在用水或乙醇浸提的基础上经过精制处理制成的制剂。如中药注射剂、片剂、气雾剂等。

3.1.4　浸出过程

浸出过程是指溶剂进入细胞组织溶解其成分后变成浸出液的全部过程，其实质就是药材中的可溶性成分由药材固相转移到溶剂液相中的传质过程，以扩散原理为基础。无细胞结构的中药材（矿物药、树脂类药材等），其成分可直接溶解或分散于溶剂中；而对于具有完好细胞结构的中药材而言，其浸出过程一般包括下列相互联系的4个阶段。

1）浸润与渗透阶段

当药材与浸出溶剂接触后，溶剂首先附着于药材表面使之润湿，然后通过毛细管作用或细胞间隙渗透进入细胞组织中。因此，药材的润湿是浸出过程能够顺利进行的前提条件，而能否润湿则取决于药材和浸出溶剂的性质以及药材与溶剂之间的界面张力。在浸出时，要注意"相似相溶"原理的应用。大多数药材中的成分均带有极性基团，容易被极性溶剂润湿，如果药材中含油脂较多时则应先脱脂；当选用非极性溶剂进行浸出时，应将药材充分干燥。浸出溶剂和药材间的界面张力越大，药材越不容易被润湿，可通过强力搅拌或加入适量表面活性剂破坏或降低界面张力，促进药材的润湿。药材浸润、渗透过程的速度与溶剂性质、药材表面情况、药材粉碎程度、浸润时的温度及压力等因素有关。

2）解吸、溶解阶段

干燥药材中的有效成分往往被药材组织吸附，溶剂必须先解除这种吸附作用（解吸），才能使药用成分进入溶剂中（溶解）。解吸与溶解过程的难易取决于有效成分的结构和溶剂的性质，也遵循"相似相溶"原理。随着可溶性成分的不断溶解或胶溶，细胞内的溶液浓度不断增大，渗透压也随之增大，细胞内外的渗透压差促使更多的溶剂进入药材细胞内，并使部分细胞壁膨胀破裂，为已溶解的成分向外扩散创造有利条件。

3）扩散过程

浸出溶剂溶解有效成分后，在细胞内形成浓溶液，而使细胞内外出现较高的浓度差和渗透压差，细胞内溶液浓度高，使溶质不断向细胞外扩散，细胞内溶液渗透压高，使溶剂不断向细胞内渗透，直到细胞内外浓度相等，渗透压达到平衡，扩散即停止，此时，浸提时间再长，有效成分也无法再从细胞中扩散出来。因此，浓度差是渗透和扩散的推动力，也是浸出的主要动力。若能在浸出过程中保持较大的浓度梯度，则扩散速度快，浸出效率高。

4）置换过程

当扩散达到平衡时，浸出过程就无法再进行下去，此时，必须重新建立良好的浓度梯度才能使有效成分继续被提取出来。例如进行搅拌或更换新鲜溶剂，使稀浸出液或新鲜溶剂置换药材周围的浓浸出液，使扩散继续进行，直到有效成分提取完全。

浸出过程的4个阶段是相互联系、交错进行的，不是截然分开的。其中前3个阶段是自发进行的，最后一个阶段则需要人工辅助进行。

拓展阅读

屠呦呦与青蒿素

作为青蒿素研发成果的代表性人物，我国科学家屠呦呦获得了2015年诺贝尔生理学或医学奖。屠呦呦在查阅东晋葛洪《肘后备急方》时，发现其中记述用青蒿抗疟是通过"绞汁"，而不是传统中药"水煎"的方法来用药的，由此想到采用乙醚低温提取这一关键性步骤，最终分离获得的第191号青蒿中性提取物样品，达到对鼠疟原虫100%抑制率的令人惊喜的结果。

3.1.5 影响浸出的因素

1)药材性质

(1)药材的粉碎程度

一般来说,药材粉碎得越细,粒径越小,其与溶剂接触面越大,扩散速度就越快,因此,药材应事先进行适当粉碎。但是,如果药材粉碎得过细,会造成大量细胞破裂,使细胞内大量不溶物及较多的树脂、黏液质等成分进入浸出液,使浸出液黏度增大、扩散速度变慢,并且使浸出杂质增多,给后续过滤、精制操作带来困难。因此,药材的粉碎程度应根据药材的性质、浸出溶剂确定。通常叶、花、草等疏松药材,宜用最粗粉甚至不粉碎;坚硬的根、茎、皮宜粉碎成较细的粉或用薄片。若用水作溶剂时,药材易膨胀,药材可粉碎得粗些,如切成薄片或小段;若用乙醇作溶剂时,因乙醇对药材膨胀作用小,可粉碎成粗粉。

(2)药材中的成分

药材中的有效成分多为小分子物质,由于小分子的成分溶解和扩散速度较快,所以最初的浸出液中含有较多有效成分。药材中的大分子物质多为无效成分,其溶解、扩散较慢,浸出时间越长,浸出的杂质相应也会增多。

2)浸出溶剂

(1)浸出溶剂的极性

应遵循相似相溶原理,根据药材中各种成分的理化性质选择适宜极性大小的溶剂,尽可能使有效成分多提取出来,而无效成分少提取出来。常用溶剂的极性顺序为:水>甲醇>乙醇>丙酮>正丁醇>乙酸乙酯>三氯甲烷>乙醚>苯>石油醚。

(2)浸出溶剂的用量

浸出溶剂的用量要适当,增加浸出溶剂的用量,可以降低细胞外液的溶液浓度,有利于有效成分的充分浸出,但用量过大,浸出液的浓度过低,会给后续的浓缩工序带来不便。

(3)浸出溶剂的 pH 值

加酸能够增加生物碱在水中的溶解度,加碱能够增加有机酸在水中的溶解度,从而有利于有效成分的浸出,适宜的 pH 值还有助于增加某些成分的稳定性。

3)浸出工艺条件

(1)浓度梯度

浓度梯度是指药材组织内的浓溶液与外部溶液之间的浓度差,是扩散作用的主要动力,浓度梯度越大,扩散速度越快,浸出效率越高,当浓度梯度为零时,扩散停止。在选择浸出工艺与浸出设备时应以能创造最大的浓度梯度为基础,一般多次浸提的平均浓度梯度比一次浸提大,不断搅拌或使浸出液强制循环、采用渗漉法等动态提取方法等都有助于增加浓度梯度。

(2)浸出温度

温度升高,可溶性成分的溶解度增大,浸出液的黏度降低,分子运动加剧,有效成分的扩散速度加快,从而有利于药材的浸出。但浸出温度升高会使易挥发性成分挥发损失、某些不耐热成分破坏,还能使无效成分的浸出量增加,产生不利影响。一般在保证药材有效成分不被破坏的情况下,维持浸出温度在溶剂沸点温度下或接近于沸点温度对浸出比较有利。

(3)浸出时间

一般浸出时间越长,有效成分的浸出越完全。但当扩散达到平衡后,时间也不起作用。此外,浸出时间过长,会使工艺时间延长,无效成分的浸出量增多,苷类水解,以水为溶剂时还会发霉,影响浸出液质量。所以浸出时间应根据具体药材的性质、浸出溶剂、浸出方法等来确定。

(4)浸出压力

药材组织坚实,浸出溶剂较难浸润时,提高浸出压力有利于加快浸出溶剂对药材的浸润和渗透,使药材组织内更快地充满溶剂而形成浓溶液,使较早发生溶质的扩散,从而加速浸出。但加大压力对组织松软、容易润湿药材的浸出则影响不大。当药材组织内充满溶剂之后,加大压力对扩散速度则没有什么影响。

(5)搅拌

搅拌操作能够促进药材附近的浓溶液与周围稀溶液之间的交换,加速成分的扩散,同时,又有利于形成较大的浓度梯度,从而提高浸出效率。安装有搅拌装置的提取设备往往提取效果较好,如多功能提取罐。

(6)新技术的应用

超声波提取技术、酶提取技术、超临界流体萃取技术等新技术的应用不但可以提高药材提取时的浸提效率,大大缩短浸提时间,同时对提高制剂质量也有一定的帮助。

任务3.2 浸出制剂的制备

3.2.1 原药材的预处理

1)药材的净制

净制是保证中药饮片质量的重要环节。中药材在切制、炮制或调剂、制剂前,应进行净制处理,清除杂质、霉变品和虫蛀品,分离或去除非药用部位,使其达到药用的净度标准。

2)药材的炮制

为了充分发挥中药防治疾病的作用,克服毒副反应,保证安全有效,中药材在使用前必须根据病情和实际需要,采用不同的方法进行炮制处理。中药炮制的目的是多方面的,往往一种炮制方法或者炮制一种药物同时可具有几方面的目的,这些不同的炮制目的虽有主次之分,但彼此间往往又有密切的联系。中药材必须严格按照国家药品标准或地方炮制规范依法炮制,才能保证药材质量,保证用药安全有效。

3)药材的粉碎

粉碎是借助机械力将药材碎成适宜的细度的操作过程。其目的是:增加药物的表面积,加速药材中有效成分的溶出,便于药材的浸出、调配、服用和发挥药效。

3.2.2 常用的浸出溶剂与浸出辅助剂

1) 常用的浸出溶剂

选择合适的浸出溶剂对浸出制剂的制备有着非常重要的意义。为保证浸出制剂的质量，浸出溶剂应能最大限度地溶解和浸出有效成分，尽量减少无效成分的浸出。浸出溶剂应不影响有效成分的作用，本身没有或少有药理作用，对人体安全，且价廉易得。

(1)水

水是最常用的极性浸出溶剂，具有溶解范围广、安全价廉、易透入植物细胞等特点。生物碱盐、苷、水溶性有机酸、鞣质、糖类、氨基酸、蛋白质、黏液质、树胶、色素等多种成分都能被水浸出，但由于浸出的成分复杂，沸点高，也会给后续工艺，如过滤、精制、浓缩等操作带来麻烦。一般应使用蒸馏水或去离子水等纯化水。

(2)乙醇

乙醇是常用的半极性溶剂，与水相比，对浸出成分的选择性较强，不能溶解树胶、淀粉、蛋白质、黏液质等杂质。其溶解性能和极性能通过调节乙醇与水的混合比例而改变，适用面广。一般乙醇含量在90%以上时，适于浸取挥发油、有机酸、内酯、树脂等；乙醇含量在50%~70%时，适于浸取生物碱、苷类等；含量在50%以下时，适于浸取蒽醌类化合物等；乙醇含量达40%时，能延缓某些苷、酯等的水解。另外，乙醇含量在20%以上时，浸出液具有防腐作用。但乙醇有一定药理作用，易燃、易挥发，成本较高。

2) 常用的浸出辅助剂

浸出辅助剂是指加入浸出溶剂中，能在提高溶剂的浸出效果、增加浸出成分的溶解度、提高制剂的稳定性，以及除去或减少某些杂质等方面发挥一定作用的物质。常用的浸出辅助剂有酸、碱和表面活性剂等。

(1)酸

酸可以与生物碱生成可溶性盐类，有利于增大生物碱在水中的溶解度；酸还可以使有机酸游离，便于用有机溶剂浸提；适当的酸度还可以对一些生物碱产生稳定作用，或沉淀某些酸不溶性杂质。酸的用量不宜过多，否则会引起药用成分的水解或其他不良作用。常用的酸有盐酸、硫酸、醋酸、酒石酸、枸橼酸等。

(2)碱

碱主要用于增加酸性有效成分的溶解度和稳定性，还可以除去碱不溶性杂质。适用于含皂苷、有机酸、黄酮、蒽醌、酚类等成分的药材。碱的使用不如酸普遍，常用的碱有氨水、碳酸钙、氢氧化钙、氢氧化钠等，以氨水最为常用。

(3)表面活性剂

表面活性剂能降低药材与浸出溶剂间的界面张力，促进药材表面的润湿，提高浸出效能。通常选用对多数药用成分不起化学反应，毒性较小或无毒性的非离子表面活性剂。

3.2.3 常用的浸出方法

常用的浸出方法包括煎煮法、回流法、浸渍法、渗漉法、水蒸气蒸馏法等。应根据药材的性质、溶剂的性质、剂型要求与生产实际等因素选择合适的浸出方法(表3.1)。

表3.1 常用浸出方法的适用范围

浸出方法	适用范围
煎煮法	有效成分溶于水,并对湿热较稳定的药材
浸渍法	黏性药材、无组织结构药材;新鲜、易膨胀的药材
渗漉法	毒性的、贵重的药材;制备高浓度制剂
回流法	有效成分溶于有机溶剂,并对湿热稳定的药材
水蒸气蒸馏法	含挥发性成分的药材

1)煎煮法

(1)定义与特点

煎煮法是指以水为溶剂,将药材加热煮沸一段时间以浸出药用成分的浸出方法,又称水煮法或水提法。煎煮法是最早应用的一种浸出方法,至今仍广泛使用,其操作简单易行,溶剂价廉易得,能浸出大部分药用成分。但某些对热不稳定的、易水解、酶解或挥发性成分在煎煮过程中易被破坏或损失。此外,煎煮法得到的浸出液往往含杂质较多,给后续精制工序带来麻烦,水浸出液也易霉败变质,应及时处理。

(2)适用范围

本法适用于有效成分溶于水且对湿热较稳定的药材,有效成分尚不清楚的中药或方剂进行剂型改进时也常用此法。

(3)操作方法

煎煮法的操作工艺流程为:

配料 → 粉碎 → 加水浸泡 → 煎煮2~3次 → 过滤 → 合并 → 煎液

按照处方要求将所需药材配齐,准确称量,粉碎成适当程度,置于适当的煎煮器中,加水没过药材,浸泡适宜时间后加热至沸腾,保持微沸状态一定时间,分离煎出液,药渣依次再加水煎煮,一般2~3次或至煎出液味淡为止。合并煎出液,静置,过滤即得。

2)浸渍法

(1)定义与特点

浸渍法是指将药材置密闭容器中,用一定量的溶剂,在一定温度下浸泡至规定时间提取有效成分的浸出方法。浸渍法操作简单易行,浸出液的澄明度较好;但浸渍法为静态提取法,浸提效率差,有效成分浸出不完全,操作时间长。

(2)适用范围

本法适用于遇热易破坏、易挥散的药材;黏软性、无组织结构的药材,如乳香、没药等;新鲜和易膨胀的药材；不适用于贵重药材、毒性药材及有效成分含量较低的药材。

(3)操作方法

浸渍法的操作工艺流程为：

配料→粉碎→浸渍→分离上清液→压榨药渣→合并静置→过滤→浸出液

按照处方要求将所需药材配齐，准确称量，适当粉碎，置有盖容器中，加入定量的溶剂，密盖，间歇振摇，浸渍规定时间，倾取上清液，过滤，压榨残渣，收集压榨液和滤液合并，静置 24 h 过滤，即得。按照浸出的温度和浸渍次数不同，可分为冷浸渍法、热浸渍法和重浸渍法。

①冷浸渍法。又称为常温浸渍，即在室温条件下进行的浸渍操作。特别适用于不耐热、含挥发性以及含黏性成分的药材，所制成品的澄明度较好。多用于酊剂、酒剂的制备。

②热浸渍法。将药材放入密闭容器内，通过水浴或蒸汽加热，在低于溶剂沸点，高于室温条件下进行的浸渍操作。一般以水为溶剂的浸渍温度控制为 60 ~ 80 ℃，以乙醇为溶剂的浸渍温度控制为 40 ~ 60 ℃。由于温度高，扩散速度快，浸渍时间短，生产效率比冷浸渍法高，有效成分浸出也更完全，但杂质的浸出量亦增加，冷后易沉淀析出，故澄明度较冷浸渍法差。含对热不稳定成分的药材不宜采用热浸渍法。多用于酒剂的制备。

③重浸渍法。又称为多次浸渍法。操作时将一定量的溶剂分为几份，先用其中一份浸渍药材，药渣再用第二份溶剂进行浸渍，如此重复 2 ~ 3 次，最后将各份浸渍液合并。重浸渍法可形成较大的浓度梯度，提高浸出效率，同时可减少由于药渣吸附造成的有效成分损失，但操作烦琐、费工费时。

3)渗漉法

(1)定义与特点

渗漉法是在药粉上不断添加浸出溶剂使其渗过药粉，从下端出口流出浸出液的一种浸出方法。渗漉法属于动态浸出技术，溶剂自上而下经过药材粉粒，与药材内的浓溶液形成较大的浓度梯度，浸出效率高，提取比较完全，且省去了浸出液与药渣的分离。

(2)适用范围

本法浸出效果优于浸渍法，适用于有毒药材、贵重药材、含不耐热或易挥发性成分的药材、有效成分含量低的药材及高浓度制剂的制备。但对新鲜易膨胀的药材，无组织结构的药材不宜应用该法。

(3)操作方法

渗漉法的操作工艺流程为：

配料→粉碎→润湿→装筒→排气→浸渍→渗漉→渗漉液

根据处方要求将所需药材配齐，准确称量，粉碎成粗粉或中粉；加溶剂润湿，使药粉充分膨胀后装入渗漉器；药粉装填完后在药粉上方放置适当的重物；打开出料口，自容器上方添加溶剂，待出口处流出液不再出现气泡时关闭出口；继续添加溶剂至高出药粉上方 2 ~ 3 cm；加盖浸渍 24 ~ 48 h；打开出口进行渗漉，收集渗漉液，至规定溶剂用完或浸出液味淡为止。

任务 3.3 常用浸出制剂

3.3.1 汤剂与合剂(口服液)

1)概述

(1)汤剂的含义与特点

汤剂是指中药饮片加水煎煮,去渣取汁得到的液体剂型,也称为煎剂。汤剂是我国最早使用的剂型之一,汤剂的主要优点是:适应中医辨证论治的需要,其处方组成及用量可随症加减,灵活性大;制法简单,可充分发挥处方中多种药用成分的综合疗效;属于液体制剂,吸收快,奏效迅速。缺点是:汤剂需临用时煎煮,保存时间短,易发霉变质,使用不方便;以水为溶剂,药用成分提取不完全,尤其是脂溶性和难溶性成分;服用量大,味苦。

(2)合剂的含义与特点

合剂是指饮片用水或其他溶剂,采用适宜的方法提取制成的口服液体制剂,单剂量灌装者也可称"口服液"。合剂是在汤剂基础上改进发展起来的,与汤剂一样可发挥制剂的综合疗效,易吸收,奏效迅速,并且能大量生产,可省去汤剂临时煎服的麻烦,贮存时间长,服用量小,使用方便。缺点是不能随症加减,因此不能完全代替汤剂,成品生产和贮存不当时易产生沉淀和霉变。

2)制备方法

(1)汤剂的制备

汤剂按煎煮法制备,制备工艺流程一般为:

备料 → 药材的浸泡 → 煎煮 → 去渣取汁 → 汤剂

①原辅料的准备。根据处方要求将所需药材配齐,准确称量。可以选择饮用水作为煎煮溶剂,有条件的话最好使用纯化水。煎煮容器应采用化学性质稳定,不影响汤液质量的砂锅、瓦罐、搪瓷或不锈钢器具,忌用铜铁器。

②药材的浸泡。药材煎煮前需要用冷水浸泡一定时间,花、叶、草、茎等质地疏松的药材浸泡 20 ~ 30 min,根、根茎、种子、果实类质地坚硬的药材浸泡 60 min 左右。

③煎煮。煎煮时需要考虑的因素包括煎煮用水量、煎煮火候、煎煮时间和次数、入药次序等几个方面。煎药用水量既要保证药用成分浸出完全,又要避免成品服用量过大,传统经验是将饮片放入煎锅内,加水至超过药面 3 ~ 5 cm 为度,第二煎时可超过药面 1 ~ 2 cm;或按第一煎加水 8 ~ 10 倍,第二煎加水 6 ~ 8 倍。煎药时先用武火加热至沸腾,再改成文火保持微沸状态,煎煮时间应根据药材性质、药材质地、投料量多少等确定,煎煮次数一般 2 ~ 3 次。若有效成分难以浸出或为滋补类药材,可酌情增加煎煮次数或延长煎煮时间。

处方中某些不宜或不能同时入煎的药料,应进行特殊处理,注意煎煮下药顺序。如对质地坚硬，有效成分不易煎出的矿石类、贝壳类、角甲类药材以及有毒的药物（乌头、附子等）应先煎；含挥发油的药材如薄荷、砂仁等以及不宜久煎的如杏仁、大黄等应后下；粉末类药材如松花粉、蒲黄，含黏液质较多的如车前子，细小种子类如苏子、菟丝子等，以及附有绒毛的药材如旋覆花等均应采取包煎；对于胶类或糖类，宜加适量水或直接投入煎好的汤液中加热溶化后服用，即烊化；一些贵重的饮片类药材如人参、西洋参、鹿茸等应单独煎煮取汁，再与其他药材煎液混合后服用，即另煎；一些难溶于水的粉末状贵重药材如牛黄粉、三七粉、麝香粉等，宜将药粉加入汤剂混匀后服用，即冲服。

④去渣取汁。汤剂煎煮至规定时间后，应趁热及时分离，弃去药渣，合并煎液，静置后，取上清液服用。一般头煎取 200 mL 左右，二煎取 100 mL 左右，儿童酌减。煎液分两次或三次服用。

(2)合剂的制备

合剂多用煎煮法制备，也可以根据成分的性质，用其他方法提取，制备工艺流程一般为：

备料 → 浸提 → 净化 → 浓缩 → 分装 → 灭菌 → 成品

按处方称取炮制合格的饮片，按各品种项下规定的方法进行浸提，一般采用煎煮法提取两次，每次煎煮 1 ~2 h，过滤合并煎液，滤液静置，沉降后过滤。若处方中含有挥发性成分的药材，可用“双提法”，先提取挥发性成分另器保存，再与余药共同煎煮；也可根据药用成分的特性，选用不同浓度的乙醇或其他溶剂，用渗漉法、回流法等进行浸出。合剂和口服液大多用水提醇沉法净化处理，所得滤液浓缩至规定的相对密度，分装于灭菌瓶中密闭，灭菌。

合剂根据需要可加入适宜的附加剂，如防腐剂、矫味剂等，防腐剂的用量必须在国家规定限度内；若加蔗糖，除另有规定外，含蔗糖量一般不高于 20%（g/mL）。如加入其他附加剂，其品种与用量应符合国家标准的有关规定，不影响成品的稳定性，并应避免对检验产生干扰。必要时可加入适量的乙醇。

合剂应密封，置阴凉处贮存。除另有规定外，合剂应澄清。在贮存期间不得有发霉、酸败、异物、变色、产生气体或其他变质现象，允许有少量摇之易散的沉淀。

3）质量检查

除另有规定外，合剂应按照《中国药典》（2015 版）四部进行以下相应检查。

【装量】单剂量灌装的合剂，照下述方法检查，应符合规定。

检查法：取供试品 5 支，将内容物分别倒入经标化的量入式量筒内，在室温下检视，每支装量与标示装量相比较，少于标示装量的不得多于 1 支，并不得少于标示装量的 95%。

多剂量灌装的合剂，照最低装量检查法检查，应符合规定。

【微生物限度】除另有规定外，照非无菌产品微生物限度检查，应符合规定。

4）举例——小青龙合剂

【处方】麻黄 125 g，桂枝 125 g，白芍 125 g，干姜 125 g，细辛 62 g，炙甘草 125 g，法半夏 188 g，五味子 125 g。

【制法】以上 8 味，细辛、桂枝蒸馏提取挥发油，蒸馏后的水溶液另器收集；药渣与白芍、麻黄、五味子、炙甘草加水煎煮两次，第一次 2 h，第二次 1.5 h，合并煎液，滤过，滤液和蒸馏后的水溶液合并，浓缩至约 1 000 mL。法半夏、干姜用 70% 乙醇作溶剂，浸渍 24 h 后进行渗漉，收集渗漉液回收乙醇并浓缩至适量，与上述药液合并，静置，滤过，滤液浓缩至 1 000 mL，加入苯甲酸钠 3 g 与细辛和桂枝的挥发油,搅匀,即得。

【功能与主治】解表化饮,止咳平喘。用于风寒水饮,恶寒发热,无汗,喘咳痰稀。

【用法与用量】口服。一次 10 ~20mL,一日 3 次。用时摇匀。

3.3.2 酒剂与酊剂

1)概述

(1)酒剂的含义与特点

酒剂又名药酒,系用蒸馏酒(含乙醇量为 50% ~60%)浸提药材而制得的澄明液体制剂。多供内服,少数外用,也有内外兼用者。内服酒剂可加入适量的糖或蜂蜜调味。酒剂在我国已有数千年的历史了,酒性甘辛大热,能通血脉、御寒气、行药势、行血活络,因此酒剂通常用于风寒湿痹,具有祛风活血、止痛散瘀的功能。酒剂吸收迅速、剂量较小、组方灵活、制备简单、易于保存。但小儿、孕妇、高血压、心脏病患者不宜使用酒剂。

(2)酊剂的含义与特点

酊剂是指药材用不同浓度的药用乙醇浸提或流浸膏稀释制成的澄明液体制剂。多数的酊剂供内服,少数供外用。

酊剂的浓度随药材性质而异,除另有规定外,含毒性药的酊剂每 100 mL 相当于原药材 10 g,有效成分明确者,应根据其半成品的含量加以调整,使符合相应品种项下的规定;其他酊剂,每 100 mL 相当于原药材 20 g。酊剂制备简单,易于保存。但溶剂中含有较多乙醇,因此临床应用有一定的局限性,儿童、孕妇、心脏病及高血压等患者不宜内服使用。酊剂一般不加矫味剂和着色剂。

2)制备方法

(1)酒剂的制备

酒剂制备工艺流程为:

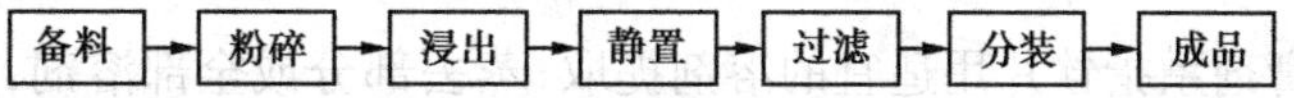

酒剂可采用浸渍法、渗漉法或其他适宜方法制备。所用蒸馏酒的浓度和用量、浸渍温度和时间、渗漉速度,均应符合各品种制法项下的要求。生产酒剂所用的饮片,一般应适当粉碎,生产内服酒剂应以谷类酒为原料。配制后的酒剂须静置澄清,滤过后分装于洁净的容器中。在贮存期间允许有少量摇之易散的沉淀。除另有规定外,酒剂应密封,置阴凉处贮存。

(2)酊剂的制备

酊剂可用溶解、稀释、浸渍或渗漉等方法制备。

溶解法或稀释法:取原料药物的粉末或流浸膏,加规定浓度的乙醇适量,溶解或稀释,静置,必要时滤过,即得。

浸渍法取适当粉碎的饮片,置有盖容器中,加入溶剂适量,密盖,搅拌或振摇,浸渍 3 ~5 日或规定的时间,倾取上清液,再加入溶剂适量,依法浸渍至有效成分充分浸出,合并浸出液,加溶剂至规定量后,静置,滤过,即得。

渗漉法照流浸膏剂项下的方法《中国药典》(2015 版)四部,用溶剂适量渗漉,至流出液达到规定量后，静置，滤过，即得。

除另有规定外，酊剂应澄清，久置允许有少量摇之易散的沉淀。酊剂应遮光，密封，置阴凉处贮存。

3)举例

(1)舒筋活络酒

【处方】木瓜 45 g，桑寄生 75 g，玉竹 240 g，续断 30 g，川牛膝 90 g，当归 45 g，川芎 60 g，红花 45 g，独活 30 g，羌活 30 g，防风 60 g，白术 90 g，蚕沙 60 g，红曲 180 g，甘草 30 g。

【制法】以上 15 味，除红曲外，其余 14 味粉碎成粗粉，然后加入红曲；另取红糖 555g，溶解于白酒 11 100 g 中，用红糖酒作溶剂，浸渍 48 h 后，以 1 ~ 3 mL/min 的速度缓缓渗漉，收集渗漉液，静置，滤过，即得。

【性状】本品为棕红色的澄清液体；气香，味微甜，略苦。

【功能与主治】祛风除湿，活血通络，养阴生津。用于风湿阻络，血脉瘀阻兼有阴虚所致的痹证，症见关节疼痛，屈伸不利，四肢麻木。

(2)颠茄酊

【处方】颠茄草 1 000 g。

【制法】取颠茄草粗粉，照中国药典(2015 版)颠茄浸膏的【制法】项下制得稠膏，测定生物碱的含量后，加 85% 乙醇适量，并用水稀释，使含生物碱和乙醇量均符合规定，静置，澄清，滤过，即得。

【性状】本品为棕红色或棕绿色的液体；气微臭。

【适应症】抗胆碱药，解除平滑肌痉挛，抑制腺体分泌。用于胃及十二指肠溃疡，胃肠道、肾、胆绞痛等。

3.3.3 流浸膏剂与浸膏剂

1)概述

流浸膏剂、浸膏剂系指饮片用适宜的溶剂提取，蒸去部分或全部溶剂，调整至规定浓度而成的制剂。除另有规定外，流浸膏剂每 1 mL 相当于饮片 1 g；浸膏剂分为稠膏和干膏两种，每 1 g 相当于饮片或天然药物 2 ~ 5 g。

流浸膏剂与浸膏剂只有少数品种可直接供临床应用，而绝大多数品种是作为配制其他制剂的原料。流浸膏剂一般多用于配制合剂、酊剂、糖浆剂等液体制剂。如甘草流浸膏剂用于调配杏仁止咳糖浆；浸膏剂多用于配制散剂、胶囊剂、颗粒剂、丸剂、片剂等。

流浸膏剂为液体制剂，久置若产生沉淀时，在乙醇和有效成分含量符合各品种项下规定的情况下，可滤过除去沉淀。

浸膏剂为半固体或固体制剂，若浸膏剂的含水量为 15% ~ 20%，具有黏性呈膏状半固体时称为稠浸膏；若浸膏剂的含水量约为 5%，呈干燥块或粉末状固体时则称为干浸膏。稠浸膏可用甘油、液状葡萄糖调整含量，而干浸膏可用淀粉、乳糖、蔗糖、氧化镁、磷酸药材细粉等调整含量。

2)制备方法

(1)流浸膏剂的制备

除另有规定外,流浸膏剂用渗漉法制备,也可用浸膏剂稀释制成,其制备工艺流程一般为:

备料 → 浸提 → 渗漉 → 浓缩 → 调整浓度 → 成品

根据饮片的性质可选用圆柱形或圆锥形的渗漉器。饮片须适当粉碎后,加规定的溶剂均匀湿润,密闭放置一定时间,再装入渗漉器内。装筒时应均匀,松紧一致,加入溶剂时应尽量排除饮片间隙中的空气,溶剂应高出药面,浸渍适当时间后进行渗漉。渗漉速度应符合各品种项下的规定,收集85%饮片量的初漉液另器保存,续漉液经低温浓缩后与初漉液合并,调整至规定量,静置,取上清液分装。

如果浸出溶剂为水,且有效成分对热稳定者,可不收集初漉液,将全部漉液浓缩后,加适量乙醇做防腐剂。

(2)浸膏剂的制备

浸膏剂可用煎煮法、回流法或渗漉法制备,全部提取液应低温浓缩至稠膏状,加稀释剂或继续浓缩至规定的量。浸膏剂的制备工艺流程为:

备料 → 浸出 → 浓缩 → 干燥 → 调整浓度 → 成品

3)举例

(1)大黄流浸膏

【制法】取大黄(最粗粉)1 000 g,用60%乙醇作溶剂,浸渍24 h后,以1~3 mL/min的速度缓缓渗漉,收集初漉液850 mL,另器保存,继续渗漉,至渗漉液色淡为止,收集续漉液,浓缩至稠膏状,加入初漉液,混匀,用60%乙醇稀释至1 000 mL,静置,澄清,滤过,即得。

【性状】本品为棕色的液体;味苦而涩。

【功能与主治】刺激性泻药,健胃药。用于便秘及食欲不振。

(2)益母草干浸膏

【制法】取益母草,切碎,加水煎煮两次,每次2 h,滤过,滤液合并,滤液浓缩至稠膏状,减压干燥,即得。

【性状】本品为棕褐色的疏松固体,气微,味苦、涩,易吸潮。

【功能与主治】活血调经。用于血瘀所致的月经不调,症见经水量少。

3.3.4 煎膏剂

1)概述

煎膏剂是指饮片用水煎煮,取煎煮液浓缩,加炼蜜或糖(转化糖)制成的半流体制剂,也称为膏滋。

煎膏剂以滋补为主,兼有缓慢的治疗作用,具有浓度高、体积小、口感好、服用方便、稳定性好等优点。中医临床上常将止咳、活血通经、滋补性以及抗衰老方剂制成煎膏剂应用,多用于慢性疾病或体质虚弱患者的治疗,也适于小儿用药。但由于煎膏剂需经过较长时间的加热浓缩,故凡受热易变质及含挥发性有效成分的中药材不宜制成煎膏剂,煎膏剂应无焦臭、无异味,无糖结晶析出。

2)制备方法

煎膏剂的制备工艺流程一般为:

备料 → 煎煮 → 浓缩 → 清膏 → 加炼糖或炼蜜收膏 → 成品

饮片按各品种项下规定的方法煎煮,滤过,滤液浓缩至规定的相对密度,即得清膏。清膏按规定量加入炼蜜或糖(转化糖)收膏。除另有规定外,加炼蜜或糖(转化糖)的量,一般不超过清膏量的3倍。收膏稠度视品种而定,与气候有关。一般冬季宜稀,夏季宜稠,相对密度在1.4左右。如需加入药粉,应粉碎成细粉,待煎膏剂冷却后加入,搅拌混匀。包装容器应为洗净干燥灭菌的大口容器,待煎膏充分冷却后再分装。

煎膏剂加入的糖或蜂蜜需经炼制,炼制糖的目的是:使糖的结晶熔化,除去杂质和部分水分,杀死微生物,并使糖发生部分转化,避免煎膏剂贮存过程中产生"返砂"现象。

3)举例——益母草膏

【处方】益母草,红糖。

【制法】取益母草,切碎,加水煎煮两次,每次2 h,合并煎液,滤过,滤液浓缩至相对密度为1.21~1.25(80 ℃)的清膏。每100 g清膏加红糖200 g,加热熔化,混匀,浓缩至规定的相对密度,即得。

【性状】本品为棕黑色稠厚的半流体;气微,味苦、甜。

【功能与主治】活血调经。用于血瘀所致的月经不调、产后恶露不绝,症见月经量少、淋漓不净、产后出血时间过长,以及产后子宫复旧不全见上述证候者。

【注意事项】①因为煎煮时间长,如采用非密闭容器煎煮,需注意及时补充沸水,以免烧干;②浓缩后期,应将火力调小,并不断搅拌浓缩液,防止糊底;③红糖是未经精制的粗糖,含有较多杂质,需要经过炼制处理后加入;④收膏程度与季节有关,夏天宜老,冬天宜嫩;⑤煎膏剂应放冷后再分装,防止蒸汽在容器内凝结成水,导致霉变。

任务3.4　浸出制剂的质量控制

3.4.1　确定中药材的来源、品种和规格

中药材是制备浸出药剂的物质基础,其质量优劣直接影响到以其为原料的浸出药剂及中药制剂的质量。我国幅员辽阔,中药品种繁多,地区用药习惯存在差异,常存在同名异物、同物异名、名称相似等现象。药材种属不同,成分各异,而且不同的生长环境、不同的栽培和养殖技术以及采收加工、炮制方法、储运等都会影响药材的质量。如果药材质量不稳定,即使处方合理、工艺稳定,也很难保证制剂的安全性和有效性。因此,严格控制药材的质量是保障浸出制剂质量和疗效的前提。目前,主要从来源、产地、性状、显微特征、化学成分等多方面对中药材及中药饮片进行系统质量评价与控制。

3.4.2 优化制备工艺

制备方法是影响成品质量的重要因素，在根据临床治疗需要和药材性质确定剂型后，应对生产工艺条件进行研究，优选出最佳生产工艺，确保浸出制剂的质量。如解表药中含有较多的芳香挥发性成分，采用传统的煎煮法提取，会造成这些成分的损失，如果采用双提法，先用水蒸气蒸馏法提取挥发性成分，再用煎煮法浸提，则能较多地保留有效成分，提高疗效。《中国药典》(2015 版)对一些制剂的具体制法都有明确规定，凡制备药典收载的浸出制剂时，均应按照药典规定的方法制备。

3.4.3 确定理化标准

1)含量控制

(1)化学测定法

采用化学手段测定有效成分含量的方法。本法适用于药材成分明确且能通过化学方法进行定量测定的浸出制剂，如颠茄酊。

(2)仪器分析测定法

随着科学技术的发展，现代分析技术已广泛用于浸出制剂的含量测定。如应用高效液相色谱法测定甘草流浸膏中甘草酸的含量，薄层色谱扫描法测定益母草膏中盐酸水苏碱的含量，气相色谱法测定十滴水中樟脑和桉油的含量。高效液相色谱仪是目前应用非常普遍的现代分离分析仪器，可对浸出制剂中含有的多种成分进行分离和定性定量分析。

(3)药材比量法

浸出制剂若干容量或质量相当于原药材多少质量的测定方法。因为多数药材的成分还不明确，且无其他适宜方法测定时，作为参考指标在制剂生产上具有一定的指导意义。应当说明的是，只有药材质量规格符合规范要求，制备方法固定并严格遵守操作规程，该法才能在一定程度上反映药用成分含量的高低。如《中国药典》(2015 版)对酊剂、流浸膏剂和浸膏剂等仍用此法来控制质量。

(4)生物测定法

利用药材浸出成分对动物机体或离体组织所发生的反应，确定浸出制剂含量(效价)标准的方法。此法适用于尚无化学测定方法和仪器测定方法的有毒药材的药剂，如乌头属药材的含量(效价)测定。生物测定法要求选用标准品作测定对照依据，所用动物品种、个体差异和实验方法与条件对测定结果有一定的影响，所以本法比化学测定法复杂。

2)含醇量测定

许多浸出制剂是以不同浓度的乙醇制备的，其中所含成分的溶解度随乙醇含量的变化而变化，所以浸出制剂的含醇量对这些制剂的质量有着明显的影响。含醇量的稳定可以使制剂质量保持一定程度的稳定，所以《中国药典》(2015 版)对含醇浸出制剂如酊剂、酒剂和流浸膏剂等均规定检查乙醇量。

3)鉴别与检查

为了有效控制浸出制剂的质量，应对浸出制剂做必要的鉴别和检查。中国药典(2015 版)

正文中收录的制剂都规定了具体的鉴别方法，制剂通则则对各种浸出制剂规定了相应的检查项目，如澄清度、相对密度、pH 值、甲醇量、总固体、装量等，应按照药典要求逐条进行检查。

3.4.4 控制卫生学指标

卫生学检查也是控制浸出制剂质量的重要手段。浸出制剂需要根据《中国药典》(2015版)四部的要求按非无菌产品微生物限度检查法进行检查，应符合规定。

项目检测

一、单项选择题

1. 有关浸出制剂特点的叙述，错误的是(　　)。
   A. 有利于发挥药材成分的多效性　B. 成分单一，稳定性好
   C. 服用体积减小，方便临床使用　D. 药效比较缓和持久
2. 属于含糖浸出制剂的是(　　)。
   A. 汤剂　B. 酊剂　C. 流浸膏剂　D. 煎膏剂
3. 下列浸出方法中，属于动态浸出过程的是(　　)。
   A. 煎煮法　B. 冷浸渍法　C. 渗漉法　D. 热浸渍法
4. 渗漉法的正确操作为(　　)。
   A. 粉碎→润湿→装筒→浸渍→排气→渗漉
   B. 粉碎→润继→装筒→浸渍→渗漉→排气
   C. 粉碎→装筒→润湿→浸渍→排气→渗漉
   D 粉碎→润湿→装筒→排气→浸渍→渗漉
5. 酊剂制剂方法不包括(　　)。
   A. 煎煮法　B. 浸渍法　C. 稀释法　D. 渗漉法
6. 酒剂的浸出溶剂是(　　)。
   A. 蒸馏酒　B. 红酒　C. 95%乙醇　D. 75%乙醇
7. 合剂与口服液若加入蔗糖，除另有规定外，含蔗糖量应不高于(　　)。
   A. 20%(g/mL)　B. 25%(g/mL)　C. 30%(g/mL)　D. 45%(g/mL)
8. 除另有规定外，流浸膏剂每 1 mL 相当于原饮片(　　)。
   A. 1 g　B. 2 g　C. 5 g　D. 5 g

二、案例分析

患者，女，21 岁，自述昨日淋雨，今早出现发热，怕冷，咳嗽，鼻塞，流清涕，全身不舒服。医生为其开了由麻黄、芍药、细辛、干姜、甘草(炙)、桂枝、五味子、半夏 8 味饮片组成的小青龙汤方剂，让其回家煎服，一日两次。

分析：1. 患者煎药前应该准备好哪些物品？

2. 为了保证药物的疗效，煎药时应该注意什么？

项目 4　注射剂和滴眼剂

【学习目标】

1. 掌握注射剂的概念、种类、特点；热原的概念、组成、性质；注射剂和输液剂的临床应用及注意事项。

2. 熟悉注射剂、输液剂、滴眼剂的制备及质量要求；热原的污染途径、去除方法。

3. 了解注射剂、输液剂、滴眼剂的制备。

任务 4.1　注射剂概述

4.1.1　灭菌制剂、无菌制剂的概念

灭菌制剂与无菌制剂主要是指直接注入体内或直接接触创伤面、黏膜等的一类制剂。由于这类制剂在使用前必须保证处于无菌状态，因此，生产和贮存该类制剂时，对设备、人员及环境有特殊要求。

灭菌制剂是指用某一物理、化学方法杀灭或去除制剂中所有活的微生物的一类制剂。

无菌制剂是指在无菌环境中采用无菌操作法或无菌技术制备不含任何活的微生物的一类药物制剂。

4.1.2　灭菌制剂、无菌制剂的分类

根据给药方式、给药部位、临床应用特点等进行分类。

注射剂：原料药物或与适宜的辅料制成的供注入体内的无菌制剂，如小容量注射剂、大容量输液、冻干粉针等。

植入型制剂：用埋植方式给药的灭菌固体制剂，如植入片、植入棒、植入微球、原位凝胶等。

眼用制剂：直接用于眼部发挥治疗作用的灭菌制剂，如滴眼剂、眼用膜剂、眼膏和眼用凝胶等。

局部外用制剂：用于外伤、烧伤以及溃疡等创面用制剂，如溶液、凝胶、软膏和气雾剂等。

其他用制剂:手术时使用的制剂,如冲洗剂、止血海绵剂和骨蜡等。

4.1.3 灭菌制剂、无菌制剂的质量要求

灭菌制剂和无菌制剂,除应符合制剂的一般要求外,还必须符合下列各项质量要求:①无菌;②无热原;③可见异物和不溶性微粒,应符合药典规定;④安全性高;⑤渗透压应和血浆的渗透压相等或相近;⑥pH 值应和血液或组织的 pH 值相等或相近;⑦具有一定的稳定性;⑧其降压物质须符合规定。

4.1.4 注射剂的概念、特点与分类

1) 注射剂的概念

注射剂是指原料药物或与适宜的辅料制成的供注入体内的无菌制剂。

2) 注射剂的特点

注射剂是目前临床应用最广泛的剂型之一,其主要特点如下所述。

①给药剂量准确、作用迅速。注射剂直接将药物注入人体组织或血管,因此吸收快或无吸收过程,作用迅速,并且注射剂给药不经过胃肠道,不受消化液及食物影响。

②适用于不宜口服给药的患者。注射剂适用于不能吞咽、昏迷、术后禁食、严重呕吐等患者,通过注射给药,提供营养或治疗药物,以达到治疗和维持患者生命的作用。

③适用于不宜口服的药物。某些药物可被消化液破坏,或不易被胃肠道吸收,或具有刺激性,如青霉素、酶及蛋白质类等药物可被消化液破坏,链霉素口服不易被吸收,因此不宜口服给药,可将这些药物制成注射剂。

④既可发挥全身作用又可发挥局部定位作用。如局部麻醉药、注射封闭疗法、穴位注射药物可产生特殊疗效。还有些注射剂具有延长药效的作用,亦可用于疾病诊断等。

注射剂亦存在一些缺点:不如口服给药安全,如果能使用口服制剂给药治疗不主张使用注射制剂;使用不便且产生较强的疼痛感;制备过程复杂,生产环境净化级别要求高,生产用原料、辅料质量要求高,生产成本较高等。

3) 注射剂的分类与给药途径

(1) 注射剂的分类

根据《中国药典》(2015 版)把注射剂分为 3 类:注射液、注射用无菌粉末与注射用浓溶液。

①注射液。是指原料药物或与适宜的辅料制成的供注入人体内的无菌液体制剂,包括溶液型、乳状液型或混悬型等。可用于皮下注射、皮内注射、肌内注射、静脉注射、静脉滴注、鞘内注射、椎管内注射等。其中,供静脉滴注用的大容量注射液(除另有规定外,一般不小于 100 mL,生物制品一般不小于 50 mL)也可称为输液,中药注射剂一般不宜制成混悬型注射液。

②注射用无菌粉末。是指原料药物或与适宜辅料制成的供临用前用无菌溶液配制成注射液的无菌粉末或无菌块状物,一般采用无菌分装或冷冻干燥法制得。可用适宜的注射用溶剂配制后注射,也可用静脉输液配制后静脉滴注。以冷冻干燥法制备的生物制品注射用无菌粉末,也可称为注射用冻干制剂。

③注射用浓溶液。是指原料药物与适宜辅料制成的供临用前稀释后静脉滴注用的无菌浓溶液。

(2)给药途径

①皮内注射(ID):注射于表皮与真皮之间,一次剂量在0.2 mL以下,常用于过敏性试验或疾病诊断,如毒霉素皮试液、白喉诊断毒素等。

②皮下注射(IH):注射于真皮与肌肉之间的松软组织内,一般用量为1~2 mL。皮下注射剂主要是水溶液,药物吸收速度稍慢。由于人体皮下感觉比肌肉敏感,故具有刺激性的药物混悬液,一般不宜作皮下注射。

③肌内注射(IM):注射于肌肉组织中,一次剂量为1~5 mL。注射油溶液、混悬液及乳浊液具有一定的延效作用,且乳浊液有一定的淋巴靶向性。

④静脉注射(IV):注入静脉内,一次剂量自几毫升至几千毫升,且多为水溶液。油溶液和混悬液或乳浊液易引起毛细血管栓塞,一般不宜静脉注射,但平均直径小于1 μm的乳浊液,可作静脉注射。凡能导致红细胞溶解或使蛋白质沉淀的药液,均不宜静脉给药。

⑤脊椎腔注射:注入脊椎四周蜘蛛膜下腔内,一次剂量一般不得超过10 mL。由于神经组织比较敏感,且脊椎液缓冲容量小、循环慢,故脊椎腔注射剂必须等渗,pH值为5.0~8.0,注入时应缓慢。

⑥动脉内注射:注入靶区动脉末端,如诊断用动脉造影剂、肝动脉栓塞剂等。

⑦其他:包括心内注射、关节腔内注射、滑膜腔内注射、穴位注射以及鞘内注射等。

4.1.5 注射剂的质量要求

注射剂在生产与贮藏期间应符合下列规定:

①溶液型注射液应澄清。除另有规定外,混悬型注射液中原料药物粒径应控制在15 μm以下,含15~20 μm(间有个别20~50 μm)者,不应超过10%,若有可见沉淀,振摇时应容易分散均匀。混悬型注射液不得用于静脉注射或椎管内注射;乳状液型注射液,不得有相分离现象,不得用于椎管注射;静脉用乳状液型注射液中90%的乳滴粒径应在1 μm以下,不得有大于5 μm的乳滴。除另有规定外,输液应尽可能与血液等渗。

②注射剂所用的原辅料应从来源及生产工艺等环节进行严格控制并应符合注射用的质量要求。除另有规定外,制备中药注射剂的饮片等原料药物应严格按各品种项下规定的方法提取、纯化,制成半成品、成品,并应进行相应的质量控制。生物制品原液、半成品和成品的生产及质量控制应符合相关品种要求。

③注射剂所用溶剂应安全无害,并与其他药用成分兼容性良好,不得影响活性成分的疗效和质量。

④配制注射剂时,可根据需要加入适宜的附加剂,如渗透压调节剂、pH值调节剂、增溶剂、助溶剂、抗氧剂、抑菌剂、乳化剂、助悬剂等。所用附加剂应不影响药物疗效,避免对检验产生干扰,使用浓度不得引起毒性或明显的刺激性。多剂量包装的注射液可加适宜的抑菌剂,抑菌剂的用量应能抑制注射液中微生物的生长,除另有规定外,在制剂确定处方时,该处方的抑菌效力应符合抑菌效力检查法的规定。加有抑菌剂的注射液,仍应采用适宜的方法灭菌。静脉给药与脑池内、硬膜外、椎管内用的注射液均不得加抑菌剂。

⑤注射剂常用容器有玻璃安瓿、玻璃瓶、塑料安瓿、塑料瓶(袋)、预装式注射器等。容器的密封性,须用适宜的方法确证。除另有规定外,容器应符合有关注射用玻璃容器和塑料容器的国家标准规定。

任务 4.2　热原

4.2.1　热原的定义和性质

1) 定义

热原是由微生物产生的一种内毒素,微量就可以引起恒温动物体温异常升高的致热物质,是由磷脂、脂多糖和蛋白质组成的复合物,其中脂多糖是热原的活性中心。大多数细菌都能产生热原,主要是某些细菌的代谢产物、细菌尸体及内毒素。致热能力最强的是革兰阴性杆菌的产物,其次是革兰阳性杆菌类,革兰阳性球菌则较弱;霉菌、酵母菌、真菌,甚至病毒也能产生热原。

含有热原的注射剂注入人体可引起发热反应,使人体产生发冷、寒战、发热、出汗、恶心、呕吐等症状,有时体温可升至 40 ℃以上,严重者甚至昏迷、虚脱,如不及时抢救,可危及生命,临床上称上述现象为"热原反应"。

2) 热原的性质

热原除具有致热性以外,还有以下性质。

①水溶性。由于磷脂结构上连接有多糖,所以热原能溶于水,在水或水溶液中呈分子状态。

②不挥发性。热原本身没有挥发性,但在蒸馏时,可随水蒸气中的雾滴带入注射用水中,故应设法防止。

③耐热性。一般在 60 ℃加热 1 h 不受影响,在 180 ~ 200 ℃干热 2 h、250 ℃干热 45 min 或 650 ℃干热 1 min 的条件下可使热原彻底破坏。

④可滤过性。热原体积较小,1 ~ 5 nm,可以通过一般滤器和微孔滤膜进入滤液,一些超滤设备可以滤除部分热原。

⑤其他性质。热原能被强酸强碱破坏,也能被强氧化剂,如高锰酸钾或过氧化氢等破坏,超声波及某些表面活性剂(如去氧胆酸钠)也能使之失活。

4.2.2　热原的主要污染途径

1) 生产过程中的污染

①从溶剂中带入。溶剂是热原污染的主要途径,通常主要指配制注射液用的注射用水,虽经蒸馏可将热原除去,但若操作不当,水蒸气中带有细小的水滴则可将热原带入。另外,注射用水贮存不当或贮存时间过长被微生物污染也可产生热原。

②从原辅料中带入。一些原辅料因包装损坏、受潮而污染微生物可产生热原。另外,用生物方法制备的药品如水解蛋白及中药提取物易带入致热物质。

③从容器、用具、管道和装置等带入。

④制备过程中的污染。如室内空气、环境、人员卫生条件达不到要求,操作时间过长、产品灭菌不及时等均会增加微生物的污染而产生热原。

⑤产品密闭不合格在贮存中被污染。

2)使用过程中的污染

临床使用的器具如输液器、注射针筒针头、配药器具等的污染会带入热原,中心配药室或临床科室配药过程,由于环境、操作、用品、混入的其他药品等因素的污染也可能带入热原。

4.2.3 除去热原的方法

①高温法。凡能经受高温加热处理的容器与用具,如针头、针筒或其他玻璃器皿,在洗净后,于250 ℃加热30 min以上,可破坏热原。

②酸碱法。玻璃容器、用具可用重铬酸钾硫酸清洗液或稀氢氧化钠液处理,可将热原破坏。热原亦能被强氧化剂破坏。

③吸附法。注射液常用优质针剂用活性炭处理,用量为0.05% ~0.5%(W/V)。此外,将0.2%活性炭与0.2%硅藻土合用于处理20%甘露醇注射液,除热原效果较好。

④凝胶过滤法。用二乙氨基乙基葡聚糖凝胶(分子筛)制备无热原去离子水。

⑤反渗透法。用反渗透法通过三醋酸纤维膜除去热原,这是较新发展起来的有使用价值的新方法。

⑥超滤法。一般用3 ~15 nm超滤膜除去热原。如超滤膜过滤10% ~15%的葡萄糖注射液可除去热原。

⑦其他方法。采用二次以上湿热灭菌法,或适当提高灭菌温度和时间,处理含有热原的葡萄糖或甘露醇注射液亦能得到热原合格的产品。微波也可破坏热原。

任务4.3 注射剂溶剂和附加剂

4.3.1 注射用溶剂

注射剂必须采用注射用原料,且必须符合药典或国家药品质量标准。获得注射用原料后,为防止批号间的质量差异,用于生产前需做小样试制,各项检验合格后方可使用。

1)注射用水

水是药物生产中用量大、使用广的一种物质,用于生产过程和药物制剂的制备。制药用水通常指制药工艺过程中用到的各种质量标准的水。《中国药典》(2015版)中所收载的制药用水，因其使用的范围不同而分为饮用水、纯化水、注射用水和灭菌注射用水。一般应根据各生产工序或使用目的与要求选用适宜的制药用水。

制药用水的制备从系统设计、材质选择、制备过程、贮存、分配和使用均应符合 GMP 的要求。制水系统应经过验证，并建立日常监控、检测和报告制度，有完善的原始记录备查。制药用水系统应定期进行清洗与消毒，消毒可以采用热处理或化学处理等方法。采用的消毒方法以及化学处理后消毒剂的去除应经过验证。

(1) 饮用水

为天然水经净化处理所得的水，其质量必须符合现行中华人民共和国国家标准《生活饮用水卫生标准》。饮用水可作为药材净制时的漂洗、制药用具的粗洗用水。除另有规定外，也可作为饮片的提取溶剂。

(2) 纯化水

为饮用水经蒸馏法、离子交换法、反渗透法或其他适宜的方法制备的制药用水，不含任何附加剂。其质量应符合《中国药典》(2015 版)纯化水项下的规定。

(3) 注射用水

为纯化水经蒸馏所得的水，应符合细菌内毒素实验要求。注射用水必须在防止细菌内毒素产生的设计条件下生产、贮藏及分装。其质量应符合《中国药典》(2015 版)注射用水项下的规定。

(4) 灭菌注射用水

为注射用水按照注射剂生产工艺制备所得，不含任何添加剂。其质量应符合《中国药典》(2015 版)二部灭菌注射用水项下的规定。灭菌注射用水灌装规格应与临床需要相适应，避免大规格、多次使用造成的污染。

纯化水可作为配制普通药剂的溶剂或试验用水，不得用于注射剂的配制。只有注射用水才可配制注射剂，灭菌注射用水主要作为注射用无菌粉末的溶剂或注射液的稀释剂。

药典和 GMP 对制药用水有以下要求：

①制药用水应适合其用途，并符合《中国药典》(2015 版)的质量标准及相关要求。制药用水应至少采用饮用水。

②水处理设备及其输送系统的设计、安装、运行和维护应确保制药用水达到设定的质量标准。水处理设备的运行不得超出其设计能力。

③纯化水、注射用水储罐和输送管道所用材料应无毒、耐腐蚀。储罐的通气口应安装不脱落纤维的疏水性除菌滤器；管道的设计安装应避免死角、盲管。

④纯化水、注射用水的制备、贮存和分配应能防止微生物滋生。纯化水可采用循环，注射用水可采用 70 ℃以上保温循环。

⑤应对制药用水及原水的水质进行定期监测，并有相应的记录。

⑥应按照操作规程对纯化水、注射用水管道进行清洗消毒并有相关记录。发现制药用水微生物污染达到警戒限度、纠偏限度时应按操作规程处理。

2) 注射用油

常用的为大豆油、麻油、茶油等植物油。其他植物油如花生油、玉米油、橄榄油、棉籽油、蓖麻油及桃仁油等，这些经精制后也可供注射用。有些患者对某些植物油有变态反应，因此在产品标签上应标明名称。为考虑稳定性，植物油应储存于避光、密闭容器中，日光、空气会加快油脂氧化酸败，可考虑加入没食子酸丙酯、VE 等抗氧剂。

《中国药典》(2015 版)规定注射用油的质量要求为：无异臭，无酸败味；色泽不得深于黄色 6 号标准比色液；在 10 ℃时应保持澄明；碘值为 79 ~ 128；皂化值为 185 ~ 200；酸值不得大于 0.56。碘值、皂化值、酸值是评价注射用油质量的重要指标。碘值反映油脂中不饱和键的多寡，碘值过高，则含不饱和键多，油易氧化酸败。皂化值表示游离脂肪酸和结合成酯的脂肪酸总量，过低表明油脂中脂肪酸分子量较大或含不皂化物（如胆固醇等）杂质较多；过高则脂肪酸分子量较小，亲水性较强，失去油脂的性质。酸值高表明油脂酸败严重，不仅影响药物稳定性，且有刺激作用。

矿物油和碳水化合物因不能被机体代谢吸收，故不能供注射用。油性注射剂只能供肌内注射。

3) 其他注射用非水溶剂

丙二醇、聚乙二醇、二甲基乙酰胺、乙醇、甘油、苯甲醇等，由于能与水混溶，一般可与水混合使用，以增加药物的溶解度或稳定性。

4.3.2 注射剂主要附加剂

为确保注射剂的安全、有效和稳定，除主药和溶剂外还可加入其他物质，这些物质统称为“附加剂”。附加剂在注射剂中的主要作用是：①增加药物的理化稳定性；②增加主药的溶解度；③抑制微生物生长，尤其对多剂量注射剂更要注意；④减轻疼痛或对组织的刺激性等。

注射剂常用附加剂主要有：pH 和等渗调节剂、增溶剂、局麻剂、抑菌剂、抗氧剂等。常用的附加剂见表 4.1。

表 4.1 注射剂常用附加剂

附加剂	浓度范围/%	附加剂	浓度范围/%
缓冲剂：		增溶剂、润湿剂、乳化剂：	
醋酸，醋酸钠	0.22，0.8	聚氧乙烯蓖麻油	1 ~ 65
枸橼酸，枸橼酸钠	0.5，4.0	聚山梨酯 20	0.01
乳酸	0.1	聚山梨酯 40	0.05
酒石酸，酒石酸钠	0.65，1.2	聚山梨酯 80	0.04 ~ 4.0
磷酸氢二钠，磷酸二氢钠	1.7，0.71	聚维酮	0.2 ~ 1.0
碳酸氢钠，碳酸钠	0.005，0.06	聚乙二醇-40 蓖麻油	7.0 ~ 11.5
抑菌剂：		卵磷脂	0.5 ~ 2.3
苯甲醇	1 ~ 2	普郎尼克 F-68	0.21
羟丙丁酯，甲酯	0.01 ~ 0.015	助悬剂：	
苯酚	0.5 ~ 1.0	明胶	2.0
三氯叔丁醇	0.25 ~ 0.5	甲基纤维素	0.03 ~ 1.05

续表

附加剂	浓度范围/%	附加剂	浓度范围/%
硫柳汞	0.001~0.02	羧甲基纤维素	0.05~0.75
局麻剂:		果胶	0.2
利多卡因	0.5~1.0	填充剂:	
盐酸普鲁卡因	1.0	乳糖	1~8
苯甲醇	1.0~2.0	甘氨酸	1~10
三氯叔丁醇	0.3~0.5	甘露醇	1~10
等渗调节剂:		稳定剂:	
氯化钠	0.5~0.9	肌酐	0.5~0.8
葡萄糖	4~5	甘氨酸	1.5~2.25
甘油	2.25	烟酰胺	1.25~2.5
抗氧剂:		辛酸钠	0.4
亚硫酸钠	0.1~0.2	保护剂:	
亚硫酸氢钠	0.1~0.2	乳糖	2~5
焦亚硫酸钠	0.1~0.2	蔗糖	2~5
硫代硫酸钠	0.1	麦芽糖	2~5
螯合剂:		人血白蛋白	0.2~2
EDTA·2Na	0.01~0.05		

任务4.4　灭菌与无菌操作技术

4.4.1　概述

采用灭菌与无菌操作技术的主要目的是:杀灭或除去所有微生物繁殖体和芽孢,最大限度地提高药物制剂的安全性,保护药物制剂的稳定性,保证制剂的临床疗效。因此,有效的灭菌方法和正确的操作方式对药品的质量至关重要。

灭菌与无菌操作技术是注射剂、输液剂、滴眼剂、创面用制剂、手术用制剂等灭菌与无菌制剂质量控制的重要保证,也是制备这些制剂必不可少的单元操作。根据各种制剂或生产环境对微生物的限定要求不同,可采取不同措施,如灭菌、无菌操作、消毒、防腐等。

1)灭菌和灭菌法

①灭菌。是指用适当物理或化学等方法杀灭或除去所有致病和非致病微生物繁殖体和芽

孢的手段。

②灭菌法。是指杀灭或除去所有致病和非致病微生物繁殖体和芽孢的方法或技术。

2)无菌和无菌操作技术

①无菌。是指在指定物体、介质或环境中,不得存在任何活的微生物。

②无菌操作技术。是指在整个操作过程中利用或控制制剂避免被微生物污染的操作方法或技术。

3)灭菌制剂、无菌制剂和非无菌制剂(限菌制剂)

根据人体对环境微生物的耐受程度,《中国药典》(2015 版)将制剂分为无菌制剂、灭菌制剂和非无菌制剂(限菌制剂)。

灭菌制剂与无菌制剂主要用于注射给药、手术时使用或外伤患部的局部给药,因此在生产过程中需要采用一系列的特殊技术对工艺过程进行严格控制,最大限度降低微生物、各种微粒和热原的污染。目前主要应用的技术有:生产用水的处理技术、液体过滤技术、微生物和热原去除技术、生产环境的洁净度控制技术等。

①无菌制剂。是指在无菌环境中采用无菌操作法或无菌技术制备的不含任何活的微生物繁殖体和芽孢的一类药物制剂。

②灭菌制剂。是指采用某一物理、化学方法杀灭或除去所有活的微生物繁殖体和芽孢的一类药物制剂。

③非无菌制剂。(限菌制剂)是指允许一定限度的微生物存在,但不得有规定控制菌存在的一类药物制剂。

药剂学中灭菌法可分为物理灭菌法、化学灭菌法。

4.4.2 物理灭菌法

利用蛋白质与核酸具有遇热、射线不稳定的特性,采用加热、射线和过滤方法,杀灭或除去微生物的技术称为物理灭菌法,也称物理灭菌技术。该技术包括干热灭菌、湿热灭菌、过滤灭菌和射线灭菌。

(1)干热灭菌法

干热灭菌法是指在干燥环境中进行灭菌的技术,其中包括火焰灭菌法和干热空气灭菌法。

①火焰灭菌法。是指用火焰直接灼烧灭菌的方法。该法灭菌迅速、可靠、简便,适用于耐火焰材质(如金属、玻璃及瓷器等)的物品与用具的灭菌,不适合药品的灭菌。

②干热空气灭菌法。是指用高温干热空气灭菌的方法。该法适用于耐高温的玻璃和金属制品以及不允许湿气穿透的油脂类(如油性软膏基质、注射用油等)和耐高温的粉末化学药品的灭菌,不适于橡胶、塑料及大部分药品的灭菌。

在干燥状态下,由于热穿透力较差,微生物的耐热性较强,必须长时间受高热作用才能达到灭菌的目的。因此,干热空气灭菌法采用的温度一般比湿热灭菌法高。为了确保灭菌效果,一般规定为:135~145 ℃灭菌 3~5 h;160~170 ℃灭菌 2~4 h;180~200 ℃灭菌 0.5~1 h。

(2)湿热灭菌法

湿热灭菌法是指用饱和蒸汽、沸水或流通蒸汽进行灭菌的方法。由于蒸汽潜热大,穿透力强,容易使蛋白质变性或凝固,因此该法的灭菌效率比干热灭菌法高,是药物制剂生产过程中最常用的方法。湿热灭菌法可分类为:热压灭菌法、流通蒸气灭菌法、煮沸灭菌法和低温间歇灭菌法。

①热压灭菌法:是指用高压饱和水蒸气加热杀灭微生物的方法。该法具有很强的灭菌效果,灭菌可靠,能杀灭所有细菌繁殖体和芽孢,适用于耐高温和耐高压蒸汽的所有药物制剂,玻璃容器、金属容器、瓷器、橡胶塞、滤膜过滤器等。

在一般情况下,热压灭菌法所需的温度(蒸气表压)与时间的关系为:115 ℃(67 kPa)、30 min;121 ℃(97 kPa)、20 min;126 ℃(139 kPa)、15 min。在特殊情况下,可通过实验确认合适的灭菌温度和时间。

影响湿热灭菌的主要因素有:

a. 微生物的种类与数量:微生物的种类不同,耐热、耐压性能存在很大差异,不同发育阶段对热、压的抵抗力不同,其耐热、压的次序为芽孢>繁殖体>衰老体。微生物数量愈少,所需灭菌时间愈短。

b. 蒸汽性质:蒸气有饱和蒸气、湿饱和蒸汽和过热蒸汽。饱和蒸汽热含量较高,热穿透力较大,灭菌效率高;湿饱和蒸汽因含有水分,热含量较低,热穿透力较差,灭菌效率较低;过热蒸汽温度高于饱和蒸汽,但穿透力差,灭菌效率低,且易引起药品的不稳定性。因此,热压灭菌应采用饱和蒸汽。

c. 药品性质和灭菌时间:一般而言,灭菌温度越高,灭菌时间越长,药品被破坏的可能性越大。因此,在设计灭菌温度和灭菌时间时必须考虑药品的稳定性,即在达到有效灭菌的前提下,尽可能降低灭菌温度和缩短灭菌时间。

d. 其他:介质 pH 值对微生物的生长和活力具有较大影响。一般情况下,在中性环境微生物的耐热性最强,碱性环境次之,酸性环境则不利于微生物的生长和发育。介质中的营养成分越丰富(如含糖类、蛋白质等),微生物的抗热性越强,应适当提高灭菌温度和延长灭菌时间。

②流通蒸汽灭菌法:是指在常压下,采用 100 ℃流通蒸汽加热杀灭微生物的方法。灭菌时间通常为 30 ~ 60 min。该法适用于消毒及不耐高热制剂的灭菌。但不能保证杀灭所有的芽孢,是非可靠的灭菌法。

③煮沸灭菌法:是指将待灭菌物置沸水中加热灭菌的方法。煮沸时间通常为 30 ~ 60 min。该法灭菌效果较差,常用于注射器、注射针等器皿的消毒。必要时可加入适量的抑菌剂,如三氯叔丁醇、甲酚、氯甲酚等,以提高灭菌效果。

④低温间歇灭菌法:是指将待灭菌物置 60 ~ 80 ℃的水或流通蒸汽中加热 60 min,杀灭微生物繁殖体后,在室温条件下放置 24 h,让待灭菌物中的芽孢发育成繁殖体,再次加热灭菌、放置,反复多次,直至杀灭所有芽孢。该法适合于不耐高温、热敏感物料和制剂的灭菌。其缺点是费时、工效低、灭菌效果差,加入适量抑菌剂可提高灭菌效率。

(3)过滤灭菌法

过滤灭菌法是指采用过滤法除去微生物的方法。该法属于机械除菌方法,该机械称为除菌过滤器。该法适合于对热不稳定的药物溶液、气体、水等物品的灭菌。灭菌用过滤器应有较高的过滤效率,能有效地除尽物料中的微生物,滤材与滤液中的成分不发生相互交换,滤器易清洗,操作方便等。为了有效地除尽微生物,滤器孔径必须小于芽孢体积(大于 0.5 μm)。常用的除菌过滤器有:0.22 μm 或 0.3 μm 的微孔滤膜滤器和 G6(号)垂熔玻璃滤器。过滤灭菌应在无菌条件下进行操作,为了保证产品的无菌,必须对过滤过程进行无菌检测。

(4)射线灭菌法

射线灭菌法是指采用辐射、微波和紫外线杀灭微生物和芽孢的方法。

①辐射灭菌法:系指采用放射性同位素(^{60}Co 和 ^{137}Cs)放射的 γ 射线杀灭微生物和芽胞的方法,辐射灭菌剂量一般为 2.5×10^4 Gy(戈瑞)。该法已被多国药典收载。

本法适合于热敏物料和制剂的灭菌,常用于维生素、抗生素、激素、生物制品、中药材和中药制剂、医疗器械、药用包装材料及药用高分子材料等物质的灭菌。其特点是:不升高产品温度,穿透力强,灭菌效率高;但设备费用较高,对操作人员存在潜在的危险性,对某些药物(特别是溶液型)可能产生药效降低或产生毒性物质和发热物质等。

②微波灭菌法:采用微波(频率为 300 MHz ~300 GHz)照射产生的热能杀灭微生物和芽孢的方法。

该法适合液态和固体物料的灭菌,且对固体物料具有干燥作用。其特点是:微波能穿透到介质和物料的深部,可使介质和物料表里一致地加热;且具有低温、常压、高效、快速(一般为 2 ~3 min)、低能耗、无污染、易操作、易维护、产品保质期长(可延长 1/3 以上)等特点。

微波灭菌机是利用微波的热效应和非热效应(生物效应)相结合实现灭菌目的的设备,热效应使微生物体内蛋白质变性而失活,非热效应干扰了微生物正常的新陈代谢,破坏微生物生长条件。微波的生物效应使得该技术在低温(70 ~80 ℃)时即可杀灭微生物,而不影响药物的稳定性,对热压灭菌不稳定的药物制剂(如维生素 C、阿司匹林等),采用微波灭菌则较稳定,降解产物减少。

③紫外线灭菌法:系指用紫外线(能量)照射杀灭微生物和芽孢的方法。用于紫外灭菌的波长一般为 200 ~300 nm,灭菌力最强的波长为 254 nm。该方法属于表面灭菌。

紫外线不仅能使核酸蛋白变性,而且能使空气中氧气产生微量臭氧,而达到共同杀菌作用。该法适合于照射物表面灭菌、无菌室空气及纯化水的灭菌;不适合于药液的灭菌及固体物料深部的灭菌。由于紫外线是以直线传播,可被不同的表面反射或吸收,穿透力微弱,普通玻璃即可吸收紫外线,因此装于容器中的药物不能用紫外线灭菌。紫外线对人体有害,照射过久易发生结膜炎、红斑及皮肤烧灼等伤害,故一般在操作前开启 1 ~2 h,操作时关闭;必须在操作过程中照射时,对操作者的皮肤和眼睛应采用适当的防护措施。

4.4.3 化学灭菌法

化学灭菌法是指用化学药品直接作用于微生物而将其杀灭的方法。

对微生物具有触杀作用的化学药品称杀菌剂,可分为气体杀菌剂和液体杀菌剂。杀菌剂仅对微生物繁殖体有效,不能杀灭芽孢。化学杀菌剂的杀灭效果主要取决于微生物的种类与数量、物体表面光洁度或多孔性以及杀菌剂的性质等。化学灭菌的目的在于减少微生物的数目,以控制一定的无菌状态。

1)气体灭菌法

气体灭菌法是指采用气态杀菌剂(如环氧乙烷、甲醛、丙二醇、甘油和过氧乙酸蒸汽等)进行灭菌的方法。该法特别适合环境消毒以及不耐加热灭菌的医用器具、设备和设施等的消毒,亦用于粉末注射剂,不适合对产品质量有损害的场合。同时应注意残留的杀菌剂和与药物可能发生的相互作用。

2)药液灭菌法

药液灭菌法是指采用杀菌剂溶液进行灭菌的方法。该法常应用于其他灭菌法的辅助措施,适合于皮肤、无菌器具和设备的消毒。常用消毒液有:75%乙醇、1%聚维酮碘溶液、0.1%~0.2%苯扎溴铵(新洁尔灭)溶液、酚或煤酚皂溶液等。

4.4.4 微生物限度检查

非无菌产品微生物限度检查:微生物计数法。

微生物计数法系用于能在有氧条件下生长的嗜温细菌和真菌的计数。当本法用于检查非无菌制剂及其原、辅料等是否符合相应的微生物限度标准时,应按下述规定进行检验,包括样品的取样量和结果的判断等。除另有规定外,本法不适用于活菌制剂的检查。

微生物计数试验环境应符合微生物限度检查的要求。检验全过程必须严格遵守无菌操作,防止再污染,防止污染的措施不得影响供试品中微生物的检出。单向流空气区域、工作台面及环境应定期进行监测。如供试品有抗菌活性,应尽可能去除或中和。供试品检查时,若使用了中和剂或灭活剂,应确认其有效性及对微生物无毒性。供试液制备时如果使用了表面活性剂,应确认其对微生物无毒性以及与所使用中和剂或灭活剂的相容性。

计数方法包括平皿法、薄膜过滤法和最可能数法(MPN法)。MPN法用于微生物计数时精确度较差,但对于某些微生物污染量很小的供试品,MPN法可能是更适合的方法。供试品检查时,应根据供试品理化特性和微生物限度标准等因素选择计数方法,检测的样品量应能保证所获得的试验结果能够判断供试品是否符合规定。所选方法的适用性须经确认。

计数培养基适用性检查和供试品计数方法适用性试验供试品微生物计数中所使用的培养基应进行适用性检查。供试品的微生物计数方法应进行方法适用性试验,以确认所采用的方法适合于该产品的微生物计数。若检验程序或产品发生变化可能影响检验结果时,计数方法应重新进行适用性试验。

任务4.5 注射剂

4.5.1 注射剂的生产工艺流程图

注射剂为无菌制剂,不仅要按照生产工艺流程进行生产,还要严格按照GMP进行生产管理,以保证注射剂的质量和用药安全。液体安瓿剂一般生产工艺流程如图4.1所示。

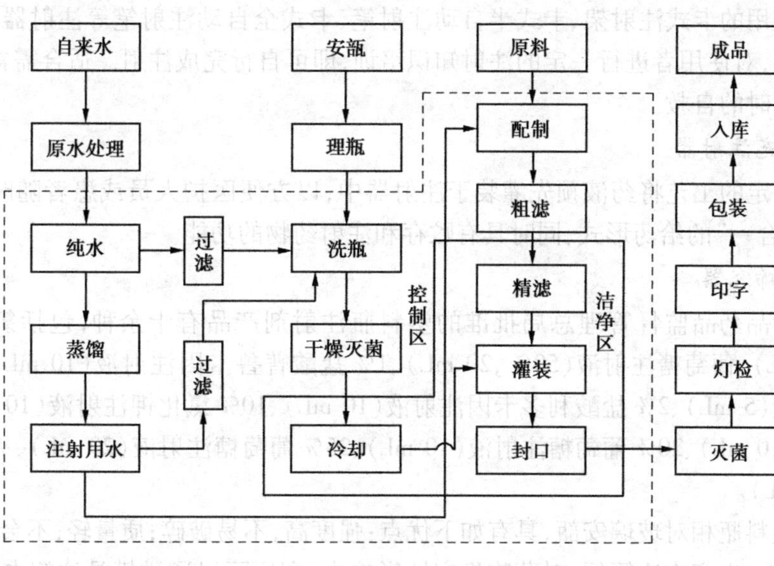

图4.1 液体安瓿剂一般生产工艺流程图

4.5.2 注射剂容器和处理的方法

1)注射剂容器

注射剂用的玻璃容器或塑料容器均应符合国家有关注射剂容器的标准规定,容器的密封性需用适宜的方法验证。

(1)安瓿

安瓿的式样包括曲颈安瓿和粉末安瓿两种,其中曲颈易折安瓿使用方便,可避免折断后玻璃屑和微粒对药液的污染,故原国家食品药品监督管理总局(CFDA)已强制推行使用该种安瓿。曲颈易折安瓿有点刻痕易折安瓿和色环易折安瓿两种,其容积通常为1、2、5、10、20 mL等几种规格。粉末安瓿用于分装注射用固体粉末或结晶性药物。近年来开发了一种注射容器,分为两室,可同时分装粉末与溶剂,上隔室装溶剂,下隔室装无菌药物粉末,中间用特别的隔膜分开,用时将顶部的塞子压下,隔膜打开,溶剂流入下隔室,将药物溶解后使用。

安瓿的颜色有无色透明和琥珀色两种,无色安瓿有利于药液澄明度检查,琥珀色安瓿可滤除紫外线,适合于盛装光敏性药物,但由于含有氧化铁,应注意与所灌装药物之间可能发生的配伍变化。目前制造安瓿的玻璃主要有中性玻璃、含钡玻璃和含锆玻璃。中性玻璃化学稳定性好,适用于近中性或弱酸性注射剂;含钡玻璃耐碱性好,适用于碱性较强的注射剂;含锆玻璃耐酸碱性能好,不易受药液侵蚀,适用于酸碱性强药液和钠盐类的注射等。

(2)西林小瓶

包括管制瓶与模制瓶两种。管制瓶的瓶壁较薄,厚薄比较均匀,而模制瓶正好相反。常见容积为10 mL和20 mL,应用时都需配有橡胶塞,外面有铝盖压紧,有时铝盖上再外加一个塑料盖。主要用于分装注射用无菌粉末,如青霉素等抗生素类粉针剂多采用此容器包装。

(3)卡式瓶

为两端开口的管状筒,其瓶口用胶塞和铝盖密封,底部用橡胶活塞密封。在实施注射时,需与可重复使用的卡式注射架、卡式半自动注射笔、卡式全自动注射笔等注射器械结合使用，注射操作简单，对使用者进行一定的注射知识培训，即可自行完成注射。适合需常年用药的患者及患者发病时的自救。

(4)预填充注射器

是采用一定的工艺将药液预先灌装于注射器中，以方便医护人员或患者随时可注射药物的一种“药械合一”的给药形式，同时具有贮存和注射药物的功能。

(5)聚丙烯容器

原国家食品药品监督管理总局批准的塑料瓶注射剂产品有十余种，包括氯化钠注射液(0.9%，10 mL)、葡萄糖注射液(50%，20 mL)、1%盐酸普鲁卡因注射液(10 mL)、2%盐酸利多卡因注射液(5 mL)、2%盐酸利多卡因注射液(10 mL)、10%氯化钾注射液(10 mL)、15%氯化钾注射液(10 mL)、20%葡萄糖注射液(10 mL)、25%葡萄糖注射液(20 mL)、灭菌注射用水(10 mL、20 mL)。

聚丙烯塑料瓶相对玻璃安瓿，具有如下优点：强度高，不易破碎；质量轻；不会产生碎屑；易操作、安全性强；生产方法简便，对药物稳定性影响小；商标可以通过模具注塑在容器瓶上，具有防伪作用；造型及规格多样，装量范围广(0.1～1 000 mL)，适用产品的类型包括“注射剂”“输液剂”“滴眼剂”“滴耳剂”“口服液”等。

2)安瓿的处理

(1)安瓿的洗涤

安瓿属于二类药包材，除去外包装后经洗涤后使用，洗涤用水应是新鲜注射用水。目前国内使用的安瓿洗涤方法常用的有：甩水洗涤法、加压汽水喷射洗涤法和超声洗涤法。其中将超声洗涤与汽水喷射洗涤相结合的方法，具清洗洁净度高、速度快等特点。

(2)安瓿的干燥或灭菌

小量生产时，用新鲜的注射用水洗净后，可以直接灌装药液，但要控制余水，保证药液的浓度。一般安瓿洗净后要在烘箱内120～140 ℃温度下进行干燥，若用于无菌操作或低温灭菌的安瓿还需180 ℃干热灭菌1.5 h。大量生产时必须进行干燥，多采用隧道式干热灭菌机，以避免存放时滋长微生物。干燥或灭菌操作时，均应避免空气中微粒的污染，可配备局部层流装置以保持空气的洁净。灭菌后的安瓿存放柜应有净化空气保护，安瓿存放时间不应超过24 h。

4.5.3 注射液的配制

1)原辅料的准备与投料

供注射剂生产所用原料必须达到注射用规格，符合《中国药典》(2015版)及国家有关对注射剂原料质量标准的要求。辅料也应符合《中国药典》(2015版)或国家其他有关质量标准，若有注射用规格，应选用注射用规格。

按处方计算投料量，称量时均应两人核对，避免差错。药物若含结晶水应注意处方是否要求换算成无水药物的用量。

可见异物与稳定性是注射剂生产中突出的问题，而原辅料的质量优劣与此有直接关系，因此生产中改换原辅料的生产厂家时，在生产前均应作小样试制，检验合格后方能使用。

2)注射液的配制

注射剂配制药液方法有两种,稀配法和浓配法。稀配法,即将全部原料药物及其辅料加入全量溶剂中,立即配成所需浓度,过滤后灌装。此法适用于不易发生可见异物问题的质量好的原料的配液。对易产生可见异物问题的原料则应用浓配法,即将全部原料药物加入部分溶剂中先配成浓溶液,滤过后(再加入其他辅料)稀释至需要浓度后灌装,此法可使溶解度小的杂质滤过除去。对不易滤清的药液,可加0.1% ~0.3%的注射用活性炭处理,起吸附、助滤和脱色等作用。但要注意可能对主药产生吸附而使含量下降。活性炭在酸性条件下吸附能力强,一般均在酸性环境中使用。配制所用注射用水,其贮存时间不得超过12 h。配制的药液,需经过pH值、含量等多项检查,合格后进入下一道工序。

配液用具和容器的材料宜采用玻璃、不锈钢、搪瓷、耐酸耐碱陶瓷和无毒聚氯乙烯、聚乙烯塑料等,不宜采用铝、铁、铜质器具。大量生产时常用不锈钢夹层配液罐,既可通蒸汽加热,又可通冷水冷却。

配液的所有用具和容器在使用前均应用硫酸重铬酸钾清洗液或其他适宜洗涤剂清洗,然后用纯化水反复冲洗,最后用新鲜的注射用水荡洗或灭菌后使用。

配制油性注射液时,其器具必须干燥,注射用油在应用前需经150 ~160 ℃灭菌1 ~2 h,冷却后使用。

4.5.4 注射液的滤过

滤过是保证注射液澄明的关键工序。滤过以某种多孔物质为介质,通过机械过筛或滤器的深层截留,将流体中大小不同的组分进行分离的技术。

注射剂生产中的滤过,一般采用预滤与精滤相结合的方法。如板框压滤机—垂熔玻璃滤球—微孔膜滤器。滤过的动力压差,可采用高位静压滤过、减压滤过或加压滤过。高位静压滤过装置利用液位产生的静压力进行滤过,其特点是压力稳定,滤过质量好,但流速稍慢;减压滤过装置滤过速度快,但压力不够稳定,滤层易松动,影响质量;加压滤过装置滤过速度快,压力稳定,质量好。注射液生产中滤过多采用高位静压滤过或加压滤过。

4.5.5 注射剂的灌封

灌封即灌注药液和熔封,这是注射剂生产中非常关键的操作。药品生产企业多采用全自动灌封机,灌注药液时均由下列动作协调进行:安瓿传送至轨道,灌注针头下降,药液灌装并充气、封口,再由轨道送出产品。灌液部分装有自动止灌装置,当灌注针头降下而无安瓿时,药液不再输出,避免污染机器与浪费。灌封室应符合净化级别要求。机械灌封时,自动灌注药液后立即进行熔封,在同一台机器上完成。安瓿熔封方法分为拉封和顶封两种,由于拉封封口严密,颈端圆整光滑,所以目前规定必须用拉封方式封口,即拉丝封口。

灌装药液时应注意:

①剂量准确:灌装时可按《中国药典》(2015版)四部通则有关要求适当增加药液量,以保证注射用量不少于标示量;

②药液不沾瓶:为防止灌封器针头“挂水”,活塞中心常有毛细孔,可使针头挂的水滴缩回

并调节灌封速度，过快时药液易溅至瓶壁而沾瓶；

③通惰性气体时既要求不使药液溅至瓶颈，又要使安瓿空间空气除尽。一般采用空安瓿先充惰性气体，灌装药液后再充一次效果较好。

目前注射剂生产从安瓿洗涤、灭菌及药液灌封等有多道工序连接起来组成联动机，各部分装上单向层流装置，实现了自动化生产，利于提高产品质量。

4.5.6 注射剂的灭菌和检漏

注射剂从配液到灭菌一般须在 12 h 内完成，注射剂的灭菌主要采用湿热灭菌法。一般 1 ~ 5 mL 安瓿采用流通蒸气灭菌法 100 ℃、30 min，10 ~ 20 mL 安瓿采用流通蒸气灭菌法 100 ℃、45 min，对热不稳定的产品可适当缩短灭菌时间，如维生素 C、地塞米松磷酸钠等产品缩短为 15 min。对热稳定的品种应采用 115 ℃、30 min 热压灭菌。

采用流通蒸气灭菌法，虽不能保证杀灭所有的芽孢，但只要在注射剂生产过程中严格控制微生物的污染，室内空气经滤过和层流洁净技术处理，用具等均用规定方法处理后经大量新鲜的注射用水清洗或干燥灭菌后使用，产品中微生物污染量将减少。这是注射剂生产中主动性防止注射液被污染的措施之一。

以油为溶剂的注射剂，选用干热灭菌，具体温度与时间应根据主药性质确定。

完成灭菌的产品必须进行检漏，以确保用药安全。一般于灭菌后待温度稍降，抽气减压至真空度 85.3 ~ 90.6 kPa 停止抽气，将有色溶液（一般用亚甲蓝溶液或曙红溶液）注入灭菌器并浸没安瓿，然后通入空气，此时若有漏气安瓿，由于其内为负压，有色溶液便可进入，即可检出。

4.5.7 注射剂的质量检查

制备的注射剂必须经过质量检查，每种注射剂均有具体规定，包括含量、pH 值以及特定的检查项目。除此之外，尚需符合《中国药典》（2015 版）四部通则中注射剂项下的各项规定，包括装量、可见异物、无菌检查、热原或内毒素检查等。

1）装量

注射液及注射用浓溶液照下述方法检查，应符合规定。

检查方法：供试品标示装量不大于 2 mL 者，取供试品 5 支（瓶），2 ~ 50 mL 者取 3 支（瓶），将内容物分别用相应体积的干燥注射器及注射针头抽尽，然后缓慢连续地注入经标化的量具内（量具的大小应使待测体积至少占额定体积的 40%，不排尽针头中的液体），在室温下检视，每支装量均不得少于其标示量。

测定油溶液、乳状液或混悬液时，应先加温（如有必要）摇匀，再同前法操作，放冷（加热时），检视。

标示装量为 50 mL 以上的注射液及注射用浓溶液，照《中国药典》（2015 版）四部中最低装量检查法检查，应符合规定。

预装式注射器和弹筒式装置的供试品：标示装量不大于 2 mL 者，取供试品 5 支（瓶）；2 ~ 50 mL 者，取供试品 3 支（瓶）。供试品与所配注射器、针头或活塞装配后将供试品缓慢连续注入容器（不排尽针头中的液体），按单剂量供试品要求进行装量检查，应不低于标示量。

2）可见异物

除另有规定外，照可见异物检查法《中国药典》（2015 版）四部检查，应符合规定。注射剂在出厂前，均应采用适宜的方法逐一检查，并剔除不合格产品。可见异物检查既可以保证患者用药安全，又可以发现生产中的问题，为改进生产环境和工艺提供依据。例如，药液中出现纤维一般为环境污染所致；出现白点一般为原料或安瓿产生；出现玻屑往往是安瓿洗涤和灌封不当造成；金属屑则来自灌封针头。

可见异物检查法有灯检法和光散射法。一般常用灯检法，灯检法不适用的品种，如有色透明容器包装或液体色泽较深的品种应选用光散射法。光散射法：当一束单色激光照射溶液时，溶液中存在的不溶性物质使入射光发生散射，散射的能量与不溶性物质的大小有关。光散射法通过对溶液中不溶性物质引起的光散射能量的测量，并与规定的阈值比较，以检查可见性异物。

混悬型注射液均不得检出色块、纤毛等可见异物。

3）无菌检查

任何注射剂在灭菌操作完成后，必须抽出一定数量的样品进行无菌检查，以确保制品的灭菌质量。采用无菌生产工艺制备的注射剂更应注意无菌检查的结果。

4）细菌内毒素或热原检查

除另有规定外，静脉用注射剂按各品种项下的规定，照细菌内毒素检查法检查，应符合规定。

5）中药注射剂有关物质

按各品种项下规定，照注射剂有关物质检查法检查，应符合有关规定。

6）重金属及有害元素残留量

除另有规定外，中药注射剂照铅、镉、砷、汞、铜测定法测定，按各品种项下每日最大使用量计算，铅不得超过 12 μg，镉不得超过 3 μg，砷不得超过 6 μg，汞不得超过 2 μg，铜不得超过 150 μg。

7）其他检查

如注射用浓溶液应进行不溶性微粒检查，椎管注射用注射液进行渗透压摩尔浓度测定，某些注射剂如生物制品要求检查降压物质，此外，鉴别、含量测定、pH 值的测定、毒性试验、刺激性试验等按具体品种项下规定进行检查。

4.5.8　注射剂的印字与包装

完成灭菌的产品，每支安瓿或每瓶注射液均需及时印字或贴签，内容包括注射剂名称、规格及批号等。目前广泛使用的印字包装机，为印字、装盒、贴签及包装等连成一体的半自动生产线，提高了安瓿的印包效率。包装盒内应放入说明书，盒外应贴标签。说明书和标签上必须注明药品的名称、规格、生产企业、批准文号、生产批号、生产日期、有效期、主要成分、适应症、用法、用量、禁忌、不良反应和注意事项等。

4.5.9 注射剂的临床应用与注意事项

1)临床应用

注射剂在临床上的主要给药方式有皮内注射、皮下注射、肌内注射以及静脉注射等。通常在以下情况需使用注射剂:

①患者存在吞咽困难或明显的吸收障碍(如呕吐、严重腹泻、胃肠道病变、手术后不能进食),一般使用注射剂。

②口服生物利用度低的药物,如口服吸收较差的庆大霉素,除治疗胃肠道相关疾病外,一般使用注射剂。

③患者疾病严重、病情进展迅速的紧急情况下,注射剂能较快地发挥药效。

④没有合适的口服剂型的药物,如氨基酸类或胰岛素制剂。

2)注意事项

①由于药物配成溶液后的稳定性受到很多因素影响,所以一般提倡临用前配制以保证疗效和减少不良反应,且应注意 pH 值对注射剂稳定性的影响。当其他给药途径能够达到治疗效果时就尽量不要注射给药。

②应尽可能减少注射次数,应积极采取序贯疗法(即急性或紧急情况下先用注射剂,病情控制后马上改为口服给药)。

③应尽量减少注射剂联合使用的种类,以避免不良反应和配伍禁忌的出现。在不同注射途径的选择上,能够肌内注射的就不静脉注射。

④应严格掌握注射剂量和疗程。

4.5.10 典型处方分析

维生素 B_2 注射液

【处方】维生素 B_2 2.575 g,烟酰胺 77.250 g,乌拉坦 38.625 g,苯甲醇 7.5 mL,注射用水,加至 1 000 mL。

【处方分析】维生素 B_2 为主药,烟酰胺为助溶剂,乌拉坦为局麻剂,苯甲醇为抑菌剂,注射用水为溶剂。

【制法】将维生素 B_2 先用少量注射用水调匀待用,再将烟酰胺、乌拉坦溶于适量注射用水中,加入活性炭 0.1 g,搅拌均匀后放置 15 min,粗滤脱炭,加注射用水至 900 mL,水浴上加热至 80~90 ℃,慢慢加入已用注射用水调好的维生素 B_2,保温 20~30 min,完全溶解后冷却至室温。加入苯甲醇,用 0.1 mol/L 的 HCl 调节 pH 值至 5.5~6.0,调整体积至 1 000 mL,然后在 10 ℃以下放置 8 h,过滤至澄明,灌封,100 ℃流通蒸气灭菌 15 min 即可。

【适应症】本品为维生素类药,参与体内生物氧化作用,用于预防和治疗口角炎、舌炎、结膜炎、脂溢性皮炎等维生素 B_2 缺乏症。

【注意事项】①维生素 B_2 在水中溶解度小,0.5% 的浓度已为过饱和溶液,所以必须加入大量的烟酰胺作为助溶剂。此外还可用水杨酸钠、苯甲酸钠、硼酸等作为助溶剂。如 10% 的

PEG 600 以及 10% 的甘露醇能增加其溶解度。②维生素 B_2 水溶液对光极不稳定，在酸性或碱性溶液中都易变成酸性或碱性感光黄素。所以在制造本品时，应严格避光操作，产品也需避光保存。酰脲和水杨酸钠能防止维生素 B_2 的水解和光解作用。

本品还可制成长效混悬注射剂，如加 2% 的单硬脂酸铝制成的维生素 B_2 混悬注射剂，一次注射 150 mg，能维持疗效 45 d，而注射同剂量的水性注射剂只能维持药效 4 ~ 5 d。

任务 4.6 输液剂

输液剂是由静脉滴注输入体内的大剂量（一次给药在 100 mL 以上）注射液。通常包装在玻璃或塑料的输液瓶或袋中，不含防腐剂或抑菌剂。使用时通过输液器调整滴速，持续而稳定地进入静脉，以补充体液、电解质或提供营养物质。由于其用量大而且是直接进入血液的，故质量要求高，生产工艺等亦与小针注射剂有一定差异。

4.6.1 输液剂的分类与质量要求

1）输液剂的分类及临床用途

①电解质输液。用以补充体内水分、电解质，纠正体内酸碱平衡等。如氯化钠注射液、复方氯化钠注射液、乳酸钠注射液等。

②营养输液。用于不能口服吸收营养的患者。营养输液有糖类输液、氨基酸输液、脂肪乳输液等。糖类输液中最常用的为葡萄糖注射液。

③胶体输液。用于调节体内渗透压。胶体输液有多糖类、明胶类、高分子聚合物类等，如右旋糖苷、淀粉衍生物、明胶、聚乙烯吡咯烷酮（PVP）等。

④含药输液。含有治疗药物的输液，如替硝唑、苦参碱等输液。

2）输液的质量要求

输液的质量要求与注射剂基本上是一致的，但由于这类产品注射量较大，故对无菌、无热原及澄明度 3 项，更应特别注意，它们也是当前输液生产中存在的主要质量问题。此外，含量、色泽、pH 值也应符合要求。pH 值应在保证疗效和制品稳定的基础上，力求接近人体血液的 pH 值，过高或过低都会引起酸碱中毒。渗透压可为等渗或偏高渗，不能引起血象的任何异常变化。此外有些输液要求不能有引起过敏反应的异性蛋白及降压物质，输入人体后不会引起血象的异常变化，不损害肝、肾等。输液中不得添加任何抑菌剂，并在贮存过程中质量稳定。

4.6.2 输液的制备

1）输液剂的包装材料及其性能

目前输液所用容器主要有瓶型和袋型两种。

瓶型输液容器主要包括玻璃瓶和塑料瓶，玻璃瓶由硬质中性玻璃制成，具有透明度好、热稳定性优良、耐压、瓶体不变形、气密性好等优点；缺点为质量大、易破损、生产时能耗大、成本高等。塑料瓶一般采用聚丙烯(PP)、聚乙烯(PE)材料，优点是质量轻、不易破碎、耐碰撞、运输便利、化学性质稳定、生产自动化程度高、一次成型、制造成本低；缺点是瓶体透明性不如玻璃瓶，有一定的变形性、透气性等。另外，瓶型输液容器在使用过程中需形成空气回路，外界空气进入瓶体形成内压以使药液滴出，增加了输液过程中的二次污染。

袋型输液容器的主要优点是在使用过程中可依靠自身张力压迫药液滴出，无须形成空气回路，降低二次污染的概率。且生产自动化程度较高，其制袋、印字、灌装、封口可在同一生产线上完成。主要有两种类型，即PVC软袋和非PVC软袋。PVC软袋所用材质为聚氯乙烯，质地较厚、不利于加工、其氧气、水蒸气的透过量较高、温度适应性差、高温灭菌易变形、抗拉强度较差等，同时在生产过程中为改变其性能加入了增塑剂，有害健康。非PVC软袋所用材质为聚烯烃多层共挤膜，不含任何对人体有害的增塑剂，机械强度高、表面光滑、惰性好、能够阻止水气渗透、对热稳定、可在121 ℃高温蒸气灭菌，不影响透明度，目前国内非PVC输液软袋的膜材主要靠进口，成本较高。

玻璃瓶输液容器洗涤是否洁净，对药液可见异物影响较大。洗涤工艺的设计应与容器的洁净程度有关。一般有直接水洗、清洁剂处理(如酸洗、碱洗)等方法。如果生产输液瓶的车间达到规定净化级别要求，瓶子出炉后，立即密封，这样的输液瓶只要用滤过注射用水冲洗即可。塑料袋一般不洗涤，直接采用无菌材料压制。一般洗瓶是水洗与碱洗法相结合，碱洗法是用2%氢氧化钠溶液(50～60 ℃)冲洗，也可用1%～3%的碳酸钠溶液，由于碱对玻璃有腐蚀作用，故碱液与玻璃接触时间不宜过长(数秒钟内)。碱洗法操作方便，易组织流水线生产，也能消除细菌与热原。目前，采用滚动式洗瓶机和箱式洗瓶机，提高了洗涤效率和洗涤质量。在药液灌装前，必须用微孔滤膜滤过的注射用水倒置冲洗。

塑料材质的瓶型和袋型输液容器，其原料优质、成型环境洁净级别高，无须清洗处理，在成型后可立即进入灌封工序进行灌装药液。

拓展阅读

多室袋输液

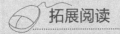

非PVC复合膜输液袋可以制作成单室、双室及多室输液。非PVC膜多室袋有多个室腔，各室腔的交接处为虚焊，其他地方为实焊，不同的药物被装在不同的室腔内，使用时通过对多室袋的挤压，各室腔交接的虚焊处在一定的压力下被挤压开，各室腔中的药物被混合在一起，此种包装杜绝了临床配药的交叉污染，减少了配药成本和护士的劳动强度，提高了用药的安全性。更为重要的是多室袋输液这种包装形式，杜绝了普通包装输液将不同的药物长期混合在一起造成的药物之间的化学反应及药效的降低。从理论上来说，临床上所有药物与大输液配伍的方案都可以通过多室袋大输液来实现。因此，其应用前景十分广阔。目前，多室袋输液已成为输液行业的发展方向。

2)输液的配制

药物原料及辅料必须符合《中国药典》(2015版)质量标准，为优质注射用原料；配制输液必须采用新鲜的注射用水,并严格控制热原、pH 值和铵盐。输液配制时,通常加入针用活性炭。活性炭的吸附性与被吸附物质的性质、温度、pH 值、时间及吸附次数有关。为保证无热原和澄明度合格,可采用浓配法,即先配成浓溶液,滤过后再加新鲜注射用水稀释至所需浓度。如葡萄糖注射液先配成 50% ~70% 的浓溶液,加入 0.01% ~0.5% 针用活性炭,调 pH 值为 3~5,加热煮沸后冷至 45~50 ℃,吸附时间为 20~30 min,分次吸附较一次吸附好。活性炭有吸附热原、杂质和色素的作用,并在过滤时作为助滤剂。配制用容器、滤过装置及输送管道,必须认真清洗;使用后应立即清洗干净,并定时进行灭菌。

3)输液的滤过

输液剂的滤过装置常采用加压三级滤过,即按照板框式过滤器、垂熔玻璃滤器、微孔滤膜滤器的顺序进行滤过。也可用微孔钛滤棒或滤片,还可用预滤膜。板框式过滤器起预滤或初滤作用,垂熔玻璃滤器和微孔滤膜起精滤作用。精滤目前多采用微孔滤膜,常用滤膜孔径为 0.65μm 或 0.8μm。加压滤过既可以提高滤过速度,又可以防止滤过过程中产生的杂质或碎屑污染滤液。对高黏度药液可采用较高温度滤过。

4)输液的灌封

玻璃瓶输液的灌封由药液灌注、塞丁基胶塞、轧铝盖组成。滤过和灌装均应在持续保温(50 ℃)条件下进行,防止细菌粉尘的污染。灌封要按照操作规程连续完成,即药液灌装至符合装量要求后,立即对准瓶口塞入丁基胶塞,轧紧铝盖。灌封要求装量准确,铝盖封紧。

输液灌装设备有多种形式,按运动方式分为间歇运动直线式、连续运动旋转式;按灌装方式分为常压灌装、负压灌装、正压灌装和恒压灌装等;按计量方式分为流量定时式、量杯容积式、计量泵注射式。输液生产常用旋转式量杯负压灌装机和计量泵直线注射式灌装机。

目前有全自动吹灌封设备可将热塑性材料吹制成容器并连续进行吹塑、灌装、密封(简称吹灌封)操作,适用于塑料材质包装的静脉输液生产。

5)输液的灭菌

灭菌要及时达到灭菌所需条件,以保证灭菌效果。输液从配制到灭菌的时间,一般不超过 4 h。输液瓶一般容量为 500 mL 或 250 mL,且瓶壁较厚,因此应根据输液的质量要求及输液容器大且厚的特点,输液灭菌开始应逐渐升温,一般预热 20~30 min,如果骤然升温,能引起输液瓶爆炸,待达到灭菌温度 115 ℃、69 kPa (0.7 kg/cm^2)维持 30 min,然后停止升温,待柜内压力下降到零,放出柜内蒸气,当柜内压力与大气相等后,温度降至 80 ℃以下才可缓慢(约 15 min)打开灭菌柜门,绝对不能带压操作,否则将造成严重的人身安全事故,对于塑料袋装输液,灭菌条件为 109 ℃热压灭菌 45 min。

4.6.3 输液的质量检查

输液剂由于其用量和给药方式与其他注射剂有所不同,故从生产工艺、设备、包装材料到质量要求等均有所区别。按照《中国药典》(2015 版)规定需进行以下项目检查。

1)可见异物及不溶性微粒检查

按《中国药典》(2015 版)四部规定的方法,溶液型静脉用注射液及注射用浓溶液的可见异物检查符合规定后,还应进行不溶性微粒检查。可见异物检查时,如发现崩盖、歪盖、松盖、漏气的成品,亦应挑出。

不溶性微粒检查法包括光阻法和显微计数法。除另有规定外,测定方法一般先采用光阻法,当光阻法测定不符合规定或供试品不适于用光阻法测定时,应采用显微计数法进行测定,并以显微计数法的测定结果作为判断依据。

①光阻法:光阻法的检测原理,系当液体中的微粒通过一窄小的检测区时,与流体流向垂直的入射光由于被微粒阻挡所减弱,因此由传感器输出的信号降低,这种信号变化与微粒的截面积成正比。该法不适用于黏度过高或易析出结晶的制剂,也不适用于进入传感器时产生气泡的注射剂。

结果判定:标示装量为100 mL或100 mL以上的静脉用注射液,除另有规定外,每1 mL中含10 μm以上的微粒不得超过25粒,含25 μm及以上的微粒不得超过3粒;标示装量为100 mL以下的静脉用注射液、注射用无菌粉末及注射用浓溶液,除另有规定外,每个供试品容器中含10 μm以上的微粒不得超过6 000粒,含25 μm及以上的微粒不得过600粒。

②显微计数法:将药物溶液用微孔滤膜滤过,然后在显微镜下对微粒的大小及数目进行计数的方法,具体见《中国药典》(2015版)四部通则。

结果判定:标示装量为100 mL或100 mL以上的静脉用注射液,除另有规定外,每1 mL中含10 μm及以上的微粒不得超过12粒,含25 μm及以上的微粒不得超过2粒;标示装量为100 mL以下的静脉用注射液,除另有规定外,每个供试品容器中含10 μm及以上的微粒不得超过3 000粒,含25 μm及以上的微粒不得超过300粒。

2)热原与无菌检查

对输液十分重要,按药典规定进行。

3)其他

含量与pH值及渗透压检查,按药典中该项下的各项规定进行。

4.6.4 输液剂生产中常出现的问题及解决方法

1)输液存在的主要问题

(1)染菌问题

由于输液生产过程中严重污染、灭菌不彻底、瓶塞松动、漏气等原因,致使输液出现浑浊、霉团、云雾状、产气等染菌现象,也有一些外观并无太大变化。如果使用这种输液,会引起脓毒症、败血症、热原反应,甚至死亡。

(2)热原问题

关于热原的污染途径和防止办法在注射剂中已有详述。但使用过程中的污染引起的热原反应,所占比例不容忽视,如输液器的污染,因此尽量使用全套或一次性输液器,包括插管、导管、调速、加药装置、末端滤过、排除气泡及针头等,并在输液器出厂前进行灭菌,能为使用过程中避免热原污染创造有利条件。

(3)可见异物与不溶性微粒的问题

输液中的微粒包括炭黑、碳酸钙、氧化锌、纤维素、纸屑、黏土、玻璃屑、细菌、真菌、真菌芽孢和结晶体等。若输液中如含有大量肉眼看不见的微粒、异物,其对人体的危害是潜在的、长期的，可引起过敏反应、热原反应等。较大的微粒，可造成局部循环障碍，引起血管栓塞；微粒过多，会造成局部堵塞和供血不足，组织缺氧，产生水肿和静脉炎；异物侵入组织，由于巨噬细胞的包围和增殖而引起肉芽肿。

微粒产生的原因有：①原料与附加剂质量问题：原料与附加剂质量对澄明度影响较显著，因此，原辅料的质量必须严格控制。②胶塞与输液容器质量问题：胶塞与输液容器质量不好，在储存中有杂质脱落而污染药液。③工艺操作中的问题：如生产车间空气洁净度差，输液瓶、丁基胶塞等容器和附件洗涤不净，滤器选择不当，滤过方法不好，灌封操作不合要求，工序安排不合理等。④医院输液操作以及静脉滴注装置的问题：无菌操作不严、静脉滴注装置不净或不恰当的输液配伍都可引起输液的污染。⑤还有丁基胶塞的硅油污染问题等。

2）解决办法

①按照输液用的原辅料质量标准，严格控制原辅料的质量。

②提高丁基胶塞及输液容器质量。

③尽量减少制备生产过程中的污染，严格灭菌条件，严密包装。

④合理安排工序，加强工艺过程管理，采取单向层流净化空气，及时除去制备过程中新产生的污染微粒，采用微孔滤膜滤过和生产联动化等措施，以提高输液的澄明度。

⑤在输液器中安置终端过滤器（0.8 μm 孔径的薄膜），可解决使用过程中微粒污染问题。

4.6.5 输液的临床应用与注意事项

1）临床应用

静脉输液速度随临床需求而改变，例如静滴氧氟沙星注射液速度宜慢，24～30 滴/min，否则易发生低血压；复方氨基酸滴注过快可致恶心呕吐；林可霉素类滴注时间要维持 1 h 以上等。

2）注意事项

由于药物配成溶液后的稳定性受很多因素影响，所以一般提倡临用前配制以保证疗效和减少不良反应。

规范临床合理科学配伍用药，以降低患者与护理人员在多药“配伍试验”中的风险；规范和加强治疗室输液配制和病房输液过程的管理；加强输液器具管理，避免使用包装破损、密闭不严、漏气污染和超过使用期的输液器。

4.6.6 输液剂举例

葡萄糖注射液

【处方】

浓度，5%，10%，25%，50%；注射用葡萄糖，50 g，100 g，250 g，500 g；1% 盐酸，适量，适量，适量，适量；注射用水加至 1 000 mL，1 000 mL，1 000 mL，1 000 mL。

【注解】葡萄糖为主药，盐酸为 pH 调节剂，配制时用盐酸调节 pH 至 3.8～4.0，同时严格控制灭菌温度和受热时间，使成品稳定。

【临床适应症】具有补充体液、营养、强心、利尿、解毒作用。用于大量失水、血糖过低等。

4.6.7 输液的包装、运输与贮存

输液剂经质量检验合格后，应立即贴上标签，标签上应印有品名、规格、批号、日期、使用事项、制造单位等项目，以免发生差错，并供使用者随时备查。贴好标签后装箱，封妥，送入仓库。包装箱上亦应印上品名、规格、生产厂家等项目。装箱时应注意装严装紧，便于运输。

任务 4.7 注射用无菌粉末

4.7.1 概述

注射用无菌粉末也称粉针剂，是指药物制成的供临用前用适宜的无菌溶液配制成澄清溶液或均匀混悬液的无菌粉末或无菌的块状物，可用适宜的注射用溶剂配制后注射，也可用静脉输液配制后静脉滴注。注射用无菌粉末在标签中应标明所用溶剂。

在水溶液中不稳定的药物，特别是一些对湿热十分敏感的抗生素类药物及酶或血浆等生物制品，如青霉素 G 的钾盐和钠盐、头孢菌素类及一些酶制剂（胰蛋白酶、辅酶 A 等）。用一般药剂学稳定化技术尚难得到满意的注射剂产品时，可制成固体形态的注射剂。

依据生产工艺不同，可分为注射用冷冻干燥制品和注射用无菌分装产品。前者是将灌装了药液的安瓿进行冷冻干燥后封口而得，常见于生物制品，如辅酶类；后者是将已经用灭菌溶剂法或喷雾干燥法精制而得的无菌药物粉末在避菌条件下分装而得，常见于抗生素药品，如青霉素。

粉针剂为非最终灭菌药品，其生产必须采用高洁净度控制技术工艺。注射用无菌粉末的质量应按照《中国药典》（2015 版）四部通则的规定，进行装量差异、不溶性微粒、无菌、含量均匀度等项目检查，并符合规定。

4.7.2 注射用无菌分装产品

将符合注射要求的药物粉末在无菌操作条件下直接分装于洁净灭菌的小瓶或安瓿中，密封而成。在制订合理的生产工艺之前，首先应对药物的理化性质进行了解，主要测定内容为：①物料的热稳定性，以确定产品最后能否进行灭菌处理；②物料的临界相对湿度，生产中分装室的相对湿度必须控制在临界相对湿度以下，以免吸潮变质；③物料的粉末晶型与松密度等，使之适于分装。

1）无菌粉末的分装及其主要设备

（1）原材料的准备

无菌原料可用灭菌结晶法或喷雾干燥法制备，必要时需进行粉碎、过筛等操作，在无菌条

件下制得符合注射用的无菌粉末。安瓿或玻瓶以及胶塞的处理按注射剂的要求进行，但均需进行灭菌处理。

(2)分装

分装必须在高度洁净的无菌室中按无菌操作法进行，分装后小瓶应立即加塞并用铝盖密封。药物的分装及安瓿的封口宜在局部层流下进行。目前分装的机械设备有插管分装机、螺旋自动分装机、真空吸粉分装机等。此外，青霉素分装车间不得与其他抗生素分装车间轮换生产，以防止交叉污染。

(3)灭菌及异物检查

对于耐热的品种，如青霉素，一般可按照前述条件进行补充灭菌，以确保安全。对于不耐热品种，必须严格无菌操作。异物检查一般在传送带上目检。

2)无菌分装工艺中存在的问题及解决办法

(1)装量差异问题

物料的流动性是影响装量差异的主要因素，药粉的物理性质如吸潮性、晶型、粒度、粉末松密度及机械设备性能等因素均能影响装量差异。应根据具体情况采取相应措施，尤其应控制分装环境的相对湿度。

(2)不溶性微粒问题

按《中国药典》(2015版)四部通则的规定，注射用无菌粉末应进行不溶性微粒检查。由于制备药物粉末的工艺步骤多，以致污染机会增多，易使药物粉末溶解后出现纤毛、小点，不溶性微粒检查不合格。因此应从原料的精制处理开始，控制环境洁净度，严格防止污染。

(3)无菌问题

药品无菌检查合格，只能说明抽查那部分产品是无菌的，不能代表全部产品完全无菌。由于产品系无菌生产工艺操作制备，稍有不慎就有可能使局部受到污染，而微生物在固体粉末中繁殖又较慢，不易为肉眼所见，危险性更大。为了保证用药安全，解决无菌分装过程中的污染问题，应注意生产的各个环节，包括无菌室的洁净环境。

(4)吸潮变质问题

在储存过程中的吸潮变质，对于瓶装无菌粉末时有发生。原因是橡胶塞的透气性所致，铝盖轧封不严。因此，应对所有橡胶塞进行密封防潮性能测定，选择性能符合规定的橡胶塞，同时铝盖压紧后瓶口烫蜡，防止水气透入。

任务4.8 眼用液体制剂

4.8.1 概述

眼用液体制剂系指供洗眼、滴眼或眼内注射用以治疗或诊断眼部疾病的液体制剂。分为滴眼剂、洗眼剂和眼内注射溶液3类。

滴眼剂是指由药物与适宜辅料制成的供滴入眼内的无菌液体制剂，可分为水性或油性溶液、混悬液或乳状液。也可将药物以粉末、颗粒、块状或片状形式包装，另备溶剂，在临用前配成澄明溶液或混悬液。通常以水为溶剂，极少用油。滴眼剂可发挥消炎杀菌、散瞳、缩瞳、降低眼压、治疗白内障、诊断以及局部麻醉等作用。

洗眼剂是指由药物制成的无菌澄明水溶液，供冲洗眼部异物或分泌液、中和外来化学物质的眼用液体制剂。

眼内注射溶液是指由药物与适宜辅料制成的无菌澄明溶液，供眼周围组织或眼内注射的无菌眼用液体制剂。

4.8.2 滴眼剂中药物的吸收

用于眼部的药物，以发挥局部作用为主，亦可发挥全身治疗作用。

1）药物眼部吸收途径

①角膜吸收。绝大多数药物主要通过角膜途径被吸收进入眼部。亲脂性药物通过跨细胞途径进入角膜；亲水性药物则通过细胞旁途径进入角膜。肽类、氨基酸类药物以角膜上皮的 Na^+-K^+-ATP 酶为载体通过主动转运的方式进入眼部。

②非角膜途径。主要有结膜吸收和虹膜吸收。结膜和虹膜上皮的细胞间隙比角膜上皮的细胞间隙大得多，有利于亲水性分子通过细胞旁途径吸收进入眼部。这种非角膜途径吸收对于亲水性分子及大分子等角膜透过性差的药物具有重要意义。

药物通过滴眼的方式给药很难到达眼后部的作用靶点，通常采用玻璃体内注射等方式。

2）药物眼部吸收特点

眼黏膜给药具有以下优势：眼部给药简单经济，有些药物通过眼黏膜吸收效果与静脉注射相似；可避开肝脏首过效应；与其他组织或器官相比，眼部组织对于免疫反应不敏感，适用于蛋白多肽类等口服易被破坏的药物。也尚存以下一些问题：如药液有刺激作用，不仅会损伤眼组织，且分泌的泪液会稀释药液；眼部容量小，药物剂量损失大；常用液体制剂在眼部滞留时间短，影响药效。

4.8.3 滴眼剂的质量要求

眼用液体制剂在生产与贮藏期间应符合下列有关规定：

①滴眼剂中可加入调节渗透压、pH 值、黏度及增加药物溶解度和制剂稳定性的辅料，并可加适宜浓度的抑菌剂和抗氧剂。所用辅料不应降低药效或产生局部刺激。

②除另有规定外，滴眼剂应与泪液等渗，并进行渗透压摩尔浓度测定。混悬型滴眼剂不应沉降或聚集，经振摇应易再分散，并检查沉降体积比。

③洗眼剂属用量较大的眼用制剂，应基本与泪液等渗并具相近 pH 值。多剂量的洗眼剂一般应加适当的抑菌剂，并在使用期间均能发挥抑菌作用。

④眼内注射溶液及供手术、伤口、角膜穿通伤的滴眼剂、洗眼剂不应加抑菌剂、抗氧剂或不适当的缓冲剂，且应包装于无菌容器内供一次性使用。

⑤除另有规定外,滴眼剂每个容器的装量应不超过10 mL;洗眼剂每个容器的装量应不超过200 mL。包装容器应不易破裂,并清洗干净及灭菌,其透明度应不影响可见异物检查。

⑥眼用制剂应遮光密封贮存,启用后最多可使用4周。

4.8.4 滴眼剂的附加剂

1) pH调节剂

由于主药的溶解度、稳定性、疗效及改善刺激性等的需要,往往将滴眼剂进行pH值调整。滴眼剂的最佳pH值,应使刺激性最小、药物溶解度最大和制剂稳定性最好。因此,可选用适当的缓冲液作眼用溶剂,可使滴眼剂pH值稳定在一定范围内,保证对眼无刺激。正常眼可以耐受的pH值范围为5.0~9.0。常用的pH值缓冲液有磷酸盐缓冲液、硼酸盐缓冲液、硼酸溶液。

因pH调节剂本身也产生一定的渗透压,因此在此基础上补加氯化钠至等渗即可作为滴眼剂的溶剂使用。

2) 等渗调节剂

滴眼剂应与泪液等渗,渗透压过高或过低对眼都有刺激性。眼球能适应的渗透压范围相当于浓度为0.6% ~1.5%的氯化钠溶液,超过耐受范围就有明显的不适。低渗溶液应加调节剂调成等渗,常用的等渗调节剂有氯化钠、葡萄糖、硼酸、硼砂等。

3) 抑菌剂

一般滴眼剂是多剂量制剂,使用过程中无法始终保持无菌,因此需要加入适当抑菌剂。所选的抑菌剂应抑菌作用迅速,抑菌效果可靠(1 h内能将金黄色葡萄球菌和铜绿假单胞菌杀死),有合适的pH值,对眼睛无刺激,性质稳定,不与主药和附加剂发生配伍禁忌。联合使用抑菌剂较单独使用效果更好,常用的抑菌剂如下:

①有机汞类。常用硝酸苯汞,有效浓度为0.002% ~0.005%;另外,也可用硫柳汞,但日久变质。

②季铵盐类。包括苯扎氯铵、苯扎溴铵、消毒净等。性质稳定,抑菌力强,但存在较多配伍禁忌。

③醇类。常用三氯叔丁醇,适合于弱酸溶液,与碱有配伍禁忌,常用浓度为0.35% ~0.5%。苯氧乙醇对铜绿假单胞菌有特殊的抑菌力,常用浓度为0.3% ~0.6%。苯乙醇配伍禁忌很少,但单独用效果不好,常与其他抑菌剂配伍使用,常用浓度为0.5%。

④酯类。常用的为羟苯酯类(尼泊金类),包括羟苯甲酯、乙酯与丙酯。羟苯酯类混合使用有协同作用。乙酯单独使用有效浓度为0.03% ~0.06%;甲酯与丙酯混合用,其浓度分别为0.16%(甲酯)及0.02%(丙酯),适于弱酸溶液。

⑤酸类。常用的为山梨酸,最低抑菌浓度为0.01% ~0.08%,常用浓度为0.15% ~0.2%,对真菌有较好的抑菌力,不因配伍问题而影响抑菌力,适用于含有聚山梨酯类的滴眼剂。

单一的抑菌剂,常因处方的pH值不适合,或与其他成分有配伍禁忌不能达到迅速杀菌的目的。采用复合的抑菌剂可发挥协同作用。实践证实较好的配伍如下:①苯扎氯铵和乙二胺四乙酸二钠,乙二胺四乙酸二钠本身是没有抑菌作用的,但少量的乙二胺四乙酸二钠能使其他抑菌剂对铜绿假单胞菌的作用增强；②苯扎氯铵和三氯叔丁醇再加依地酸二钠或羟苯酯类；③苯氧乙醇和羟苯酯类。

4）黏度调节剂

黏度调节剂又称为增稠剂、延效剂。适当增加滴眼剂的黏度，可使药物在眼内停留时间延长，也可使刺激性减弱。常用甲基纤维素（MC）、聚乙烯醇（PVA）、聚维酮（PVP）等。一般适宜的黏度为4.0～5.0 cPa·S。

5）稳定剂、增溶剂与助溶剂

对于不稳定药物，需加抗氧剂和金属螯合剂；溶解度小的药物需加增溶剂或助溶剂；大分子药物吸收不佳时可加吸收促进剂。

4.8.5 滴眼剂的制备

用于手术、伤口、角膜穿通伤的滴眼剂及眼用注射溶液按注射剂生产工艺制备，分装于单剂量容器中密封或熔封，最后灭菌，不加抑菌剂，一次用后弃去，保证无污染。洗眼剂用输液瓶包装，其清洁方法按输液包装容器处理。主药不稳定者，全部以严格的无菌生产工艺操作制备。若药物稳定，可在分装前大瓶装后灭菌，然后再在无菌操作条件下分装。

1）滴眼剂容器的处理

滴眼剂的容器有玻璃瓶与塑料瓶两种。中性玻璃对药液的影响小，配有滴管并封以铝盖的小瓶，可使滴眼剂保存较长时间，故对氧敏感药物多用玻璃瓶。遇光不稳定药物可选用棕色瓶。玻璃滴瓶用前须洗刷干净，装于耐酸尼龙丝网袋内，浸泡于重铬酸钾浓硫酸清洁液中4～8 h后取出，先用常水冲洗除尽清洁液，再用滤过澄明的纯化水冲洗。经干热灭菌或热压灭菌备用。橡胶帽、塞的洗涤方法与输液瓶的橡胶塞处理方法相同，但由于无隔离膜，应注意吸附药物问题。

塑料滴眼瓶由聚烯烃吹塑制成，当时封口，不易污染且价廉、质轻、不易碎裂，较常用。但塑料中的增塑剂或其他成分会溶入药液中，使药液不纯；同时塑料瓶也会吸附某些药物，使含量降低影响药效；塑料瓶有一定的透气性，不适宜盛装对氧敏感的药物溶液。塑料滴眼瓶的清洗处理：切开封口，应用真空灌装器将滤过注射用水灌入滴眼瓶中，然后用甩水机将瓶中水甩干，如此反复三次，最后在密闭容器内用环氧乙烷灭菌后备用。

2）药液的配滤

滴眼剂所用器具于洗净后干热灭菌，或用杀菌剂（75%乙醇配制的0.5%度米芬溶液）浸泡灭菌，用前再用纯化水及新鲜的注射用水洗净。

药物、附加剂用适量溶剂溶解，必要时加活性炭（0.05%～0.3%）处理，经滤棒、垂熔玻璃滤球和微孔滤膜滤至澄明，加溶剂至全量，灭菌后半成品检查。眼用混悬剂配制，可将药物微粉化后灭菌；另取表面活性剂、助悬剂加适量注射用水配成黏稠液，再与药物用乳匀机搅匀，添加注射用水至足量。

3）药液的灌装

滴眼剂生产中药液的灌装方法大多采用减压灌装。

4.8.6 滴眼剂的质量检查与包装

1)可见异物

按《中国药典》(2015 版)四部通则规定,溶液型滴眼剂应不得检出明显可见异物。具体检查方法见注射剂质量检查项目。

2)粒度

按《中国药典》(2015 版)四部通则规定,混悬型眼用液体制剂粒度检查应符合规定。

检查方法:取供试品强力振摇,立即取适量(相当于主药 10 μg)置于载玻片上,照《中国药典》(2015 版)四部通则粒度和粒度分布测定法检查,大于 5 μm 的粒子不得超过两个,且不得检出大于 90 μm 的粒子。

3)沉降体积比

混悬型滴眼剂沉降体积比应不低于 0.90。

4)无菌

按《中国药典》(2015 版)四部通则无菌检查法检查,应符合规定。

5)其他

如含量均匀度应符合规定;装量按《中国药典》(2015 版)四部通则,最低装量检查法检查,应符合规定。

4.8.7 典型处方分析

磺胺醋酰钠滴眼剂

【处方】磺胺醋酰钠 300 g,硫代硫酸钠 1 g,羟苯乙酯 0.25 g,注射用水加至 1 000 mL。

【处方分析】磺胺醋酰钠为主药,硫代硫酸钠为抗氧剂,羟苯乙酯为防腐剂,注射用水为溶剂。

【制法】将羟苯乙酯溶于适量煮沸的注射用水中,另取硫代硫酸钠及磺胺醋酰钠溶于适量煮沸放冷的注射用水中,将二液合并,加水至全量,滤过、分装,于 100 ℃流通蒸汽灭菌 30 min 即得。

【适应症】本品用于治疗沙眼、结膜炎、角膜炎等。

【注意事项】①磺胺醋酰钠和硫代硫酸钠都能被水中溶解的 CO_2 作用而析出沉淀,所以将水煮沸以驱除 CO_2;②磺胺醋酰钠易氧化变色,故加入硫代硫酸钠作为抗氧剂。光照和金属离子会加速其变色反应,最好加 0.01% 依地酸钠及用棕色瓶包装,提高稳定性。羟苯乙酯为抑菌剂;③本品的 pH 值调至 8.0 ~ 8.5,此时磺胺醋酰钠水解率最小;④磺胺醋酰钠的 3.85% 水溶液为等渗,出于疗效考虑,本品制成 30% 的高渗溶液。

4.8.8 滴眼剂的正确使用

①清洁双手,将头部后仰,眼向上望,用食指轻轻将下眼睑拉开成一沟袋状。

②将药液从眼睑侧滴入眼袋内，一次滴1～2滴，滴药时应距眼睑2～3 cm，勿使滴管口触及眼睑或睫毛，以免污染；③滴后轻轻闭眼1～2 min，用药棉或纸巾擦拭流溢在眼外的药液，用手指轻轻按压眼内眦，以防药液分流降低眼内局部药物浓度及药液经鼻泪管流入口腔而引起不适。

项目检测

一、选择题

1. 下列有关注射剂的叙述哪一项是错误的（　　）。

   A. 注射剂均为澄明液体必须热压灭菌　B. 适用于不宜口服的药物

   C. 适用于不能口服药物的患者　D. 疗效确切可靠，起效迅速

2. 下列关于注射用水的叙述哪条是错误的（　　）。

   A. 应为无色的澄明溶液，不含热原

   B. 经过灭菌处理的纯化水

   C. 本品应采用带有无菌滤过装置的密闭系统收集，制备后有效储存期内使用

   D. 注射用水的储存可采用70 ℃以上保温循环

3. 将青霉素钾制为粉针剂的目的是（　　）。

   A. 免除微生物污染　B. 防止水解

   C. 防止氧化分解　D. 易于保存

4. 下列无抑菌作用的是（　　）。

   A. 0.3%甲酚　B. 15%乙醇

   C. 0.5%三氯叔丁醇　D. 0.5%苯酚

5. 下列滤器中能用于终端滤过的是（　　）。

   A. 砂滤棒　B. 3号垂熔玻璃滤器

   C. 板框滤器　D. 微孔滤膜器

6. 注射用水是由纯化水采取哪种方法制备（　　）。

   A. 离子交换　B. 蒸馏　C 反渗透　D. 电渗析

7. 热原致热的主要成分是（　　）。

   A. 蛋白质　B. 胆固醇　C. 脂多糖　D. 磷脂

8. 维生素C注射液中可应用的抗氧剂是（　　）。

   A. 焦亚硫酸钠或亚硫酸钠　B. 焦亚硫酸钠或亚硫酸氢钠

   C. 亚硫酸氢钠或硫代硫酸钠　D. 硫代硫酸钠或维生素E

9. 静脉脂肪乳注射液中含有甘油2.25%（g/mL），它的作用是（　　）。

   A. 等渗调节剂　B. 增稠剂　C. 溶剂　D. 保湿剂

10. 下列有关除去热原方法的叙述错误的为（　　）。

    A. 250 ℃、30 min以上干热灭菌能破坏热原活性

    B. 重铬酸钾-硫酸清洁液浸泡能破坏热原活性

    C. 在浓配液中加入0.1%～0.5%（g/mL）的活性炭除去热原

D. 热原是大分子复合物,0.22 μm 微孔滤膜可除去热原

二、案例分析

2006 年 8 月,原国家卫生部发出紧急通知,停用安徽华源生物药业有限公司 6 月以后生产的所有批次的欣弗药品。经查,该公司 2006 年 6 月、7 月生产的克林霉素磷酸酯葡萄糖注射液未按批准的工艺参数灭菌,降低灭菌温度,缩短灭菌时间,增加灭菌柜装载量,影响了灭菌效果。经原中国药品生物制品检定所对相关样品进行检验,结果表明,无菌检查和热原检查不符合规定。

思考:1. 注射剂为何要灭菌?

2. 灭菌效果与哪些因素有关?

实训 10% 葡萄糖注射液的制备

一、实训目的

1. 掌握注射液的配制、滤过、灌封、灭菌等基本操作。

2. 学习《中国药典》(2015 版)四部通则热原检查方法,能够正确判断热原检查结果。

3. 了解无菌操作室的洁净处理、空气灭菌和无菌操作的要求及操作方法。

二、实训材料与仪器

材料:微孔滤膜,安瓿,葡萄糖,盐酸,注射用水,热原检查供试用家兔,pH 精密试纸,pH 广泛试纸

仪器:安瓿熔封机,澄明度测试仪,超声波清洗仪,保温箱

三、实训内容

(一)10% 葡萄糖注射液的制备

1. 处方

葡萄糖 100 g,盐酸适量,注射用水适量,全量 1 000 mL。

2. 制法

取注射用水适量,加热煮沸,分次加入葡萄糖,不断搅拌配成 50% ~70% 浓溶液,用 1% 盐酸溶液调整 pH 值至 3.8 ~4.0,加入配液量 0.1% ~1.0% 的注射用活性炭,在搅拌下煮沸 30 min,放冷至 45 ~50 ℃时滤除活性炭,滤液中加注射用水至全量,测定 pH 值及含量,精滤至澄明,灌封,于 115 ℃热压灭菌 30 min。

3. 注意事项

①选择符合注射用规格的原料。

②灭菌温度超过 120 ℃,时间超过 30 min 溶液变黄,故应注意灭菌温度和时间。灭菌完毕,要特别注意降温、降压后才能启盖。

③葡萄糖溶液在灭菌后,常使 pH 值下降,故经验认为先调节 pH 值至 5 左右,再加热灭菌较为稳定,变色较浅,且能使 pH 值符合药典规定。

(二)热原检查法(家兔法)

1. 实训前准备　在作热原检查前1~2日,供试用家兔应尽可能处于同一温度的环境中,实验室和饲养室的温度相差不得大于5 ℃,实验室的温度应在17~28 ℃,在试验全部过程中,应注意室温变化不得大于3 ℃,避免噪声干扰。家兔在试验前至少1 h开始停止给食并置于适宜的装置中,直至试验完毕。家兔体温应使用精密度为±0.1 ℃的肛温计,或其他同样精确的测温装置。肛温计插入肛门的深度和时间各兔应相同,深度一般约6 cm,时间不得少于1.5 min,每隔30 min测量体温1次,一般测量两次,两次体温之差不得超过0.2 ℃,以此两次体温的平均值作为该兔的正常体温。当日使用的家兔,正常体温应为38.0~39.6 ℃,且各兔间正常体温不得超过1 ℃。

试验用的注射器、针头及一切与供试品溶液接触的器皿,应置烘箱中用250 ℃加热30 min或用180 ℃加热2 h,也可用其他适宜的方法除去热原。

2. 检查法　取适用的家兔3只,测定其正常体温后15 min以内,自耳缘静脉缓缓注入规定剂量并温热至约38℃的供试品溶液,然后每隔30 min按前法测量其体温1次,共测6次,以6次体温中最高一次减去正常体温,即为该兔体温的升高温度(℃)。如3只家兔中有1只体温升高0.6 ℃或0.6 ℃以上,或3只家兔体温升高均低于0.6 ℃,但体温升高的总和达1.4 ℃以上,应另取5只家兔复试,检查方法同上。

3. 结果判断　在初试3只家兔中,体温升高均低于0.6 ℃,并且3只家兔体温升高总和低于1.4 ℃或在复试的5只家兔中,体温升高0.6 ℃或0.6 ℃以上的兔数仅有1只,并且初试、复试合并8只家兔的体温升高总和为3.5℃或3.5℃以下,均认为供试品的热原检查符合规定。

在初试3只家兔中,体温升高0.6 ℃或0.6 ℃以上的家兔超过1只;或在复试的5只家兔中,体温升高0.6 ℃以上的家兔超过1只;或在初试、复试合并8只家兔的体温升高总和超过3.5 ℃,均认为供试品的热原检查不符合规定。

热原检查法(家兔法)结果记录见下表。

品名:	批号:		试验日期:	
兔号	体重/kg	正常体温/℃	注射后体温/℃	升高体温/℃
1				
2				
3				
4				
5				
6				
7				
8				

四、思考题

1. 本品用盐酸调pH值的作用是什么?

2. 为了防止葡萄糖注射液变黄,在整个操作过程中,应控制哪些工艺条件?

项目5 半固体制剂

【学习目标】

1. 掌握软膏剂、眼膏剂、凝胶剂、栓剂的概念及特点;凝胶剂和栓剂的临床应用及注意事项;

2. 熟悉软膏剂、眼膏剂、凝胶剂、栓剂的质量检查;

3. 掌握软膏剂、眼膏剂、凝胶剂、栓剂的典型处方分析;

4. 了解软膏剂、眼膏剂、凝胶剂、栓剂的制备。

任务5.1 软膏剂

5.1.1 概述

软膏剂系指药物与适宜基质均匀混合制成具有适当稠度的半固体外用制剂。其中用乳剂型基质制成易于涂布的软膏剂称乳膏剂。软膏剂具有热敏性和触变性,热敏性反映遇热熔化而流动,触变性反映施加外力时黏度降低,静止时黏度升高,不利于流动。这些性质可以使软膏剂能在长时间内紧贴、黏附或铺展在用药部位,既可以起局部治疗作用,也可以起全身治疗作用。软膏剂主要用于局部疾病的治疗,如抗感染、消毒、止痒、止痛和麻醉等。这些作用要求药物作用于表皮或经表皮渗入表皮下组织,一般并不期望产生全身性作用。

近年来以脂质体和传递体为载体的局部外用制剂的研制也得到了广泛的关注,它具有加强药物进入角质层和增加药物在皮肤局部累积的作用,还可形成持续释放。新基质和新型高效皮肤渗透促进剂的出现促进了新制剂的发展,提高了软膏剂的疗效,并把半固体制剂的研究、应用和生产推向了一个更高的水平。

开发软膏剂必须进行处方前的研究工作,要对药物、剂型的物理化学性质进行研究,其中包括:①活性成分的稳定性;②附加剂的稳定性;③流变性、稠度、黏性和挤出性能;④水分及其他挥发性成分的损失;⑤物理外观变化、均匀性及分散相的颗粒大小及粒度分布,还有涂展性、油腻性、成膜性、气味及残留物清除的难易等;⑥pH值;⑦微生物等。

软膏剂的类型按分散系统分为溶液型、混悬型和乳剂型;按基质的性质和特殊用途分为油膏剂、乳膏剂、凝胶剂、糊剂和眼膏剂等，其中凝胶剂为较新的半固体制剂。

软膏剂主要由药物和基质组成，软膏剂的基质是形成软膏的重要组成部分，除此以外处方组成中还经常加入抗氧剂、防腐剂等以防止药物及基质的变质，特别是含有水、不饱和烃类、脂肪类基质时加入这些稳定剂更为重要。

一般软膏剂应具备下列质量要求：①均匀、细腻，涂于皮肤或黏膜上应无刺激性。混悬型软膏中不溶性固体药物，应预先用适宜的方法制成细粉，确保粒度符合规定；②根据需要可加入保湿剂、防腐剂、增稠剂、抗氧化剂和皮肤渗透促进剂等附加剂；③应具有适当的黏稠性，易涂布于皮肤或黏膜上，不熔化，黏稠度随季节变化应很小；④无酸败、异臭、变色、变硬；⑤当用于大面积烧伤时，应预先进行灭菌。眼用软膏的配制需在无菌条件下进行。此外除另有规定外应遮光密闭贮存。

5.1.2 软膏剂的基质

基质是软膏剂形成和发挥药效的重要组成部分。软膏基质的性质对软膏剂的质量影响很大，如直接影响药效、流变性质、外观等。软膏剂的基质要求是：①润滑无刺激，稠度适宜，易于涂布；②性质稳定，与主药不发生配伍变化；③具有吸水性，能吸收伤口分泌物；④不妨碍皮肤的正常功能，具有良好释药性能；⑤易洗除，不污染衣服。目前还没有一种基质能同时具备上述要求。在实际应用时，应对基质的性质进行具体分析，并根据软膏剂的特点和要求采用添加附加剂或混合使用等方法来保证制剂的质量以适应治疗要求。常用的基质主要有：油脂性基质，乳剂型基质及亲水或水溶性基质。

1)油脂性基质

油脂性基质是指动植物油脂、类脂、烃类及硅酮类等疏水性物质为基质。此类基质涂于皮肤能形成封闭性油膜，促进皮肤水合作用，对表皮增厚、角化、皲裂有软化保护作用，主要用于遇水不稳定的药物制备软膏剂。一般不单独用于制备软膏剂，为克服其疏水性常加入表面活性剂或制成乳剂型基质来应用。

油脂性基质中以烃类基质凡士林为常用，固体石蜡与液状石蜡用以调节稠度，类脂中以羊毛脂与蜂蜡应用较多，羊毛脂可增加基质吸水性及稳定性。植物油常与熔点较高的蜡类熔合成适当稠度的基质。

(1)烃类

是指从石油中得到的各种烃的混合物，其中大部分属于饱和烃。

①凡士林：又称软石蜡，是由多种分子量烃类组成的半固体状物，熔程为38～60 ℃，有黄、白两种，后者漂白而成，化学性质稳定，无刺激性，特别适用于遇水不稳定的药物。凡士林仅能吸收约5%的水，故不适用于有多量渗出液的患处。凡士林中加入适量羊毛脂、胆固醇或某些高级醇类可提高其吸水性能。水溶性药物与凡士林配合时，还可加适量表面活性剂如非离子型表面活性剂聚山梨酯类于基质中以增加其吸水性，吸水性能可用水值来表示，水值是指常温下每100 g基质所能吸收水的克数，可供估算药物水溶液以凡士林为基质配制软膏时吸收药物水溶液的量。

②石蜡与液状石蜡：石蜡为固体饱和烃混合物，熔程为50～65 ℃，液体石蜡为液体饱和

烃，与凡士林同类，最宜用于调节凡士林基质的稠度，也可用于调节其他类型基质的油相。

(2)类脂类

类脂类是指高级脂肪酸与高级脂肪醇化合而成的酯及其混合物，有类似脂肪的物理性质，但化学性质较脂肪稳定，且具一定的表面活性作用而有一定的吸水性能，多与油脂类基质合用，常用的有羊毛脂、蜂蜡、鲸蜡等。

①羊毛脂：为淡黄色黏稠微具特臭的半固体，是羊毛上的脂肪性物质的混合物，主要成分是胆固醇类的棕榈酸酯及游离的胆固醇类，游离的胆固醇和羟基胆固醇等约占7%，熔程为36～42 ℃，具有良好的吸水性，羊毛脂可吸收2倍的水而形成乳剂型基质，由于本品黏性太大而很少单用做基质，常与凡士林合用，以改善凡士林的吸水性与渗透性。

②蜂蜡与鲸蜡：蜂蜡的主要成分为棕榈酸蜂蜡醇酯，鲸蜡主要成分为棕榈酸鲸蜡醇酯，两者均含有少量游离高级脂肪醇而具有一定的表面活性作用，属较弱的W/O型乳化剂，在O/W型乳剂型基质中起稳定作用。蜂蜡的熔程为62～67 ℃，鲸蜡的熔程为42～50 ℃。两者均不易酸败，常用于取代乳剂型基质中部分脂肪性物质以调节稠度或增加稳定性。

③二甲基硅油：或称硅油或硅酮，是一系列不同分子量的聚二甲硅氧烷的总称。本品为一种无色或淡黄色的透明油状液体，无臭，无味，黏度随分子量的增加而增大。其最大的特点是在应用温度范围内(-40～150 ℃)黏度变化极小。对大多数化合物稳定，但在强酸强碱中降解。在非极性溶剂中易溶，随黏度增大，溶解度逐渐下降。硅油优良的疏水性和较小的表面张力使之具有很好的润滑作用且易于涂布。对皮肤无刺激性，故能与羊毛脂、硬脂醇、鲸蜡醇、硬脂酸甘油酯、聚山梨酯类、山梨坦类等混合。故常用于乳膏中作润滑剂，最大用量可达10%～30%，也常与其他油脂性原料合用制成防护性软膏。

2)乳剂型基质

乳剂型基质是将固体的油相加热熔化后与水相混合，在乳化剂的作用下形成乳化，最后在室温下成为半固体的基质。形成基质的类型及原理与乳剂相似。常用的油相多数为固体，主要有：硬脂酸、石蜡、蜂蜡、高级醇(如十八醇)等，有时为调节稠度加入液状石蜡、凡士林或植物油等。

乳剂型基质有水包油(O/W)型与油包水(W/O)型两类。乳化剂的作用对形成乳剂基质的类型起主要作用。O/W型基质能与大量水混合，含水量较高。乳剂型基质不阻止皮肤表面分泌物的分泌和水分蒸发，对皮肤的正常功能影响较小。一般乳剂型基质特别是O/W型基质软膏中药物的释放和透皮吸收较快。由于基质中水分的存在，使其增强了润滑性，易于涂布。但是，O/W型基质外相含多量水，在贮存过程中可能霉变，常须加入防腐剂。同时水分也易蒸发失散而使软膏变硬，故常需加入甘油、丙二醇、山梨醇等作保湿剂，一般用量为5%～20%。遇水不稳定的药物不宜用乳剂型基质制备软膏。还值得注意的是O/W型基质制成的软膏在使用于分泌物较多的皮肤病时，如湿疹，其吸收的分泌物可重新透入皮肤(反向吸收)而使炎症恶化，故需正确选择适应症。

乳剂型基质常用的乳化剂：

(1)皂类

有一价皂、二价皂、三价皂等。

①一价皂：常为一价金属离子钠、钾、铵的氢氧化物、硼酸盐或三乙醇胺、三异丙胺等的有

机碱与脂肪酸(如硬脂酸或油酸)作用生成的新生皂,HLB 值一般为 15~18,降低水相表面张力强于降低油相的表面张力,则易成 O/W 型的乳剂型基质,但若处方中含过多的油相时能转相为 W/O 型的乳剂型基质。一价皂的乳化能力随脂肪酸中碳原子数 12 到 18 而递增。但在 18 以上这种性能又降低,故碳原子数为 18 的硬脂酸为最常用的脂肪酸,其用量常为基质总量的 10%~25%,主要作为油相成分,并与碱反应形成新生皂。未皂化的部分存在于油相中,被乳化而分散成乳粒,由于其凝固作用而增加基质的稠度。

新生皂反应的碱性物质的选择,对乳剂型基质的影响较大。以新生钠皂为乳化剂制成的乳剂型基质较硬。钾皂有软肥皂之称,以钾皂为乳化剂制成的成品也较软。以新生有机铵皂为乳化剂制成的乳剂型基质较为细腻、光亮美观。因此后者常与前二者合用或单作为乳化剂。新生皂作乳化剂形成的基质应避免用于酸、碱类药物制备软膏。特别是忌与含钙、镁离子类药物配方。

②多价皂:系由二、三价的金属(钙、镁、锌、铝)氧化物与脂肪酸作用形成的多价皂。由于此类多价皂在水中解离度小,亲水基的亲水性小于一价皂,而亲油基为双链或三链碳氢化物,亲油性强于亲水端,其 HLB 值小于 6 形成 W/O 型乳剂型基质。新生多价皂较易形成,且油相的比例大,黏滞度较水相高,因此,形成的 W/O 型乳剂型基质较一价皂为乳化剂形成的 O/W 型乳剂型基质稳定。

(2)脂肪醇硫酸(酯)钠类

常用的有十二烷基硫酸(酯)钠是阴离子型表面活性剂,常与其他 W/O 型乳化剂合用调整适当 HLB 值,以达到油相所需范围,常用的辅助 W/O 型乳化剂有十六醇或十八醇、硬脂酸甘油酯、脂肪酸山梨坦类等。本品的常用量为 0.5%~2%。本品与阳离子型表面活性剂作用形成沉淀并失效,加入 1.5%~2% 氯化钠可使之丧失乳化作用,其乳化作用的适宜 pH 应为 6~7,不应小于 4 或大于 8。

例:含十二烷基硫酸钠的乳剂型基质。

【处方】硬脂醇 220 g,十二烷基硫酸钠 15 g,白凡士林 250 g,羟苯甲酯 0.25 g,羟苯丙酯 0.15 g,丙二醇 120 g,纯化水加至 1 000 mL。

【制法】取硬脂醇与白凡士林在水浴上熔化,加热至 75 ℃,加入预先溶在水中并加热至 75 ℃的其他成分,搅拌至冷凝。

【注解】处方中的十二烷基硫酸钠用作主要乳化剂,而硬脂醇与白凡士林同为油相,前者还起辅助乳化及稳定作用,后者防止基质水分蒸发并留下油膜,有利于角质层水合而产生润滑作用,丙二醇为保湿剂,羟苯甲、丙酯为防腐剂。

(3)高级脂肪酸及多元醇酯类

①十六醇及十八醇:十六醇,即鲸蜡醇,熔点 45~50 ℃,十八醇即硬脂醇,熔点 56~60 ℃,均不溶于水,但有一定的吸水能力,吸水后可形成 W/O 型乳剂型基质的油相,可增加乳剂的稳定性和稠度。新生皂为乳化剂的乳剂基质中,用十六醇和十八醇取代部分硬脂酸形成的基质则较细腻光亮。

②硬脂酸甘油酯:即单、双硬脂酸甘油酯的混合物,不溶于水,溶于热乙醇及乳剂型基质的油相中,本品分子的甘油基上有羟基存在,有一定的亲水性,但十八碳链的亲油性强于羟基的亲水性,是一种较弱的 W/O 型乳化剂,与较强的 O/W 型乳化剂合用时,则制得的乳剂型基质稳定,且产品细腻润滑,用量为 15% 左右。

[例]含硬脂酸甘油酯的乳剂型基质。

【处方】硬脂酸甘油酯35 g,硬脂酸120 g,液状石蜡60 g,白凡士林10 g,羊毛脂50 g,三乙醇胺4 mL,羟苯乙酯1 g,纯化水加至1 000 g。

【制法】将油相成分(即硬脂酸甘油酯,硬脂酸,液状石蜡,凡士林,羊毛脂)与水相成分(三乙醇胺、羟苯乙酯溶于纯化水中)分别加热至80℃,将熔融的油相加入水相中,搅拌,制成O/W型乳剂基质。

③脂肪酸山梨坦与聚山梨酯类:均为非离子型表面活性剂,脂肪酸山梨坦,即司盘类HLB值为4.3~8.6,为W/O型乳化剂。聚山梨酯,即吐温类HLB值为10.5~16.7,为O/W型乳化剂。各种非离子型乳化剂均可单独制成乳剂型基质,但为调节HLB值而常与其他乳化剂合用,非离子型表面活性剂无毒性,中性,对热稳定,对黏膜与皮肤比离子型乳化剂刺激性小,并能与酸性盐、电解质配伍,但与碱类、重金属盐、酚类及鞣质均有配伍变化。聚山梨酯类能严重抑制一些消毒剂、防腐剂的效能,如与羟苯酯类、季铵盐类、苯甲酸等络合而使之部分失活,但可适当增加防腐剂用量予以克服。非离子型表面活性剂为乳化剂的基质中可用的防腐剂有:山梨酸,洗必泰碘,氯甲酚等,用量约0.2%。

(4)聚氧乙烯醚的衍生物类

①平平加O:即以十八(烯)醇聚乙二醇-800醚为主要成分的混合物,为非离子型表面活性剂,其HLB值为15.9,属O/W型乳化剂,但单用本品不能制成乳剂型基质,为提高其乳化效率,增加基质稳定性,可用不同辅助乳化剂,按不同配比制成乳剂型基质。

②乳化剂OP:即以聚氧乙烯(20)月桂醚为主的烷基聚氧乙烯醚的混合物,亦为非离子O/W型乳化剂,HLB值为14.5,可溶于水,1%水溶液的pH值为5.7,对皮肤无刺激性。本品耐酸、碱、还原剂及氧化剂,性质稳定,用量一般为油相重量的5%~10%。常与其他乳化剂合用。本品不宜与酚羟基类化合物,如苯酚、间苯二酚、麝香草酚、水杨酸等配伍,以免形成络合物,破坏乳剂型基质。

3)水溶性基质

水溶性基质是由天然或合成的水溶性高分子物质所组成。溶解后形成水凝胶,如CMC-Na,属凝胶基质。目前常见的水溶性基质主要是合成的聚乙二醇(PEG)类高分子物,以其不同分子量配合而成。

聚乙二醇是用环氧乙烷与水或乙二醇逐步加成聚合得到的水溶性聚醚。药剂中常用的平均分子量在300~6 000。PEG 700以下均是液体,PEG 1 000、1 500及1 540是半固体,PEG 2 000至6 000是固体。固体PEG与液体PEG适当比例混合可得半固体的软膏基质,且较常用,可随时调节稠度。

此类基质易溶于水,能与渗出液混合且易洗除,能耐高温不易霉败。但由于其较强的吸水性,用于皮肤常有刺激感,且久用可引起皮肤脱水干燥感,不宜用于遇水不稳定的药物的软膏,对季铵盐类、山梨糖醇及羟苯酯类等有配伍变化。

[例]含聚乙二醇的水溶性基质。

【处方】聚乙二醇4000 400 g,聚乙二醇400 600 g。

【制法】将两种聚乙二醇混合后,在水浴上加热至65 ℃,搅拌至冷凝,即得。

【附注】若需较硬基质,则可取等量混合后制备。若药物为水溶液(6%~25%的量),则可用30～50 g硬脂酸取代同重聚乙二醇4000，以调节稠度。

5.1.3　软膏剂的附加剂

软膏剂中常用附加剂来改善其性能、增加稳定性或改善药物的透皮吸收，常用的附加剂有抗氧剂、抑菌剂、保湿剂、增稠剂和皮肤渗透促进剂等。

1）抗氧剂

在软膏剂的贮藏过程中，微量的氧就会使某些活性成分氧化而变质。因此，常加入一些抗氧剂来保护软膏剂的化学稳定性，见表5.1。

表5.1　软膏剂中常用的抗氧剂

种　类	举　例
水溶性抗氧剂	维生素C、亚硫酸氢钠、硫代硫酸钠、亚硫酸钠、半胱氨酸、蛋氨酸等
油溶性抗氧剂	维生素E、没食子酸烷酯、丁羟基茴香醚（BHA）、丁羟基甲苯（BHT）等
金属离子螯合剂	枸橼酸、酒石酸、依地酸二钠（EDTA）等

2）抑菌剂

软膏剂中的基质中通常有水性、油性物质，甚至蛋白质，这些基质易受细菌和真菌的侵袭，微生物的滋生不仅可以污染制剂，而且有潜在毒性。对于破损及炎症皮肤，局部外用制剂不含微生物尤为重要。抑菌剂的一般要求是：①与处方中组成物没有配伍禁忌；②抑菌剂对热应稳定；③在较长的贮藏时间及使用环境中稳定；④对皮肤组织无刺激性、无毒性、无过敏性。软膏剂中常用的抑菌剂见表5.2。

表5.2　软膏剂中常用的抑菌剂

种　类	举　例
醇	乙醇，异丙醇，氯丁醇，三氯甲基叔丁醇
酸	苯甲酸，脱氢乙酸，丙酸，山梨酸，肉桂酸
芳香酸	茴香醚，香茅醛，香兰酸酯
汞化物	醋酸苯汞，硫柳汞
酚	苯酚，苯甲酚，麝香草酚，煤酚，氯代百里酚，水杨酸
酯	对羟基苯甲酸（乙酸，丙酸，丁酸）酯
季铵盐	苯扎氯铵，溴化烷基三甲基铵
其他	葡萄糖酸洗必泰，氯己定碘

3）保湿剂

一般是一类具有强吸湿性的物质，其与水强力结合而达到阻止水分蒸发的效果，常用的有甘油、丙二醇、山梨醇等。

4)增稠剂

增稠剂是为了提高软膏剂产品黏度或稠度,改善稳定性和改变流变形态的一类物质。常用的有月桂醇、肉豆蔻醇、鲸蜡醇、硬脂醇、山梨醇、月桂酸、亚油酸、亚麻酸、肉豆蔻酸、硬脂酸、纤维素及其衍生物、海藻酸及其(铵、钙、钾)盐、果胶、透明质酸钠、黄蓍胶、PVP(聚乙烯吡咯烷酮)等。

5)皮肤渗透促进剂

在外用软膏剂中加入皮肤渗透促进剂可明显增加药物的释放、渗透和吸收。常用的有表面活性剂,月桂氮䓬酮(氮酮),二甲基亚砜类,丙二醇、甘油、聚乙二醇等多元醇,油酸、亚油酸、月桂酸,角质保湿剂如尿素、水杨酸等,萜烯类的挥发油如薄荷油、桉叶油等。另外,氨基酸及一些水溶性蛋白质也能通过增加角质层脂质的流动性促进药物的透皮吸收。

5.1.4 软膏剂的制备及举例

软膏剂的制备,按照形成的软膏类型,制备量及设备条件不同,采用的方法也不同。溶液型或混悬型软膏常采用研磨法或熔融法。乳剂型软膏常在形成乳剂型基质过程中或在形成乳剂型基质后加入药物,称为乳化法。在形成乳剂型基质后加入的药物常为不溶性的微细粉末,实际上也属混悬型软膏。

制备软膏的基本要求,必须使药物在基质中分布均匀、细腻,以保证药物剂量与药效,这与制备方法的选择特别是加入药物方法的正确与否关系密切。

1)药物加入方法

为了减少软膏剂对病患处的机械性刺激,更好地发挥药效,制备时药物常按如下方法处理:

①药物不溶于基质时,必须将其粉碎成能通过六号筛的粉末。若用研磨法配制,可先取少量基质或基质中的液体成分与药粉研成糊状,再按等量递加法与剩余的基质混匀。用熔融法时,药粉加入后,应一直搅拌至冷凝,使药物分布均匀。

②药物可溶于基质时,可在加热时溶入,但挥发性药物应于基质冷至45 ℃时加入。

③可溶于基质的药物应先用适宜的溶剂溶解,再与基质混匀,如生物碱类,先用适量纯化水溶解,再用羊毛脂或其他吸水性基质吸收水溶液后再与基质混匀。遇水不稳定的药物如抗生素,可与液状石蜡研匀后,再与凡士林混匀。

④具有特殊性质的药物如半固体黏稠性药物(如鱼石脂或煤焦油),可直接与基质混合,必要时先与少量羊毛脂或聚山梨酯类混合,再与凡士林等油性基质混合。

⑤若药物有共熔性组分(如樟脑、薄荷脑)时,可先共熔再与基质混合。

⑥中药浸出物为液体(如煎剂、流浸膏)时,可先浓缩至稠膏状再加入基质中。固体浸膏可加少量水或稀醇等研成糊状,再与基质混合。

2)制备方法

油脂性基质的软膏主要采用研磨法、熔融法和乳化法。

①研磨法。基质为油脂性的半固体时,可直接采用研磨法(水溶性基质和乳剂型基质不宜用)。一般在常温下将药物与基质等量递加混合均匀。此法适用于小量制备,且药物为不

溶于基质者。用软膏刀在陶瓷或玻璃的软膏板上调制,也可在乳钵中研制。

②熔融法。大量制备油脂性基质时,常用熔融法。特别适用于含固体成分的基质,先加温熔化高熔点基质后,再加入其他低熔成分熔合成均匀基质。然后加入药物,搅拌均匀冷却即可。药物不溶于基质,必须先研成细粉筛入熔化或软化的基质中,搅拌混合均匀,若不够细腻,需要通过研磨机进一步研匀,使无颗粒感,常用三滚筒软膏机,使软膏受到滚辗与研磨,使软膏细腻均匀。

③乳化法。将处方中的油脂性和油溶性组分一起加热至 80 ℃左右成油溶液(油相),另将水溶性组分溶于水后一起加热至 80 ℃成水溶液(水相),使温度略高于油相温度,然后将水相逐渐加入油相中,边加边搅至冷凝,最后加入水、油均不溶解的组分,搅匀即得。大量生产时由于油相温度不易控制均匀冷却,或二相混合时搅拌不匀而使形成的基质不够细腻,因此在温度降至 30 ℃时再通过胶体磨等使其更加细腻均匀。也可使用旋转型热交换器的连续式乳膏机。

5.1.5 软膏剂的质量检查

按照《中国药典》(2015 版)对软膏剂的质量检查的有关规定,除特殊规定外,应按照以下方面进行质量检查:

①粒度。除另有规定外,混悬型软膏剂取适量的供试品(含饮片细粉的软膏剂),置于载玻片上涂成薄片层,薄层面积相当于盖玻片面积,共涂 3 片,照粒度和粒度分布测定法测定,均不得检出大于 18 μm 的粒子。

②装量。照最低装量检查法检查,应符合规定。

③无菌。用于烧伤或严重创伤的软膏剂,照无菌检查法检查,应符合规定。

④微生物限度。除另有规定外,照微生物限度检查:微生物计数法和控制菌检查法及非无菌药品微生物限度标准检查,应符合规定。

除了按照《中国药典》(2015 版)规定的检查项目进行控制检查外,还可对主药含量测定、物理性质(熔程、黏度及流变性)、刺激性、稳定性、药物的释放度及吸收等方面进行检查控制。

5.1.6 典型处方分析

1)复方酮康唑软膏(水溶性基质软膏)

【处方】酮康唑 20 g,依诺沙星 3 g,无水亚硫酸钠 2 g,PEG4000 300 g,PEG400 605 g,丙二醇 50 g,纯化水 20 mL。

【制法】用丙二醇将酮康唑、依诺沙星调成糊状,备用;将无水亚硫酸钠溶于纯化水中,备用。将 PEG4000 和 PEG400 在水浴上加热至 85 ℃,使熔化,待冷至 40 ℃以下时,加入上述糊状物和亚硫酸钠溶液,搅拌均匀,即得。

【适应症】本品用于治疗浅表和深部真菌感染、细菌引起的各种皮肤感染和各种皮炎。

【处方分析】酮康唑、依诺沙星为主药,无水亚硫酸钠为抗氧剂。

2)水杨酸乳膏(乳剂型基质软膏)

【处方】水杨酸 50 g,硬脂酸甘油酯 70 g,硬脂酸 100 g,白凡士林 120 g,液状石蜡 100 g,甘油 120 g，十二烷基硫酸钠 10 g，羟苯乙酯 1 g，纯化水 480 mL。

【注解】

①本品为 O/W 型乳膏，液状石蜡、硬脂酸和白凡士林为油相成分，十二烷基硫酸钠及硬脂酸甘油酯(1∶7)为混合乳化剂，其值为 11，接近本处方中油相所需的值为 12.7。制得的乳膏剂稳定性较好。

②在 O/W 型乳膏剂中加入白凡士林可以克服应用上述基质时干燥的缺点，有利于角质层的水合而有润滑作用。

③甘油为保湿剂，羟苯乙酯为防腐剂。

④加入水杨酸时，基质温度宜低，以免水杨酸挥发损失，而且温度过高，当本品冷凝后常会析出粗大药物结晶。还应避免与铁或其他重金属器皿接触，以防水杨酸变色。

【临床适应症】本品用于治手足癣及体股癣，忌用于糜烂或继发性感染部位。

(3)清凉油(油脂性基质软膏)

【处方】樟脑 160 g，薄荷脑 160 g，薄荷油 100 g，桉叶油 100 g，石蜡 210 g，蜂蜡 90 g，氨溶液(10%)6.0 mL，凡士林 200 g。

【制法】先将樟脑、薄荷脑混合研磨使其共熔，然后与薄荷油、桉叶油混合均匀，另将石蜡、蜂蜡和凡士林加热至 110 ℃(除去水分)，必要时滤过，放冷至 70 ℃，加入芳香油等，搅拌，最后加入氨溶液，混匀即得。

【适应症】本品用于止痛止痒，适用于伤风，头痛，蚊虫叮咬。

【注解】本品较一般油性软膏稠度大些，近于固态，熔程为 46 ~ 49 ℃，处方中石蜡、蜂蜡、凡士林三者用量配比应随原料的熔点不同加以调整。

任务 5.2 眼膏剂

案例导入

患者，男，30 岁。近几日突然感觉眼睑微肿，眼睛分泌物增多，而且结膜充血，眼睛呈红色，还伴有头痛、鼻塞。经医生初步诊断为结膜炎。治疗方法：经确认患者无头孢类过敏史，给予头孢唑林钠眼膏剂治疗，一日 3 次，连续用药 4 日。治疗结果：用药 4 日后，红肿疼痛消失，无分泌物产生。

讨论：使用头孢唑林钠眼膏剂时，应如何正确使用？应注意些什么？

5.2.1 眼膏剂的概述

眼膏剂系指药物与适宜基质均匀混合制成的无菌溶液型或混悬型膏状眼用半固体制剂。由于用于眼部，眼膏剂中的药物必须极细，基质必须纯净。眼膏剂应均匀、细腻，易涂布于眼部，对眼部无刺激性，无细菌污染。为保证药效持久，常用凡士林与羊毛脂等混合油性基质，因此，剂量较小且不稳定的抗生素等药物则更适于用此类基质制备眼膏剂。眼膏剂较一般滴眼剂在用药部位滞留时间长，疗效持久，可减少给药次数，并能减轻眼睑对眼球的摩擦，但使用后一定程度上会造成视物模糊，所以多以睡觉前使用为主。

眼膏剂在生产与储存期间应符合下列有关规定：①眼膏剂的基质应过滤并灭菌，不溶性药物应预先制成极细粉；②眼膏剂、眼用乳膏剂、眼用凝胶剂应均匀、细腻、无刺激性，并易涂布于眼部，便于药物分散和吸收；③包装容器应不易破裂，并清洗干净、灭菌，每个包装的装量应不超过 5 g；④供手术、伤口、角膜损伤用的眼膏剂不得添加抑菌剂或抗氧剂，且应包装于无菌容器内供一次性使用；⑤眼膏剂还应符合相应剂型制剂通则项下的有关规定，如眼用凝胶剂还应符合凝胶剂的规定；⑥眼膏剂的含量均匀度等应符合要求；⑥眼膏剂应遮光密封储存，开启后可保存 4 周。

眼膏剂常用的基质，一般用凡士林八份，液状石蜡、羊毛脂各一份混合而成。根据气温可适当增减液状石蜡的用量。基质中羊毛脂有表面活性作用，具有较强的吸水性和黏附性，使眼膏与泪液容易混合，并易附着于眼黏膜上，基质中药物容易穿透眼膜。基质加热熔合后用绢布等适当滤材保温滤过，并用 150 ℃干热灭菌 1 ~ 2 h，备用。也可将各组分分别灭菌供配制用。用于眼部手术或创伤的眼膏剂应灭菌或无菌操作，且不添加抑菌剂或抗氧剂。

5.2.2 眼膏剂的制备

眼膏剂的制备与一般软膏剂制法基本相同，但必须在净化条件下进行，一般可在净化操作室或净化操作台中配制。所用基质、药物、器械与包装容器等均应严格灭菌，以避免污染微生物而致眼睛感染的危险。配制用具经 70% 乙醇擦洗，或用水洗净后再用干热灭菌法灭菌。包装用软膏管，洗净后用 70% 乙醇或 12% 苯酚溶液浸泡，应用时用纯化水冲洗干净，烘干即可。也有用紫外线灯照射进行灭菌。

眼膏配制时，如主药易溶于水而且性质稳定，先配成少量水溶液，用适量基质研和吸尽水后，再逐渐递加其余基质制成眼膏剂，灌装于灭菌容器中，严封。

5.2.3 眼膏剂的质量检查

《中国药典》(2015 版）规定眼膏剂应检查的项目有：装量、金属性异物、颗粒细度（药物颗粒小于或等于 75 μm）、微生物限度等，检查方法见药典附录。

5.2.4 典型处方分析

[例]红霉素眼膏。

【处方】红霉素 50 万 IU、液状石蜡适量、眼膏基质共制 100 g。

【制法】取红霉素加适量灭菌液状石蜡研成细腻糊状物，然后加少量灭菌眼膏基质研匀，再分次递加眼膏基质使成全量，研匀，无菌分装即得。

【适应症】红霉素为大环内酯类抗生素，对革兰阳性菌和沙眼衣原体有抗菌作用。用于沙眼、结膜炎、角膜炎、眼睑缘炎及眼外部感染。

【处方分析】红霉素为主药，其不耐热，温度超过 60 ℃就容易分解，所以应待眼膏基质冷却后加入。

任务5.3 凝胶剂

5.3.1 概述

凝胶剂系指药物与适宜的辅料制成均一、混悬或乳状液型的稠厚液体或半固体制剂。主要供外用。除另有规定外,凝胶剂限局部用于皮肤及体腔如鼻腔、阴道和直肠等。乳液型凝胶剂又称为乳胶剂。由天然高分子基质如西黄蓍胶制成的凝胶剂也可称为胶浆剂。

凝胶剂有单相凝胶和双相凝胶之分。双相凝胶是由小分子无机药物胶体小粒以网状结构存在于液体中,具有触变性,如氢氧化铝凝胶;局部应用的由有机化合物形成的凝胶剂系指单相凝胶,又分为水性凝胶和油性凝胶。水性凝胶的基质一般由西黄蓍胶、明胶、淀粉、纤维素衍生物、聚羧乙烯和海藻酸钠等加水、甘油或丙二醇等制成;油性凝胶的基质常由液体石蜡与聚氧乙烯或脂肪油与胶体硅或铝皂、锌皂构成。在临床上应用较多的是水凝胶为基质的凝胶剂。

水性凝胶剂是近年来发展较快的剂型,具有美观、易涂展、不油腻、生物利用度高、易洗除、不污染衣着等许多优点。其缺点是易失水和霉变,常需添加保湿剂和防腐剂,且用量较大。另外可根据需要加入抗氧剂、增溶剂、透皮促进剂等附加剂。

5.3.2 水性凝胶基质

水性凝胶基质大多在水中溶胀成水性凝胶而不溶解。本类基质一般易涂展和洗除,无油腻感,能吸收组织渗出液,不妨碍皮肤正常功能。还由于黏滞度较小而利于药物特别是水溶性药物的释放。

本类基质缺点是润滑作用较差,易失水和霉变,常需添加保湿剂和防腐剂,且量较其他基质大。

(1)卡波姆

系丙烯酸与丙烯基蔗糖交联的高分子聚合物,按黏度不同常分为卡波姆934、卡波姆940、卡波姆941等,本品是一种引湿性很强的白色松散粉末。由于分子中存在大量的羧酸基团,与聚丙烯酸有非常类似的理化性质,可以在水中迅速溶胀,但不溶解。其分子结构中的羧酸基团使其水分散液呈酸性,1%水分散液的pH值约为3.11,黏性较低。当用碱中和时,随大分子逐渐溶解,黏度也逐渐上升,在低浓度时形成澄明溶液,在浓度较大时形成半透明状的凝胶。在pH值为6~11时有最大的黏度和稠度,中和使用的碱以及卡波姆的浓度不同,其溶液的黏度变化也有所区别。本品制成的基质无油腻感,涂用润滑舒适,特别适宜于治疗脂溢性皮肤病。与聚丙烯酸相似,盐类电解质可使卡波姆凝胶的黏性下降,碱土金属离子以及阳离子聚合物等均可与之结合成不溶性盐,强酸也可使卡波姆失去黏性,在配伍时必须避免。

[例]卡波姆基质处方。

【处方】卡波姆940 10 g,乙醇50 g,甘油50 g,聚山梨酯80 2 g,羟苯乙酯1 g,氢氧化钠4 g,纯化水加至1 000 mL。

【制法】将卡波姆与聚山梨酯80及300 mL纯化水混合,氢氧化钠溶于100 mL水后加入上液搅匀,再将羟苯乙酯溶于乙醇后逐渐加入搅匀,即得透明凝胶。

(2)纤维素衍生物

纤维素经衍生化后成为在水中可溶胀或溶解的胶性物。调节适宜的稠度可形成水溶性软膏基质。此类基质有一定的黏度,随着分子量、取代度和介质的不同而具不同的稠度。因此,取用量也应根据上述不同规格和具体条件来进行调整。常用的品种有甲基纤维素(MC)和羧甲基纤维素钠(CMC-Na),两者常用的浓度为2%~6%。前者缓缓溶于冷水,不溶于热水,但湿润、放置冷却后可溶解,后者在任何温度下均可溶解。1%的水溶液pH值为6~8。MC在pH值为2~12时均稳定,而CMC-Na在pH值低于5或高于10时黏度显著降低。本类基质涂布于皮肤时有较强黏附性,较易失水,干燥而有不适感,常需加入10%~15%的甘油调节。制成的基质中均需加入防腐剂,常用0.2%~0.5%的羟苯乙酯。在CMC-Na基质中不宜加硝(醋)酸苯汞或其他重金属盐作防腐剂。也不宜与阳离子型药物配伍,否则会与CMC-Na形成不溶性沉淀物,从而影响防腐效果或药效,对基质稠度也会有影响。

5.3.3 水凝胶剂的制备及处方例

水凝胶剂的一般制法,药物溶于水者常先溶于部分水或甘油中,必要时加热,其余处方成分按基质配制方法制成水凝胶基质,再与药物溶液混匀加水至足量搅匀即得。药物不溶于水者,可先用少量水或甘油研细,分散,再混于基质中搅匀即得。下面举以SDB-L400为基质的处方例。

[例]吲哚美辛软膏。

【处方】吲哚美辛10.0 g,交联型聚丙烯酸钠(SDB-L400)10.0 g,PEG4000 80.0 g,甘油100.0 g,苯扎溴铵10.0 mL,纯化水加至1 000 mL。

【制法】称取PEG4000,甘油置烧杯中微热至完全溶解,加入吲哚美辛混匀,SDB-L400加入800 mL水(60 ℃)于研钵中研匀后,将基质与PEG4000、甘油、吲哚美辛混匀,加水至1 000 mL即得。

【注解】SDB-L400是一种高吸水性树脂材料,如表观密度0.6~0.8 g/cm^3,粒径38~200 μm的SDB-L400在90 s内吸水量为自重的200~300倍,膨胀成胶状半固体。具有保湿,增稠,皮肤浸润等作用,用量为14%,PEG作透皮吸收促进剂,其经皮渗透作用可提高2.5倍。

【适应症】本品具有消炎止痛作用,用于风湿性关节炎、类风湿性关节炎、痛风等。

5.3.4 凝胶剂的临床应用与注意事项

1)临床应用

根据给药途径不同,凝胶剂的具体使用方法也不同,凝胶剂在临床上的合理使用需要掌握正确的方法并严格按照说明使用。例如口服凝胶用前要充分摇匀,否则有效成分分布不均,会影响给药剂量,从而影响药效发挥。外用剂凝胶涂患处,一日2~3次。

2)注意事项

①皮肤破损处不宜使用。

②避免接触眼睛和其他黏膜(如口、鼻等)。

③用药部位如有烧灼感、瘙痒、红肿等情况应停药,并将局部药物洗净,必要时向医师咨询。

④如正在使用其他药品,使用本品前请咨询医师或药师。

⑤根据药品说明书规定的用药途径和部位正确使用凝胶剂。

⑥皮肤外用凝胶剂使用前需先清洁皮肤表面患处,按痛处面积评估使用剂量,用手指轻柔反复按摩直至均匀涂展开。

⑦当凝胶剂性质发生改变时禁止使用。

任务5.4 栓剂

5.4.1 概述

1)栓剂的定义与分类

栓剂系指原料药物与适宜基质制成的供腔道给药的固体制剂。栓剂因使用腔道的不同,分为肛门栓、阴道栓和尿道栓等。其中最常用的是肛门栓和阴道栓。为适应机体应用部位,栓剂的形状及质量各不相同,一般均有明确规定。栓剂在常温下为固体,塞入人体腔道后,在体温下迅速软化,熔融或溶解于分泌液,逐渐释放药物而产生局部或全身作用。

肛门栓的形状有圆锥形、圆柱形、鱼雷形等。每粒质量约2 g,儿童用约1 g,长3~4 cm。其中以鱼雷形较好,因塞入肛门后,易进入直肠内。阴道栓的形状有球形、卵形、鸭嘴形等;每粒质量为3~5 g,直径1.5~2.5 cm,其中鸭嘴形较好,因相同质量的栓剂,鸭嘴形的表面积最大。尿道栓呈笔形、棒状。男性用尿道栓约4 g,长14 cm;女性用尿道栓约2 g,长7 cm。栓剂形状如图5.1所示。

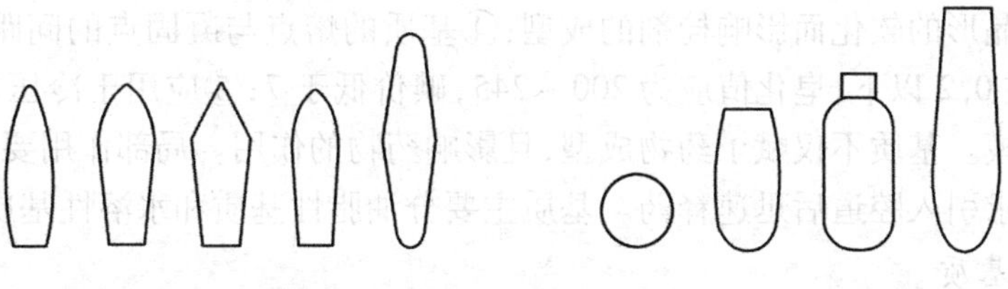

(a)肛门栓外形　　(b)阴道栓外形

图5.1 栓剂常用形状

栓剂最初的应用,作为肛门、阴道等部位的用药主要以局部作用为目的。如润滑、收敛、抗菌、杀虫、局麻等作用。但是,后来发现通过直肠给药可以避免肝首过作用和不受胃肠道的影响,而且,适合于对于口服片剂、胶囊、散剂有困难的患者用药,因此,栓剂的全身治疗作用越来越受到重视。局部作用的栓剂主要起止痛、止痒、抗菌消炎等作用,常用药物为消炎药、局部麻醉药、杀菌剂等。例如用于便秘的甘油栓;用于治疗念珠菌性阴道炎的达克宁栓和克霉唑栓等。起局部作用的栓剂要求释药缓慢而持久。用于全身作用的栓剂主要通过直肠给药,药物由腔道吸收至血液循环起全身治疗作用。以全身作用为目的栓剂有解热镇痛药、抗生素类药、肾上腺皮质激素类药、抗恶性肿瘤治疗剂等,例如治疗感冒发热的对乙酰氨基酚栓和消炎镇痛的吲哚美辛栓等。起全身作用的栓剂要求引入腔道后迅速释药。

2) 栓剂的特点

栓剂的主要特点:①用法简便;②不受胃肠道 pH、酶或细菌的分解破坏,可以较高浓度到达作用部位;③适用于不能或者不愿口服给药的患者,对伴有呕吐患者的治疗是一有效途径;④吸收不稳定、使用不如口服剂型方便。

药物直肠吸收有 3 条途径:①通过门肝系统:塞入肛门内 6 cm 处,药物经直肠上静脉入门静脉,经肝脏代谢后,再进入血液循环;②不通过门肝系统:塞入肛门内 2 cm 处,有 50% ~ 70% 药物经直肠中下静脉和肛管静脉进入下腔静脉,绕过肝脏直接进入血液循环;③药物经直肠黏膜进入淋巴系统,淋巴系统对直肠药物的吸收几乎与血液处于相同的地位。

3) 栓剂的质量要求

栓剂在生产和储藏期间应符合《中国药典》(2015 版)的有关规定,栓剂的一般质量要求如下:

①栓剂中的药物与基质应混合均匀,栓剂外形应完整光滑。

②塞入腔道后应无刺激性,应能熔化、软化或溶化,并与分泌液混合,逐渐释放出药物,产生局部或全身作用。

③应有适宜的硬度,以免在包装或贮存时变形。

④除另有规定外,栓剂应在 30 ℃以下密闭贮存,防止因受热、受潮而变形、发霉、变质。

5.4.2 栓剂的基质及附加剂

1) 栓剂的基质

用于制备栓剂的基质应具备下列要求:①室温时具有适宜的硬度,当塞入腔道时不变形,不破碎。在体温下易软化、熔化,能与体液混合或溶于体液;②具有润湿或乳化能力,能混入较多的水;③不因晶形的软化而影响栓剂的成型;④基质的熔点与凝固点的间距不宜过大,油脂性基质的酸价在 0.2 以下,皂化值应为 200 ~ 245,碘价低于 7;⑤应用于冷压法及热熔法制备栓剂,且易于脱模。基质不仅赋予药物成型,且影响药物的作用。局部作用要求释放缓慢而持久,全身作用要求引入腔道后迅速释药。基质主要分油脂性基质和水溶性基质两大类。

(1) 油脂性基质

油脂性基质的栓剂中,如药物为水溶性的,则药物能很快释放于体液中,机体作用较快。如药物为脂溶性的,则药物必须先从油相中转入水相体液中,才能发挥作用。转相与药物的油水分配系数有关。

①可可豆脂:可可豆脂是梧桐科植物可可树种仁中得到的一种固体脂肪。主要是含硬脂酸、棕榈酸、油酸、亚油酸和月桂酸的甘油酯。可可豆脂为白色或淡黄色脆性蜡状固体。有 α、 β、β′、γ 4 种晶型，其中以 β 型最稳定，熔点为 34 ℃。通常应缓缓升温加热待熔化至 2/3 时，停止加热，让余热使其全部熔化，以避免上述异物体的形成。每 100 g 可可豆脂可吸收 20 ~ 30 g 水，若加入 5% ~10% 吐温可增加吸水量，且还有助于药物混悬在基质中。

②半合成或全合成脂肪酸甘油酯：系由椰子或棕榈种子等天然植物油水解、分馏所得 C_{12} ~ C_{18} 游离脂肪酸，经部分氢化再与甘油酯化而得的三酯、二酯、一酯的混合物，即称半合成脂肪酸酯。这类基质化学性质稳定，成形性能良好，具有保湿性和适宜的熔点，不易酸败，目前为取代天然油脂的较理想的栓剂基质。国内已生产的有半合成椰油酯、半合成山苍子油酯、半合成棕榈油酯、硬脂酸丙二醇酯等。

a. 半合成椰油酯：系由椰油加硬脂酸再与甘油酯化而成。本品为乳白色块状物，熔点为 33 ~41 ℃，凝固点为 31 ~36 ℃，有油脂臭，吸水能力大于 20%，刺激性小。

b. 半合成山苍子油酯：系由山苍子油水解，分离得月桂酸再加硬脂酸与甘油经酯化而得的油酯。也可直接用化学品合成，称为混合脂肪酸酯。三种单酯混合比例不同，产品的熔点也不同，其规格有 34 型(33 ~35 ℃)、36 型(35 ~37 ℃)、38 型(37 ~39 ℃)、40 型(39 ~41 ℃)等，其中栓剂制备中最常用的为 38 型。本品的理化性质与可可豆脂相似，为黄色或乳白色块状物。

c. 半合成棕榈油酯：系以棕榈仁油经碱处理而得的皂化物，再经酸化得棕榈油酸，加入不同比例的硬脂酸、甘油经酯化而得的油酯。本品为乳白色固体，抗热能力强，酸价和碘价低，对直肠和阴道黏膜均无不良影响。

d. 硬脂酸丙二醇酯：是硬脂酸丙二醇单酯与双酯的混合物，为乳白色或微黄色蜡状固体，稍有脂肪臭。水中不溶，遇热水可膨胀，熔点为 35 ~37 ℃，对腔道黏膜无明显的刺激性、安全、无毒。

(2) 水溶性基质

①甘油明胶：甘油明胶系将明胶、甘油、水按一定的比例在水浴上加热融合，蒸去大部分水，放冷后经凝固而制得。本品具有很好的弹性，不易折断，且在体温下不熔化，但能软化并缓慢溶于分泌液中缓慢释放药物等特点。本品多作为阴道栓剂基质，明胶是胶原的水解产物，凡与蛋白质能产生配伍变化的药物，如鞣酸、重金属盐等均不能用甘油明胶作基质。

②聚乙二醇(PEG)：系聚乙二醇的高分子聚合物总称，将不同聚合度的 PEG 以一定比例加热融合，可得适当硬度的栓剂基质。该基质无生理作用，遇体温不熔化，但能缓缓溶于体液中而释放药物。因吸湿性较强，受潮容易变形，所以 PEG 基质栓应储存于干燥处。本品易滋长真菌等微生物，制成栓剂时应加入抑菌剂。

③聚氧乙烯(40)单硬脂酸酯类(polyoxyl 40 stearate)：系聚乙二醇的单硬脂酸酯和二硬脂酸酯的混合物，并含有游离乙二醇，呈白色或微黄色，无臭或稍有脂肪臭味的蜡状固体。熔点为 39 ~45 ℃；可溶于水、乙醇、丙酮等，不溶于液体石蜡。商品代号为 S-40，S-40 可以与 PEG 混合使用，可制得崩解、释放性能较好的稳定的栓剂。

④泊洛沙姆：由乙烯氧化物和丙烯氧化物组成的嵌段聚合物(聚醚)，易溶于水。型号有多种，随聚合度增大，形态从液体、半固体至蜡状固体，均易溶于水，可用做栓剂基质。常用型号为泊洛沙姆 188 型，熔点为 52 ℃。能促进药物的吸收并起到缓释与延效的作用。

2) 栓剂的附加剂

栓剂的处方中，根据不同目的需加入一些添加剂。

①硬化剂。若制得的栓剂在贮藏或使用时过软,可加入适量的硬化剂,如白蜡、鲸蜡醇、硬脂酸、巴西棕榈蜡等调节,但效果十分有限。因为它们的结晶体系和构成栓剂基质的三酸甘油酯大不相同,所得混合物明显缺乏内聚性,而且其表面异常。

②增稠剂。当药物与基质混合时,因机械搅拌情况不良或生理上需要时,栓剂制品中可酌加增稠剂,常用的增稠剂有:氢化蓖麻油、单硬脂酸甘油酯、硬脂酸铝等。

③乳化剂。当栓剂处方中含有与基质不能相混合的液相,特别是在此相含量较高时(大于5%)可加适量的乳化剂。

④吸收促进剂。起全身治疗作用的栓剂,为了增加全身吸收,可加入吸收促进剂以促进药物被直肠黏膜的吸收。常用的吸收促进剂有表面活性剂和氮酮;此外尚有氨基酸乙胺衍生物,乙酰醋酸酯类,β-二羧酸酯,芳香族酸性化合物,脂肪族酸性化合物也可作为吸收促进剂。

⑤着色剂。可选用脂溶性着色剂,也可选用水溶性着色剂,但加入水溶性着色剂时,必须注意加水后对 pH 和乳化剂乳化效率的影响,还应注意控制脂肪的水解和栓剂中的色移现象。

⑥抗氧剂。对易氧化的药物应加入抗氧剂,如叔丁基羟基茴香醚(BHA),叔丁基对甲酚(BHT),没食子酸酯类等。

⑦防腐剂。当栓剂中含有植物浸膏或水性溶液时,可使用防腐剂及抗菌剂,如对羟基苯甲酸酯类。使用防腐剂时应验证其溶解度、有效剂量、配伍禁忌以及直肠对它的耐受性。

5.4.3 栓剂的制备及包装贮藏

1)制备方法

栓剂的制备基本方法有两种,即冷压法与热熔法。

①冷压法。不论是搓捏或模型冷压,均是将药物与基质的粉末置于冷却的容器内混合均匀,然后手工搓捏成形或装入制栓模型机内压成一定形状的栓剂。机压模型成形者较美观。

②热熔法。将计算量的基质粉末用水浴或蒸气浴加热熔化,温度不易过高,然后按药物性质以不同方法加入,混合均匀,倾入冷却并涂有润滑剂的模型中至稍微溢出模口为度。放冷,待完全凝固后,削去溢出部分,开模取出。热熔法应用较广泛,工厂生产一般均已采用机械自动化操作来完成。

栓孔内涂的润滑剂通常有两类:①脂肪性基质的栓剂,常用软肥皂、甘油各1份与95%乙醇5份混合所得;②水溶性或亲水性基质的栓剂,则用油性为润滑剂,如液状石蜡或植物油等。有的基质不黏模,如可可豆脂或聚乙二醇类,可不用润滑剂。

2)包装材料和贮藏

将栓剂分别用蜡纸或锡纸包裹后置于小硬纸盒或塑料盒内,以免互相黏连,避免受压。于干燥阴凉处30 ℃以下储存。甘油明胶栓及聚乙二醇栓可室温阴凉处贮存,并宜密闭于容器中以免吸湿、变形、变质等。

5.4.4 栓剂的治疗作用及临床应用

1)临床应用

阴道栓和肛门栓是外科常用药。

①阴道栓。用来治疗妇科炎症。阴道栓是一种外观类似球形、卵形或鸭嘴形供塞入阴道的固体，质量一般为3～5 g，熔点与体温接近。使用阴道栓时应注意：a.先清洗阴道内外，清除过多的分泌物。用清水或润滑剂涂在栓剂的尖端部。b.患者仰卧床上，双膝屈起并分开，露出会阴部，将栓剂尖端部向阴道口塞入，并用手以向下、向前的方向轻轻推入阴道深处。置入栓剂后患者应合拢双腿，保持仰卧姿势约20 min。c.在给药后1～2 h内尽量不排尿，以免影响药效。d.最好在临睡前给药，以使药物充分吸收，并防止药栓遇热溶解后外流。月经期停用，有过敏史者慎用。

②肛门栓。常用于治疗痔疮，是一种外观似圆锥形或鱼雷形的固体，熔点与体温接近，塞入后能迅速熔化、软化或溶解，产生局部和全身的治疗作用。使用肛门栓时要注意：a.使用前尽量排空大小便，并洗清肛门内外。b.剥去栓剂外裹的铝箔或聚乙烯膜，在栓剂的顶端蘸少许凡士林、植物油或润滑油。c.塞入时患者取侧卧位，小腿伸直，大腿向前屈曲，贴着腹部。d.放松肛门，把栓剂的尖端向肛门插入，并用手指缓缓推进，深度距肛门口幼儿约2 cm，成人约3 cm，合拢双腿并保持侧卧姿势15 min，以防栓剂被压出。⑤在用药后1～2 h内，尽量不要大小便，以保持药效。

③尿道栓：尿道栓使用与阴道栓类似，主要是使用腔道的不同。另外，因尿道栓剂可引起轻微的尿道损伤和出血，故需抗凝治疗者应慎用。

2）注意事项

栓剂受热易变形，气温高时，使用前最好置于冷水或冰箱中冷却后再剪开取用；本品性状发生改变时禁止使用；用药部位如有烧灼感、红肿等情况应停药，并将局部药物洗净；用药期间注意个人卫生，防止重复感染等。

5.4.5 栓剂的质量检查

《中国药典》（2015版）规定，栓剂的一般质量要求有：①药物与基质应混合均匀，栓剂外形应完整光滑；②塞入腔道后应无刺激性，应能熔化、软化或溶解，并与分泌液混合，逐步释放出药物，产生局部或全身作用；③应有适宜的硬度，以免在包装、贮藏或用时变形。并应作重量差异和融变时限等多项检查。

1）重量差异

检查法：取栓剂10粒，精密称定总重量，求得平均粒重后，再分别精密称定各粒的重量。每粒重量与平均粒重相比较，超出重量差异限度的药粒不得多于1粒，并不得超出限度1倍。栓剂重量差异限度见表5.3。

表5.3 栓剂重量差异限度表

平均重量/g	重量差异限度/%
1.0以下至1.0	±10
1.0以上至3.0	±7.5
3.0以上	±5

2）融变时限

《中国药典》(2015 版)规定，用融变时限检查法进行检查。此法测定，脂肪性基质的栓剂 3 粒均应在 30 min 内全部熔化、软化或触压时无硬心。水溶性基质的栓剂 3 粒在 60 min 内全部溶解，如有 1 粒不合格应另取 3 粒复试，均应符合规定。

3）药物溶出速度和吸收试验

药物溶出速度和吸收试验可作为栓剂质量检查的参考项目。

①溶出速度试验。常采用的方法是将待测栓剂置于透析管的滤纸筒中或适宜的微孔滤膜中，溶出速度试验是将栓剂放入盛有介质并附有搅拌器的容器中，于 37 ℃每隔一定时间取样测定，每次取样后需补充同体积的溶出介质，求出介质中的药物量，作为在一定条件下基质中药物溶出速度的参考指标。

②体内吸收试验可用家兔，开始时剂量不超过口服剂量，以后再 2 倍或 3 倍地增加剂量。给药后按一定时间间隔抽取血液或收集尿液测定药物浓度。最后计算动物体内药物吸收的动力学参数和药时曲线下面积(AUC)等。

4）稳定性和刺激性试验

①稳定性试验。是将栓剂在室温(25±3) ℃和 4 ℃下贮存，定期检查外观变化和软化点范围、主药的含量及药物的体外释放。

②刺激性试验。对黏膜刺激性检查，一般用动物试验。即将基质检品的粉末、溶液或栓剂，施于家兔的眼黏膜上，或纳入动物的肛门、阴道，观察有何异常反应。在动物试验基础上，临床验证多在人体肛门或阴道中观察用药部位有无灼痛、刺激以及不适感觉等反应。

5）微生物限度检查

除另有规定外，照非无菌产品微生物限度检查：微生物计数法和控制菌检查法及非无菌药品微生物限度标准检查，应符合规定。

5.4.6 典型处方分析

甲硝唑栓

【处方】甲硝唑细粉 4.5 g，磷酸二氢钠 1.6 g，碳酸氢钠 1.4 g，香果脂适量，共制成阴道栓 10 粒。

【注解】①甲硝唑为主药，香果脂为基质。②碳酸氢钠和磷酸二氢钠为泡腾剂，以便使主药深入阴道并均匀分布。也可根据情况使磷酸二氢钠稍过量，以降低阴道的 pH，恢复其自净能力，提高药效。③本品属于中空栓剂，药物分速释和缓释两部分。与普通栓剂相比，作用时间长，疗效好。

【临床适应症】用于治疗滴虫性阴道炎。亦可用于防治妇科小手术后厌氧菌感染。

项目检测

一、选择题

1. 下述哪一种基质不是水溶性软膏基质(　　)。
   A. 聚乙二醇　　B. 甘油明胶　　C. 纤维素衍生物
   D. 羊毛醇　　E. 卡波姆
2. 下列关于软膏基质的叙述中错误的是(　　)。
   A. 液状石蜡主要用于调节软膏稠度
   B. 水溶性基质释药快,无刺激性
   C. 水溶性基质由水溶性高分子物质加水组成,需加防腐剂,而不需加保湿剂
   D. 凡士林中加入羊毛脂可增加吸水性
   E. 硬脂醇是 W/O 型乳化剂,但常用在 O/W 型乳剂基质中
3. 凡士林基质中加入羊毛脂是为了(　　)。
   A. 增加药物的溶解度　　B. 防腐与抑菌　　C. 增加药物的稳定性
   D. 减少基质的吸水性　　E. 增加基质的吸水性
4. 全身作用的栓剂在直肠中最佳的用药部位在(　　)。
   A. 接近直肠上静脉　　B. 应距肛门口 2 cm 处　　C. 接近直肠下静脉
   D. 接近直肠上、中、下静脉　　E. 接近肛门括约肌
5. 药物在以下基质中穿透力较强的是(　　)。
   A. 凡士林　　B. 液状石蜡　　C. O/W 型乳剂基质
   D. 聚乙二醇　　E. 甘油明胶

二、简答题

1. 软膏基质通常分为哪几类?简述常用基质成分的性质及用途。
2. 下列物质分别起何种类型的乳化作用?

硬脂酸铝(铝皂);油酸与氢氧化钠;羊毛脂;阿拉伯胶;胆固醇;十二烷基硫酸钠-十六醇(1∶9);吐温 80-司盘 80(3∶1)

3. 处方分析

醋酸氟轻松 0.25 g,二甲基亚砜 15 g,十八醇 90 g,白凡士林 100 g,液状石蜡 60 g,月桂醇硫酸钠 10 g,对羟基苯甲酸乙酯 1 g,甘油 50 g,纯化水加至 1 000 mL。

分析处方中各组分的作用,判别本软膏基质属何种类型,写出制备方法。

4. 基质应具备哪些条件?有哪些基质常供制备栓剂之用?

实训　软膏剂的制备

一、实训目的

1. 掌握不同类型基质软膏的制备方法。

2. 根据药物和基质的性质，了解药物加入基质中的方法。

3. 了解软膏剂的质量评定方法。

4. 了解不同类型软膏基质对药物释放的影响。

二、实训药品与仪器

药品：水杨酸、液状石蜡、凡士林、十八醇、单硬脂酸甘油酯、十二烷基硫酸钠、甘油、琼脂

仪器：试管、烧杯、电热套、药筛

三、实训内容

（一）油脂性基质的水杨酸软膏制备

1. 处方

水杨酸 1 g，液状石蜡适量，凡士林加至 20 g。

2. 操作

取水杨酸置于研钵中，加入适量液状石蜡研成糊状，分次加入凡士林混合研匀即得。

3. 操作注意

（1）处方中的凡士林基质可根据气温以液状石蜡或石蜡调节稠度。

（2）水杨酸需先粉碎成细粉［按《中国药典》（2015 版）标准］，配制过程中避免接触金属器皿。

（二）O/W 乳剂型基质的水杨酸软膏制备

1. 处方

水杨酸 1.0 g，白凡士林 2.4 g，十八醇 1.6 g，单硬脂酸甘油酯 0.4 g，十二烷基硫酸钠 0.2 g，甘油 1.4 g，对羟基苯甲酸乙醇 0.04 g，纯化水加至 20 g。

2. 操作

取白凡士林、十八醇和单硬脂酸甘油酯置于烧杯中，水浴加热至 70 ~ 80 ℃使其熔化，将十二烷基硫酸钠、甘油、对羟基苯甲酸乙酯和计算量的纯化水置另一烧杯中加热至 70 ~ 80 ℃使其溶解，在同温下将水液以细流加到油液中，边加边搅拌至冷凝，即得 O/W 乳剂型基质。

取水杨酸置于软膏板上或研钵中，分次加入制得的 O/W 乳剂型基质研匀，制成 20 g。

（三）W/O 乳剂型基质的水杨酸软膏制备

1. 处方

水杨酸 1.0 g，单硬脂酸甘油酯 2.0 g，石蜡 2.0 g，白凡士林 1.0 g，液状石蜡 10.0 g，司盘 40 0.1 g，乳化剂 OP 0.1 g，对羟基苯甲酸乙酯 0.02 g，纯化水 5.0 mL。

2. 操作

取锉成细末的石蜡、单硬脂酸甘油酯、白凡士林、液状石蜡、司盘 40、乳化剂 OP 和对羟基苯甲酸乙酯于蒸发皿中，水浴上加热熔化并保持 80 ℃，细流加入同温的水，边加边搅拌至冷凝，即得 W/O 乳剂型基质。用此基质同上制备水杨酸软膏 20 g。

（四）水溶性基质的水杨酸软膏制备

1. 处方

水杨酸 1.0 g，羧甲基纤维素钠 1.2 g，甘油 2.0 g，苯甲酸钠 0.1 g，纯化水 16.8 mL。

2. 操作

取羧甲基纤维素钠置研钵中，加入甘油研匀，然后边研边加入溶有苯甲酸钠的水溶液，待

溶胀后研匀,即得水溶性基质。用此基质同上制备水杨酸软膏 20 g。

(五)水杨酸软膏剂的体外释药试验

1. 林格氏溶液的配制

氯化钠 0.85 g,氯化钾 0.03 g,氯化钙 0.048 g,纯化水加至 100 mL。

2. 含指示剂的琼脂凝胶的制备

称取琼脂 2 g 加入 100 mL 林格氏溶液中,水浴加热溶解,趁热用纱布过滤除去悬浮杂质,冷至 60 ℃,加入三氯化铁试液 3 mL[配制法按照中国药典(2015 版)],混匀,立即沿壁倒入内径一样的 4 支小试管(试管长约 10 cm),不得产生气泡,每管上端留 1 cm 空隙供填装软膏,直立静置,室温冷却成凝胶。

3. 软膏释药试验

在装有琼脂的试管上端空隙处,用软膏刀分别将制成的水杨酸软膏填装入内,填装时应铺至与琼脂表面密切接触,并且应装至与试管口齐平。装填完后应直立放置并分别于 0.5 h、1 h、2 h、3 h 观察和测定呈色区的高度,记录于下表。

高度 时间	软膏类型			
	油脂性基质	O/W 乳剂型基质	W/O 乳剂型基质	水溶性基质
0.5				
1				
2				
3				

四、思考题

1. O/W 型乳剂基质中加凡士林除作为油相成分外,有何医疗作用?
2. O/W 型乳剂基质常用哪几种乳化剂?
3. 根据琼脂试验法结果说明各类释药能力不同的原因。
4. 琼脂试验法与经皮扩散试验各有何特点?

项目6　固体制剂-1

【学习目标】

1. 掌握散剂、颗粒剂、胶囊剂的储存、临床应用及注意事项；
2. 熟悉散剂、颗粒剂、胶囊剂的特点、制备方法与质量检查；
3. 掌握散剂、颗粒剂、胶囊剂的典型处方分析；
4. 掌握运用散剂、颗粒剂、胶囊剂的有关知识解决药品在使用和储运中应注意的问题；
5. 了解粉碎、过筛、混合的方法及注意事项。

任务6.1　固体制剂概述

常用的固体剂型有散剂、颗粒剂、片剂、胶囊剂、滴丸剂、膜剂等，在药物制剂中约占70%。固体制剂的共同特点是：①与液体制剂相比，物理、化学稳定性好，生产制造成本较低，服用与携带方便；②制备过程的前处理经历相同的单元操作，以保证药物的均匀混合与准确剂量，而且剂型之间有着密切的联系；③药物在体内要先溶解后才能透过生理膜被吸收入血液循环中。

6.1.1　固体剂型的体内吸收路径

固体制剂共同的吸收路径是将固体制剂口服给药后，须经过药物的溶解过程，才能经胃肠道上皮细胞膜吸收进入血液循环中而发挥其治疗作用。特别是对一些难溶性药物来说，药物的溶出过程将成为药物吸收的限速过程。若溶出速度小，吸收慢，则血药浓度就难以达到治疗的有效浓度。在这里比较一下各种剂型在口服后的吸收路径，见表6.1。

表6.1　不同剂型在体内的吸收路径

剂　型	崩解或分散	溶解过程	吸　收
片　剂	○	○	○
胶囊剂	○	○	○
颗粒剂	×	○	○

续表

剂　型	崩解或分散	溶解过程	吸收
散　剂	×	○	○
混悬剂	×	○	○
溶液剂	×	×	○

注:○——需要此过程;×——不需要此过程

如片剂和胶囊剂口服后首先崩解成细颗粒状,然后药物分子从颗粒中溶出,药物通过胃肠黏膜吸收进入血液循环中。颗粒剂或散剂口服后没有崩解过程,迅速分散后具有较大的比表面积,因此药物的溶出、吸收和奏效较快。混悬剂的颗粒较小,因此药物的溶解与吸收过程更快,而溶液剂口服后没有崩解与溶解过程,药物可直接被吸收入血液循环当中,从而使药物的起效时间更短。口服制剂吸收的快慢顺序一般是:溶液剂>混悬剂>散剂>颗粒剂>胶囊剂>片剂>丸剂。

固体制剂在体内首先分散成细颗粒是提高溶解速度,以加快吸收速度的有效措施之一。

6.1.2 固体原辅料处理的基本操作

1)粉碎

药剂学中的粉碎,主要是指借机械力将大块固体物料破碎成适宜程度的颗粒或粉末的操作过程。

(1)粉碎目的

粉碎操作对制剂过程的意义:

a. 便于制备多种剂型,如散剂、颗粒剂、丸剂、片剂、浸出制剂等;b. 有利于制剂中各成分混合均匀;c. 有助于药材中有效成分的溶出;d. 增加药物的表面积,促进药物的溶解与吸收,有利于提高难溶性药物的溶出速度和生物利用度。但粉碎过程同时也可能会带来一些不良作用,如黏附与凝聚性增大、密度减少、粉末表面上吸附的空气对润湿性的影响、晶型转变、热分解、粉尘污染及爆炸等。

通常把粉碎前物料的平均直径与粉碎后物料的平均直径的比值称为粉碎度。由此可见,粉碎度与粉碎后颗粒的平均直径成反比,即粉碎度越大,颗粒越小。药物粉碎时应根据需要选用适当的粉碎度,粉碎度的大小取决于药物本身的性质、剂型及临床使用要求。

(2)粉碎机制

粉碎过程主要依靠外加机械力的作用破坏物质分子间的内聚力来实现的。被粉碎的物料受到外力的作用后在局部产生很大的应力或形变。当施加应力超过物质的屈服力时物料发生塑性变形,当应力超过物料本身的分子间力时即可产生裂隙并发展成为裂缝,最后则破碎或开裂。被粉碎物质可分塑性物质和弹性物质。塑性物质的破碎经过较长的塑性变形阶段;弹性物质的破碎几乎不经过塑性变形阶段,到屈服点后迅速破碎成碎块。被粉碎物料迅速恢复变形时以热能释放能量,所以粉碎操作经常伴随温度上升。

粉碎过程中常用的外加力有冲击力、研磨力、剪切力、挤压力、压缩力、弯曲力等,被粉碎物料的性质、粉碎程度不同，所需施加的外力也不同。冲击、研磨作用对脆性物料有效；剪切力对纤维状物料更有效；粗碎以冲击力和挤压力为主，细碎以剪切力、研磨力为主；要求粉碎产物能产生自由流动时，使用研磨法较好。实际上多数粉碎过程是上述几种力综合作用的结果。

(3)粉碎的方法

根据被粉碎物料的性质和产品粒度的要求，以及结合粉碎设备的形式等条件采用不同的粉碎方法，其选用原则以能达到粉碎效果及便于操作为目的。

①闭路粉碎和开路粉碎。闭路粉碎是在粉碎过程中，已达到粉碎要求的粉末不能及时排出，而继续和粗粒一起重复粉碎的操作。这种操作，粉末成了粉碎过程的缓冲物或"软垫"，影响粉碎效果，能量消耗比较大，常用于小规模的间歇操作。

开路粉碎是连续把粉碎物料供给粉碎机的同时，不断地从粉碎机中把已粉碎的细物料取出的操作，物料只通过一次粉碎机完成粉碎的操作。该方法操作简单，效率高，粒度分布宽，适合于粗碎或粒度要求不高的粉碎。

②混合粉碎与单独粉碎。混合粉碎是指两种或两种以上物料同时粉碎的操作方法；混合粉碎可避免一些黏性物料或热塑性物料在单独粉碎时黏壁或物料间的聚结现象，又可将粉碎与混合操作同时进行；混合粉碎后的药物粉末，由于其各种药物组成比例不确定，所以在使用方面受到一定程度的限制。

单独粉碎是指将一种药物单独进行粉碎的操作方法，此法按粉碎物料的性质选取较为合适的粉碎设备，避免了粉碎时因物料损耗而引起含量不准确的现象。

③干法粉碎与湿法粉碎。干法粉碎是指使物料处于干燥状态下进行粉碎的操作方法，药物制剂生产中大多采用干法粉碎。

湿法粉碎是指在药物中加入适量的水或其他液体进行粉碎的方法。由于液体对物料有一定渗透力和劈裂作用降低了颗粒间的聚结，有利于粉碎，降低了能量消耗，提高了粉碎能力。湿法粉碎可避免操作时粉尘飞扬，减轻某些有毒药物或刺激性药物对人体的危害，常见的有加液研磨法和水飞法等。加液研磨法是指药物中加入少量液体进行研磨粉碎的方法，此法粉碎度高，避免粉尘飞扬，减轻毒性或刺激性药物对人体的危害，减少贵重药物的损耗，如薄荷脑、樟脑、冰片、牛黄等加入少量挥发性液体(如乙醇等)研磨粉碎。水飞法是指药物与水共置乳钵或球磨机中研磨，使细粉飘浮于液面或混悬于水中，倾出此混悬液，余下的药物再加水反复研磨，至全部药物研磨完毕，将所得混悬液合并，静置沉降，倾去上清液，将湿粉干燥即得极细粉，此法适用于矿物药、动物贝壳的粉碎，如朱砂、雄黄、炉甘石、滑石等。

④低温粉碎。低温粉碎是指将药物或粉碎机进行冷却的粉碎方法，利用物料在低温时脆性增加、韧性与延伸性降低的性质以提高粉碎效果，对于高温不稳定的药物、极细粉的粉碎常需低温粉碎。固体石蜡的粉碎过程中加入干冰，使低温粉碎取得成功。

(4)粉碎设备

粉碎设备的类型很多，根据对粉碎的粒度要求和目的选择适宜的粉碎设备。

①冲击柱式粉碎机。冲击柱式粉碎机由机座、电机、加料斗、粉碎室、环状筛板、钢齿、抖动装置、出粉口等组成，钢齿分为活动齿盘与固定齿盘。该粉碎机适用范围广，宜用于粉碎各种干燥的非组织性的药物及中药的根、茎、皮等。但由于粉碎过程中发热，故不宜用于含大量挥发性成分和软化点低且具有黏性的药物。

②锤击式粉碎机。锤击式粉碎机由加料口、高速旋转的旋转轴、数个锤头、筛板等组成。

锤击式粉碎机适用于大多数物料的粉碎，但不适用于高硬度物料及黏性物料的粉碎。该机结构简单，操作方便，维修容易，粉碎成品粒度较均匀，对原料要求不高，适用于生产不同规格的原料；缺点是产热量较大，部件易磨损。

③球磨机。球磨机由水平放置的圆筒和内装有一定数量的钢、瓷或玻璃圆球所组成。球磨机适用于物料的微粉碎，且由于密闭操作，适合于贵重物料的粉碎、无菌粉碎、干法粉碎、湿法粉碎，必要时可充入惰性气体。该法粉碎时间较长，粉碎效率较低。

④气流式粉碎机。气流式粉碎机又称为流体能量磨，系利用高速气体使物料颗粒之间、颗粒与器壁之间碰撞而产生强烈撞击、冲击、研磨而进行粉碎作用。气流粉碎机的粉碎有以下特点：可进行粒度要求为 3 ~ 20 μm 的超微粉碎；适用于热敏性物料和低熔点物料；设备简单、易于对机器及压缩空气进行无菌处理，可适用于无菌粉末的粉碎；粉碎费用较高。

⑤胶体磨。胶体磨由料斗、壳体、转子、定子、电机、调节机构等组成。胶体磨利用高速旋转的定子与转子之间的可调节狭隙，使物料受到强大的剪切、摩擦及高频振动等作用，有效地粉碎、分散、乳化、均质，适用于各类乳状液的均质、乳化、粉碎，常用于混悬剂与乳剂等分散系的粉碎。

(5)粉碎操作注意事项

各种粉碎设备的性能和原理不同，可根据被粉碎药物的性质和粒度要求，选择适宜的粉碎设备。在使用和保养粉碎设备时应注意以下几点：

①通常粉碎机启动后，待其转速稳定时再加物料。否则因药物先进入粉碎室后，机器难于启动，会损坏电机或因过热而停机。

②药物中不应夹杂硬物，以免卡塞而引起电动机发热或烧坏。

③粉碎机在每次使用后，应检查机件是否完整，且清洗内外各部，添加润滑油后罩好。

④操作时注意安全，严格遵守操作规程，严禁开机情况下向机器中伸手，以免发生事故。

⑤在粉碎毒性药物、刺激性较强药物时，应特别注意劳动保护，以免中毒，同时也要做好防止药物交叉污染的预防工作。

2)过筛

过筛系指粉碎后的物料借助筛网将粉体按粒径大小进行分离的操作。

(1)过筛的目的

物料粉碎后所得粉末的粒度是不均匀的，过筛的目的主要是将粉碎后的物料按粒度大小加以分等，以获得较均匀的粉末，适用于医疗和制备制剂的需要。此外，多种物料过筛兼有混合的作用。

(2)药筛及粉末的分等

①药筛的分等。按制作方法不同，药筛分为冲眼筛和编织筛两种。冲眼筛又称模压筛，系在金属板上冲压出圆形的筛孔而制成，此筛坚固耐用，筛孔不易变形，多用作粉碎机上的筛板。编织筛用金属丝(如不锈钢丝、铜丝、铁丝等)或非金属丝(尼龙丝、绢丝等)编织而成，用尼龙丝制成的筛网具有一定的弹性，比较耐用，且对一般药物较稳定，在制剂生产中应用较多，但筛线易移位致筛孔变形，使分离效果下降。

《中国药典》(2015 版)四部凡例规定药筛选用国家标准 R40/3 系列，以筛孔内径大小(m)为依据，规定了 9 个筛号，一号筛的筛孔内径最大，依次减小，九号筛的筛孔内径最小。网目是指每英寸(2.54 cm)长度上筛孔的数目,简称为目。例如每英寸有100个孔的筛称100目筛,筛目数越大,筛孔内径越小。

②粉末的分等。药物粉末的分等是按通过相应规格的药筛而规定的。《中国药典》(2015版)四部凡例规定了6种粉末等级,见表6.2。

表6.2 《中国药典》(2015版)粉末等级标准

等　级	分等标准
最粗粉	指能全部通过一号筛,但混有能通过三号筛不超过20%的粉末
粗　粉	指能全部通过二号筛,但混有能通过四号筛不超过40%的粉末
中　粉	指能全部通过四号筛,但混有能通过五号筛不超过60%的粉末
细　粉	指能全部通过五号筛,并含能通过六号筛不少于95%的粉末
最细粉	指能全部通过六号筛,并含能通过七号筛不少于95%的粉末
极细粉	指能全部通过八号筛,并含能通过九号筛不少于95%的粉末

(3)过筛设备

①摇动筛。由药筛和摇动装置两部分组成。摇动装置由连杆、摇杆和偏心轮构成。摇动筛利用偏心轮及连杆使药筛发生往复运动进行筛分。最细药筛放在底下,放在接收器上,最粗药筛放在顶上,然后把物料放入最上部的筛上,盖上盖,固定在摇动台上,启动电动机进行摇动和振荡数分钟,即可完成物料分等。

摇动筛属于慢速筛分机,其处理量和筛分效率都较低,常用于粒度分布的测定,多用于小量生产,也适用于筛毒性、刺激性或质轻的药粉,避免细粉飞扬。

②旋振筛。旋振筛由投料口、防尘盖、筛网、振荡室、振动电机、出料口等组成,振荡室内有偏心重锤、主轴、轴承、橡胶软件等组成。

旋振筛中偏心重锤经电机驱动传送到主轴中心线,产生离心力,使物料强制改变在筛内形成轨道漩涡,重锤调节器的振幅大小可根据不同物料和筛网进行调节。筛网的振荡使物料强度改变并在筛内形成轨道漩涡,粗料由上部排出口排出,筛分的细料由下部排出口排出。旋振筛具有分离效率高,处理能力大,占地面积小,维修费用低等优点,被广泛应用。

(4)过筛操作注意事项

影响过筛的因素较多,为了提高过筛效率,过筛操作应注意以下几点:

①加强振动。当外加力振动迫使药粉移动时,各种力的平衡受到破坏,小于筛孔的粉末才能通过筛孔,故过筛时需要不断振动。振动时药粉在筛网上运动的方式有跳动和滑动两种,跳动能有效地增加粉末间距,筛孔得到充分暴露而使过筛操作能够顺利进行;滑动虽不能增大粉末间距,但粉末运动方向几乎与筛网平行,增加粉末与筛孔接触的机会。所以,当滑动与跳动同时存在时有利于过筛进行。

②粉末应干燥。粉末湿度越大,越易黏结成团而堵塞筛孔,故含水量大的物料应事先适当干燥后再过筛;易吸潮的物料应及时过筛或在干燥环境中过筛;黏性、油性较强的药粉应掺入其他药粉一同过筛。

③粉层厚度要适中。药筛内的药粉不宜堆积过厚,让粉末有足够的余地在较大范围内移

动,有利于过筛,但粉层太薄又影响过筛效率。

3)混合

混合是制剂生产中的基本操作,是指将两种以上组分的物质均匀混合的操作。

(1)混合的目的

混合操作以各组分含量均匀一致为目的,以保证用药剂量准确,安全有效。特别是含量较低的毒性药物、中毒浓度与有效血药浓度范围接近的药物等,主药的含量不均匀对生物利用度及疗效带来极大的影响,甚至产生危险。因此科学合理的混合操作是保证制剂质量的重要措施之一。

(2)混合方法

①搅拌混合。系指将各物料置于适当大小容器中搅匀,以达到物料均匀的目的。常作为初步混合,大量生产中常使用混合机混合。

②研磨混合。系指将各组分物料置于乳钵中共同研磨以达到混合操作的目的,该技术适用于小量尤其是结晶性药物的混合,不适用于引湿性或爆炸性物质的混合。

③过筛混合。系指将各组分物料初步混合后,再一次或几次通过适宜的筛网使之混合均匀。由于较细、较重的粉末先通过筛网,故在过筛后仍须加以适当的混合。

(3)混合设备

工业生产中混合过程一般在混合容器中完成,混合容器的形状和运动形式直接影响到混合均匀度,目前常用的混合设备有槽形混合机、各种形状的旋转型混合机、三维运动混合机、锥形双螺旋混合机等。

①槽型混合机。主要由混合槽、搅拌桨、固定轴、电机等部件组成。主电机通过减速器带动搅拌桨旋转,使物料不停地向上下翻滚,同时也将通过物料向混合槽左右两侧产生一定角度的推挤力,从而达到均匀混合的目的。

槽型混合机搅拌效率较低,混合时间较长,但操作简便,便于卸料,易于维修,本机除可用以混合粉料外,亦适用于颗粒剂、片剂、丸剂等软材的制备。

②旋转型混合机。是依靠容器本身的旋转作用带动物料运动而使物料混合均匀的设备,其形式多样,适合于密度相近的粉末混合。

③锥形双螺旋混合机。主要由锥形容器、螺旋杆、转臂、传动系统等组成。容器内安装有螺旋推进器,混合时左右两个螺旋推进器既自转又绕锥形容器中心轴摆动旋转,在混合过程中物料在推进器的作用下自底部上升,又在公转的作用下在全容器内产生旋涡和上下的循环运动,使物料以双循环方式迅速混合。此种混合机混合速度快,混合效率高,对混合物料适应性广,对颗粒物料不会压碎和磨碎,对比重悬殊和粒度不同的物料混合不会产生分屑离析现象。

④三维运动混合机。主要由多向运动机构、混合容器、传动系统、电机控制系统和机座组成。混合容器为两端呈锥形的圆桶,在旋转混合时,混合桶可作三维空间多方向的复合运动,使物料交叉流动与扩散,混合中无死角,混合均匀度高,适合于干燥粉末或颗粒的混合,是目前混合机中较理想的设备。

(4)混合的影响因素

在混合机内多种固体物料进行混合时往往伴随着离析现象。离析是与粒子混合相反的过程,可降低混合程度。影响混合速度及混合度的因素很多,总的来说可分为物料因素、设备因素、操作因素。

①物料因素。物料中粉体的种类和性质,如粒度分布、粒子形态及表面状态、粒子密度及堆密度、含水量、流动性、黏附性、凝聚性、飞散性等都会影响混合过程,特别是物料种类、粒径、粒度分布、密度等存在显著差异时,不易混合均匀。

若物料的组分比例量相差悬殊时不易混匀,应采用等量递加法,也称配研法,即先用量大的物料饱和研钵,然后将量大的物料先取出部分,与量小物料约等量混合均匀,如此倍量增加量大的物料,直至全部混匀为止;混合物料中各组分的比重对混合的均匀性有较大的影响,应将堆密度低的先放入混合机内,再加堆密度大的物料适当混匀,这样可避免轻组分浮于上部、重组分沉于底部不易混匀;有的粉末对混合容器具有吸附性,可被混合器壁吸附造成较大的损耗,故应先取少部分量大的物料于混合机内先行混合,再加量小的药物混匀;混合摩擦而带电的粉末常阻碍均匀混合,可加入少量的表面活性剂克服,也可加润滑剂做抗静电剂。

②设备因素。混合设备的类型、形状尺寸、内部结构(挡板、强制搅拌等)、材质及表面情况等也是影响混合的因素,应根据物料的性质和混合要求选择适宜的混合器。

③操作因素。物料的充填量、装料方式、混合比、混合机的转动速度及混合时间等操作条件都会影响物料的混合。混合机装料量一般占容器体积约30%较合适;适宜转速一般取临界转速的0.7~0.9倍;混合的时间要适中,时间过短,不易混匀,时间过长,影响效率。

任务6.2 散剂

6.2.1 概述

1)散剂的概念与特点

散剂是指原料药物与适宜的辅料经粉碎、均匀混合制成的干燥粉末状制剂,可供内服和外用。散剂是我国传统中药剂型之一,中药散剂迄今仍较常用,西药散剂临床应用已日趋减少。散剂除可直接作为剂型,也是制备其他剂型如颗粒剂、胶囊剂、片剂、丸剂等的中间体。

散剂中药物的分散程度较大,药物粒径小,比表面积大。散剂的主要特点有:①与其他固体制剂相比,散剂易分散、溶出快、吸收快、起效快。②便于分剂量和服用,剂量易于控制,适合小儿服用。③制备工艺简单,运输、携带方便,生产成本较低。④对溃疡病、外伤流血等可起到保护、收敛、促进伤口愈合等作用。但是散剂中药物分散度大,可使药物制剂的吸湿性、刺激性、不稳定性等方面的不良影响增加。

2)散剂的分类

①按用途分类。可分为口服散剂和局部用散剂。口服散剂一般溶于或分散于水、稀释液或者其他液体中服用,也可直接用水送服;局部用散剂可供皮肤、口腔、咽喉、腔道等处应用;专供治疗、预防和润滑皮肤的散剂也可称为撒布剂或撒粉。

②按剂量分类。可分为分剂量散剂和不分剂量散剂。分剂量散剂是将散剂按一次服用量

单独包装，由患者按医嘱分包服用；不分剂量散剂是以多次应用的总剂量形式发出，由患者按医嘱分取剂量使用。

③按组成分类。可分为单散剂和复方散剂。单散剂系由一种药物组成，如蒙脱石散、口服酪酸梭菌活菌散等；而复方散剂系由两种或两种以上药物组成，如复方口腔散等。此外，按散剂成分的不同性质尚可分为剧毒药散剂、浸膏散剂、泡腾散剂等。

④倍散。毒性药品、麻醉药品、精神药品等特殊药品一般用药剂量小，称取、使用不方便，并且容易损耗。因此常在特殊药品中添加一定比例的稀释剂制成稀释散（或称倍散），以便于临时配方和服用。常用的稀释散有十倍散、百倍散和千倍散等。十倍散是由 1 份药物加 9 份稀释剂均匀混合制成。倍散的比例可按药物的剂量而定，如剂量在 0.01 ~0.1 g 者，可配成十倍散，如剂量在 0.01 g 以下者，则可配成百倍散或千倍散。配制倍散时，应采用配研法将药物和稀释剂混合。为了保证倍散的均匀性，常加入一定量的着色剂如胭脂红、亚甲蓝等着色，十倍散着色应深一些，百倍散稍浅些，这样可以根据倍散颜色的深浅判别倍散的浓度。倍散常用的稀释剂有乳糖、淀粉、糊精、蔗糖粉、葡萄糖粉及一些无机物如沉降碳酸钙、沉降磷酸钙、碳酸镁、白陶土等，其中以乳糖较为常用。取用倍散时，应按倍散的倍数与处方所需的药物总量，经折算后再称取。

⑤含共熔成分的散剂。当两种或两种以上药物按一定比例混合后，产生熔点降低而出现湿润或液化的现象称为共熔，此混合物称为共熔混合物。常见发生共熔现象的药物有樟脑与薄荷脑、苯酚、麝香草酚等。

6.2.2 散剂的质量要求

散剂在生产与贮藏期间，应符合下列有关规定：

①供制散剂的原料药物均应粉碎，口服用散剂为细粉，儿科用和局部用散剂应为最细粉。

②散剂应干燥、疏松、混合均匀、色泽一致。制备含有毒性药、贵重药或药物剂量小的散剂时，应采用配研法混匀并过筛。

③散剂可单剂量包（分）装，多剂量包装者应附分剂量的用具。含有毒性药的口服散剂应单剂量包装。

④除另有规定外，散剂应密闭贮存，含挥发性原料药物或易吸潮原料药物的散剂应密封贮存。

6.2.3 散剂的制备

散剂中可含或不含辅料，口服散剂需要时亦可加矫味剂、芳香剂、着色剂等。散剂的制备工艺操作包括粉碎、过筛、混合、分剂量、包装等。散剂的生产过程中应采取有效措施防止交叉污染，口服散剂生产环境的空气洁净度要求达到 D 级，外用散剂中表皮用药的生产环境要求达到 C 级。散剂的制备工艺流程为：粉碎→过筛→混合→分剂量→质量检查→包装。

1）粉碎与过筛

制备散剂所用的固体原辅料破碎成适宜程度的粉末，并进行筛分得到预期要求的粉末。药物粒度应根据药物的性质、作用及给药途径而定。口服散剂应为细粉；难溶性药物、儿科用散、吸附散、外用散剂应为最细粉；眼用散剂应全部通过九号筛。

2）混合

按散剂处方中处方量进行双人称量、核对各组分，然后按制剂要求选择适宜混合方法、设备混合均匀的过程。混合操作是散剂制备的重要单元操作，其目的是使散剂中各组分分散均匀，色泽一致，以保证剂量准确，用药安全有效。混合时要注意设备种类、加料顺序、混合时间等，保证混合效率。

3）分剂量

分剂量是将混合均匀的药粉按剂量要求装入合适的内包装材料中的过程，常用的方法有重量法和容量法。

①重量法。系指按规定剂量用衡器逐份称重的方法。此法分剂量准确，但操作麻烦，效率低，主要用于含毒性药及贵重药物散剂的分剂量。

②容量法。系指用固定容量的容器进行分剂量的方法，为目前应用最多的分剂量法。此法适用于一般散剂分剂量，效率较高，且误差较小，但准确性不如重量法，为了保证剂量的准确性，应对药粉的流动性、吸湿性、密度差等理化特性进行必要的考察。

4）包装储存

散剂的分散度大，易吸湿、风化及挥发，常发生潮解、结块、变色、霉变等变化，若包装不当，则严重影响散剂的质量及用药的安全性。为了保证散剂的稳定性，必须根据药物的性质，尤其是吸湿性强弱不同，在包装与储存中主要应解决好防潮的问题，选用适宜的生产环境和包装材料。

散剂一般均应密闭贮藏，含挥发性或易吸湿性组分的散剂，尤应密封包装。

6.2.4 散剂的质量检查

除另有规定外，散剂应进行以下相应检查：

1）粒度

除另有规定外，化学药局部用散剂和用于烧伤或严重创伤的中药局部用散剂及儿科用散剂，照下述方法检查，应符合规定。

除另有规定外，取供试品 10 g，精密称定，照粒度和粒度分布测定法（单筛分法）测定。化学药散剂通过七号筛（中药通过六号筛）的粉末重量，不得少于 95%。

2）外观均匀度

取供试品适量，置光滑纸上，平铺约 5 cm^2，将其表面压平，在亮处观察，应色泽均匀，无花纹与色斑。

3）干燥失重或水分

化学药和生物制品散剂，除另有规定外，取供试品，照干燥失重测定法测定，在 105 ℃干燥至恒重，减失质量不得过 2.0%。中药散剂照水分测定法测定，除另有规定外，不得过 9.0%。

4）装量差异

单剂量包装的散剂，按单剂量包装散剂装量差异限度，应符合规定。

5)装量

除另有规定外,多剂量包装的散剂,照最低装量检查法检查,应符合规定。

6)无菌

除另有规定外,用于烧伤(除程度较轻的烧伤外)、严重创伤或临床必需无菌的局部用散剂,照无菌检查法检查,应符合规定。

7)微生物限度

除另有规定外,照非无菌产品微生物限度检查:微生物计数法和控制菌检查法及非无菌药品微生物限度标准检查,应符合规定。凡规定进行杂菌检查的生物制品散剂,可不进行微生物限度检查。

6.2.5 典型处方分析

1)冰硼散

【处方】冰片 50 g,硼砂(炒)500 g,朱砂 60 g,玄明粉 500 g。

【制法】以上四味,朱砂水飞成极细粉,硼砂粉碎成细粉,将冰片研细,与上述粉末及玄明粉配研,过筛,混匀,即得。

【处方分析】朱砂主要含硫化汞,为粒状或块状,色鲜红或暗红,具有光泽,质重而脆,水飞法可获得极细粉。该品有毒,不宜久服、多服,以免汞中毒。禁止加热,加热则析出汞蒸气,有剧毒。肝肾病患者慎用。

【功能与主治】清热解毒,消肿止痛。用于热毒蕴结所致的咽喉疼痛、牙龈肿痛、口舌生疮。

【贮藏】密封。

2)脚气粉

【处方】硼酸 140 g,枯矾 30 g,氧化锌 140 g,水杨酸 60 g,樟脑 10 g,滑石粉加至 1 000 g。

【制法】①樟脑用 50 mL 95% 乙醇溶解,备用;②其余 5 种药品分别过 80~100 目筛,备用;③先将樟脑醇与氧化锌混合均匀,再与其余药品混合均匀,分装即得。

【作用与用途】本品对脚气有收敛、吸湿、止痒等作用。

【用法与用量】外用,一日 1~2 次,每次将本品散布于患处。

【规格】5 g;10 g

【贮藏】密闭阴凉处保存。

【注解】枯矾是明矾[$KAl(SO_4)_2 \cdot 12H_2O$]的烘干去水物。

6.2.6 散剂的临床应用与注意事项

1)临床应用

外用或局部外用散剂适宜于溃疡、外伤的治疗;内服散剂一般为细粉,以便儿童以及老人服用,服用时不宜过急,单次服用剂量适量,服药后不宜过多饮水,以免药物过度稀释导致药效差等。

2)注意事项

外用或局部外用散剂的使用主要有撒敷法和调敷法。撒敷法是将外用散直接撒布于患处,调敷法则需用茶、黄酒、香油等液体将散剂调制成糊状敷于患处。

内服散剂应温水送服,服用后半小时内不可进食,服用剂量过大时应分次服用以免引起呛咳;服用不便的中药散剂可加蜂蜜调和送服或装入胶囊吞服。对于温胃止痛的散剂不需用水送服,应直接吞服以利于延长药物在胃内的滞留时间。

任务6.3 颗粒剂

6.3.1 概述

1)颗粒剂的概念与特点

颗粒剂系指原料药物与适宜的辅料混合,制成具有一定粒度的干燥颗粒状制剂。颗粒剂可直接吞服,也可冲入水中饮服。颗粒除作为药物制剂直接应用于临床外,也可以作为中间产品,用来压片或填充胶囊。

颗粒剂与散剂相比具有以下特点:①颗粒剂飞散性、附着性、聚集性、吸湿性等均相对降低,其流动性好,有利于分剂量;②因使用黏合剂制成颗粒,故避免了散剂中各成分的离析现象;③溶出和吸收速度较快,生物利用度较好;④可通过包衣使颗粒剂具有防潮性、缓释或肠溶性等功能;⑤储存、运输和携带比较方便,服用方便,可以直接吞服,也可以冲入水中饮服。

但颗粒剂由于粒子大小不一,在用容量法分剂量时不易准确,且几种密度不同、数量不同的颗粒相混合时容易发生分层现象。

2)颗粒剂的分类

颗粒剂可分为可溶性颗粒、混悬颗粒、泡腾颗粒、肠溶颗粒、缓释颗粒和控释颗粒等。

①混悬颗粒。系指难溶性原料药物与适宜辅料混合制成的颗粒剂。临用前加水或其他适宜的液体振摇即可分散成混悬液。

②泡腾颗粒。系指含有碳酸氢钠和有机酸,遇水可放出大量气体而呈泡腾状的颗粒剂。泡腾颗粒中的原料药物应是易溶性的,加水产生气泡后应能溶解。有机酸一般用枸橼酸、酒石酸等。

③肠溶颗粒。系指采用肠溶材料包裹颗粒或其他适宜方法制成的颗粒剂。肠溶颗粒耐胃酸而在肠液中释放活性成分,或控制药物在肠道内定位释放,可防止药物在胃内分解失效,避免对胃的刺激。

④缓释颗粒。系指在规定的释放介质中缓慢地非恒速释放药物的颗粒剂。

⑤控释颗粒。系指在规定的释放介质中缓慢地恒速释放药物的颗粒剂。

6.3.2 颗粒剂的质量要求

颗粒剂在生产与贮藏期间应符合下列规定：

①原料药物与辅料应均匀混合。含药量小或含毒、剧药的颗粒剂，应根据原料药物的性质采用适宜方法使其分散均匀。

②颗粒剂应干燥，颗粒均匀，色泽一致，无吸潮、软化、结块、潮解等现象。

③凡属挥发性原料药物或遇热不稳定的药物在制备过程应注意控制适宜的温度条件，凡遇光不稳定的原料药物应遮光操作。

④根据需要颗粒剂可加入适宜的辅料，如稀释剂、黏合剂、分散剂、着色剂和矫味剂等，也可对颗粒进行包薄膜衣。

⑤颗粒剂的溶出度、释放度、含量均匀度、微生物限度等应符合要求。

⑥ 除另有规定外，颗粒剂应密封，置干燥处贮存，防止受潮。

6.3.3 制粒

制粒是将粉末聚结成具有一定形状与大小的颗粒的操作。制粒广泛应用于固体制剂的生产，如颗粒剂、胶囊剂、片剂等。

1)制粒的目的

制粒的目的在于：①改善物料的流动性；②防止各成分的离析，保持多成分的均匀性；③防止粉尘飞扬及器壁上的黏附，可防止粉尘暴露导致的环境污染与原料的损失，有利于 GMP 的管理；④调整堆密度，改善溶解性能；⑤改善片剂生产中压力的均匀传递；⑥便于服用，携带方便，提高商品价值等。

2)制粒方法

制粒通常分为湿法制粒和干法制粒两种。

(1)湿法制粒

湿法制粒是在粉末物料中加入黏合剂，粉末靠黏合剂的架桥作用或黏结作用聚结在一起而制备颗粒的方法。湿法制粒可分为挤压制粒、高速搅拌制粒、流化床制粒、喷雾制粒等。

(2)干法制粒

干法制粒系指将药物和辅料的粉末混合均匀、压缩成大片或板状后，粉碎成颗粒的方法。基本工艺是将药物（必要时加入稀释剂等混匀）用适宜的设备压成块状或大片状，然后再粉碎成大小适宜的颗粒。当药物对湿热敏感不能以湿法制粒时，干法制粒比较适宜。干法制粒压片法可分为滚压法和大片法两种。

①滚压法。该法是利用转速相同的两个滚动圆筒之间的缝隙，将药物与辅料的混合物压成硬度适宜的薄片，再碾碎、整粒。用本法压块时，粉体中的空气易于排出，产量较高，但压制的颗粒有时不均匀。目前国内已有滚压、碾碎、整粒的整体设备。

②大片法（又称重压法）。该法是指将药物与辅料的混合物在较大压力的压片机上用较大的冲模预先加压，得到大片，然后破碎制成适宜的颗粒。本法能使处方中的少量有效成分获

得均匀分布，但生产效率较低。

6.3.4　颗粒剂的制备

颗粒剂生产环境应符合 D 级控制区洁净度要求，配料、粉碎、筛分、混合、制粒、整粒等操作间应保持相对负压，防止粉尘扩散、避免交叉污染。湿法制粒是目前制备颗粒剂的常用方法，其工艺流程为：粉碎→过筛→混合→制软材→制湿颗粒→干燥→整粒与分级→质量查检→分剂量与包装。

1）物料准备

传统湿法制粒中物料的粉碎、过筛、混合工序与散剂的相同。

2）制软材

将药物与适宜的辅料（稀释剂如淀粉、乳糖、蔗糖等，崩解剂如淀粉、纤维素衍生物等）充分混匀，加入适量的润湿剂（水或乙醇）或黏合剂（淀粉浆等）制成松紧适宜的软材。制软材是湿法制粒的关键技术，软材松紧程度应适宜，一般传统的参考标准以"握之成团、触之即散"为度。

软材质量直接影响颗粒质量，润湿剂或黏合剂的用量及混合条件等对所制得颗粒的密度和硬度有一定影响。一般润湿剂或黏合剂的用量多，混合强度大、软材太黏，制成的颗粒太硬或不能制粒，影响药物溶出或正常生产。润湿剂或黏合剂的用量应根据物料的性质而定，如粉末较细、质地疏松，干燥及黏性较差的粉末，应酌量多加，反之用量应减少。

3）制湿颗粒

通常采用挤出制粒法制粒，即将软材用机械挤压通过筛网，即可制得湿颗粒。

4）干燥

湿颗粒应立即用适宜的方法进行干燥，除去水分，防止颗粒结块或受压变形、干燥的温度由物料的性质决定，一般以 50～80 ℃为宜，对热稳定的药物可适当调整到 80～100 ℃，以缩短干燥时间。常用的干燥方法有箱式干燥法、流化床（沸腾）干燥法等。

5）整粒与分级

湿颗粒干燥后，由于颗粒间可能发生粘连，甚至结块，必须对干燥的颗粒给予整粒与分级，使结块、粘连的颗粒分散开，获得具有一定粒度的均匀颗粒，以符合颗粒剂对粒度的要求。

6）分剂量与包装

将制得的颗粒进行含量检查与粒度测定等合格后，按剂量进行分装与包装。颗粒剂应密封，置于干燥条件下储存，避免吸潮等问题。

6.3.5　颗粒剂的质量检查

除另有规定外，颗粒剂应进行以下相应检查：

①粒度。除另有规定外，照粒度和粒度分布测定法（双筛分法）测定，不能通过一号筛与能通过五号筛的总和不得超过 15%。

②水分。中药颗粒剂照水分测定法测定,除另有规定外,水分不得超过8.0%。

③干燥失重。除另有规定外,化学药品和生物制品颗粒剂照干燥失重测定法测定,于105 ℃干燥(含糖颗粒应在80 ℃减压干燥)至恒重,减失重量不得超过2.0%。

④溶化性。除另有规定外,颗粒剂照下述方法检查,溶化性应符合规定。

可溶颗粒检查法取供试品10 g(中药单剂量包装取1袋),加热水200 mL,搅拌5 min,立即观察,可溶颗粒应全部溶化或轻微浑浊。

泡腾颗粒检查法取供试品3袋,将内容物分别转移至盛有200 mL水的烧杯中,水温为15~25 ℃,应迅速产生气体而呈泡腾状,5 min内颗粒均应完全分散或溶解在水中。

混悬颗粒以及已规定检查溶出度或释放度的颗粒剂可不进行溶化性检查。

⑤装量差异。单剂量包装的颗粒剂按下述方法检查,应符合规定。

取供试品10袋(瓶),除去包装,分别精密称定每袋(瓶)内容物的重量,求出每袋(瓶)内容物的装量与平均装量。每袋(瓶)装量与平均装量相比较,凡无含量测定的颗粒剂或有标示装量的颗粒剂,每袋(瓶)装量应与标示装量比较,超出装量差异限度的颗粒剂不得多于2袋(瓶),并不得有1袋(瓶)超出装量差异限度1倍。

多剂量包装的颗粒剂,按照最低装量检查法检查,应符合规定。

⑥微生物限度。以动物、植物和矿物质来源的非单体成分制成的颗粒剂,以及生物制品颗粒剂,按照非无菌产品微生物限度检查。微生物计数法和控制菌检查法及非无菌药品微生物限度标准检查,应符合规定。规定检查杂菌的生物制品颗粒剂,可不进行微生物限度检查。

6.3.6 典型处方分析

1)维生素C颗粒

【处方】维生素C 100 g,蔗糖1 891 g,羟丙基甲基纤维素6 g,预胶化淀粉3 g,纯化水适量。

【制法】蔗糖粉碎并过80目筛,维生素C原料过80目筛。以4%羟丙基甲基纤维素的水溶液与6%预胶化淀粉混合浆为黏合剂,完成混合、制湿颗粒、干燥操作。选择洁净完好的10目和80目筛网安装在圆盘分筛机上,将干燥好的颗粒用圆盘分筛机进行过筛分级。检验合格的颗粒,分装、密封,包装即得。

【处方分析】处方中维生素C为主药,蔗糖为填充剂和甜味剂,羟丙基甲基纤维素和预胶化淀粉作为黏合剂。维生素C颗粒软材的制备关键步骤,软材松紧程度应适宜,一般以“握之成团、触之即散”为度。

【适应症】用于预防坏血病,也可用于各种急慢性传染疾病及紫癜等的辅助治疗。

【贮藏】遮光,密封,在干燥处保存。

2)板蓝根颗粒

【处方】板蓝根500 g,蔗糖1 000 g,糊精650 g,制成200包。

【注解】板蓝根为主药,糊精、蔗糖为稀释剂、其中蔗糖也是矫味剂。

【临床适应症】清热解毒,凉血利咽。用于肺胃热盛所致的咽喉肿痛、口咽干燥;急性扁桃体炎见上述证候者。

6.3.7 颗粒剂的临床应用与注意事项

1)临床应用

适宜于老年人和儿童用药以及有吞咽困难的患者使用。普通颗粒剂冲服时应使药物完全溶解,充分发挥有效药物成分的治疗作用;肠溶、缓释、控释颗粒剂服用时应保证制剂释药结构的完整性。

2)注意事项

可溶型、泡腾型颗粒剂应加温开水冲服,切忌放入口中用水送服;混悬型颗粒剂冲服如有部分药物不溶解也应该一并服用;中药颗粒剂不宜用铁制或铝制容器冲服,以免影响疗效。

任务 6.4 胶囊剂

6.4.1 概述

1)胶囊剂的概念与特点

胶囊剂系指原料药物或与适宜辅料充填于空心胶囊或密封于软质囊材中制成的固体制剂,可分为硬胶囊、软胶囊(胶丸)、缓释胶囊、控释胶囊和肠溶胶囊,主要供口服用。胶囊剂是使用广泛的剂型之一,品种数仅次于片剂和注射剂。

与其他剂型比较,胶囊剂具有以下一些特点。

①可掩盖药物的不良臭味,提高患者的顺应性。

②可提高药物的稳定性。对光敏感或遇湿、热不稳定的药物,可装入不透光的胶囊中,保护药物不受湿气、氧气、光线的作用,从而提高药物的稳定性。

③可具有各种颜色及印字,整洁美观,便于识别,易于服用,携带方便。

④药物的溶出速率、生物利用度较高。胶囊剂在胃肠道中相对崩解快、溶出快、吸收好,生物利用度较高。

⑤可弥补其他固体剂型的不足。含油量高或液态的药物难以制成片剂等固体制剂时,可制成胶囊剂。

⑥可制成缓释、控释、肠溶等多种类型的胶囊剂。

胶囊剂虽有很多优点,但下列情况不宜制成胶囊剂。

①药物的水溶液和稀乙醇溶液,可使囊壁溶化。

②填充风化性药物,可使胶囊壁软化。

③吸湿性较强的药物,可使胶囊壁干燥而脆裂。

④易溶性药物或小剂量的刺激性药物在胃中极易溶解,溶解后局部浓度过高而刺激胃黏膜。

⑤小儿用药不宜制成胶囊剂。

2)胶囊剂的分类

①硬胶囊(通称为胶囊)。系指采用适宜的制剂技术,将原料药物或加适宜辅料制成的均匀粉末、颗粒、小片、小丸、半固体或液体等,充填于空心胶囊中的胶囊剂。

②软胶囊。又称胶丸,系指将一定量的液体原料药物直接包封,或将固体原料药物溶解或分散在适宜的辅料中制备成溶液、混悬液、乳状液或半固体,密封于软质囊材中的胶囊剂,可用滴制法或压制法制备。如维生素 E 胶丸、藿香正气软胶囊等。

③缓释胶囊。系指在规定的释放介质中缓慢地非恒速释放药物的胶囊剂。

④控释胶囊。系指在规定的释放介质中缓慢地恒速释放药物的胶囊剂。

⑤肠溶胶囊。系指用肠溶材料包衣的颗粒或小丸充填于胶囊而制成的硬胶囊,或用适宜的肠溶材料制备而得的硬胶囊或软胶囊。肠溶胶囊不溶于胃液,但能在肠液中崩解而释放活性成分。

6.4.2 胶囊剂的质量要求

胶囊剂在生产与贮藏期间应符合下列有关规定:

①胶囊剂应整洁,不得有黏结、变形、渗漏或囊壳破裂等现象,并应无异臭。

②胶囊剂的内容物不论是原料药物还是辅料,均不应造成囊壳的变质。

③小剂量原料药物应用适宜的稀释剂稀释,并混合均匀。

④硬胶囊可根据下列制剂技术制备不同形式内容物充填于空心胶囊中。

⑤胶囊剂的溶出度、释放度、含量均匀度、微生物限度等应符合要求。

⑥除另有规定外,胶囊剂应密封保存,其存放环境温度不高于 30 ℃,湿度应适宜,防止受潮、发霉、变质。

6.4.3 胶囊剂的制备

1)硬胶囊剂的制备

(1)空心胶囊

①空心胶囊的组成。空心胶囊主要由明胶、增塑剂和水组成。明胶应符合的相关规定,应具有一定的 pH 值、黏度等性质。由酸水解制得的明胶称为 A 型明胶,等电点 pH 值为 7 ~ 9;由碱水解制得的明胶称为 B 型明胶,等电点 pH 值为 4.7 ~ 5.2。明胶的来源对其物理性质也有影响,以骨骼为原料制成的骨明胶质地坚硬、性脆且透明度差;以猪皮为原料制成的猪皮明胶,富有可塑性、透明度较好。

空心胶囊的材料一般还加入一定的附加剂。为了增加空心胶囊坚韧性和可塑性,一般加入增塑剂如甘油、山梨醇、羧甲基纤维素钠(CMC-Na)、羟丙基纤维素(HPC)、油酸酰胺磺酸钠等;对光敏感药物,可以加入遮光剂二氧化钛等;为了增加胶塑力可加入一定量增稠剂琼脂等;为了美观和便于识别,加食用色素等着色剂;为防止胶囊在贮存中发生霉变,可以加入防腐剂尼泊金类;必要时也可以加入芳香性矫味剂等其他辅料。

②空心胶囊的规格。药用明胶硬胶囊共分 8 个型号:000 号、00 号、0 号、1 号、2 号、3 号、4 号、5 号。比较常用的是 0 ~5 号,其号数越大,容积越小。小容积胶囊为儿童用药或填充贵重药品。空心胶囊有普通型和锁口型两类,锁口型胶囊的囊帽和囊体有闭合用的槽圈,套合后不易松开,能保证在生产、贮存和运输过程中不漏粉。在制备胶囊时应按药物剂量及所占容积来选择合适的空心胶囊。

③空心胶囊的制备。空心胶囊的主要制备流程为:溶胶→配液→蘸胶(制坯)→干燥→拔壳→切割→整理。空心胶囊生产一般由自动化生产线完成,生产环境洁净度应达 B 级,温度 10 ~25 ℃,相对湿度 35% ~45%。

④空心胶囊的质量与储存。空心胶囊除应检查明胶本身的质量外,还应对外观、长度、厚度、臭味、水分、脆碎度、溶化时限、炽灼残渣、微生物等检查。

(2)内容物

硬胶囊可通过制备成不同形式和功能的内容物充填于空心胶囊中。更多的情况是在药物中添加适量的辅料后,才能满足生产或治疗的要求。胶囊剂常用的辅料有稀释剂,如淀粉、微晶纤维素、蔗糖、乳糖、氧化镁等,润滑剂如硬脂酸镁、硬脂酸、滑石粉、二氧化硅、微粉硅胶等。

①药物为粉末时当主药剂量小于所选用胶囊充填量的 1/2 时,通常需要加入淀粉类、微晶纤维素等稀释剂;当主药为粉末或针状结晶、引湿性药物时,流动性差,给填充操作带来困难,常加微粉硅胶或滑石粉等润滑剂,以改善其流动性。

②药物为颗粒时许多胶囊剂是将药物制成颗粒、小丸后再充填入胶囊壳内;以浸膏为原料的中药颗粒剂,引湿性强,可加入乳糖、微晶纤维素、预胶化淀粉等辅料以改善其引湿性。

③药物为液体或半固体时硬胶囊内充填液体药物时,需要解决液体从囊帽与囊体接合处的泄漏问题,一般采用增加充填物黏度的方法,可加入增稠剂使液体变为非流动性软材,然后灌装入胶囊中。

(3)物料的处理与填充

硬胶囊剂的生产过程中应采取有效措施防止交叉污染,生产环境的空气洁净度要求达到 D 级。

①物料的处理、粉碎、过筛、称量配制、混合工序与散剂的相同。

②充填硬胶囊的生产目前已普遍采用全自动胶囊填充机充填药物,目前全自动胶囊填充机的式样虽很多,但是充填过程一般都包括以下几步:①空心胶囊的定向排列:从空胶囊盛装罐落下的杂乱无序的空胶囊经过排序与定向装置后,均被排列成胶囊帽向上的状态,并逐个落入回转台的囊板孔中。②囊帽和囊体的分离:拔壳装置利用真空吸力使胶囊落入下囊板孔中,而胶囊帽则留在上囊板孔中。③错位:上囊板不动,下囊板向下向外移动,为填充药料准备。④填充药料:胶囊体的上口置于定量填充装置下方,定量填充装置将药料填充进胶囊体。⑤剔废:剔除装置将未拔开的空心胶囊从上囊板孔中剔出去。⑥囊帽和囊体套合:上、下囊板孔的轴线对正,并通过外加压力使胶囊帽与胶囊体闭合。⑦成品排出:闭合胶囊被出囊装置顶出囊板孔,并经出囊滑道进入胶囊收集装置。⑧清洁:清洁装置将上、下囊板孔中的药粉、胶囊皮等污染物清除。随后进入下一个操作循环。

2)软胶囊剂的制备

(1)囊壳

软胶囊的囊壳主要由明胶、增塑剂、水三者所构成,常用的增塑剂有甘油、山梨醇或两者的混合物,其他辅料如遮光剂、防腐剂(可用尼泊金类)、色素等。囊壳的弹性与干明胶、增塑剂和水所占的比例有关,通常干明胶、增塑剂、水三者的重量比为1∶(0.4~0.6)∶1。增塑剂的用量与软胶囊成品的软硬度有关,若增塑剂用量过低或过高,则囊壁会过硬或过软。

(2)内容物

软胶囊中可填装各种油类、对明胶无溶解作用的液体药物及药物溶液,也可填装药物混悬液、半固体物。

(3)软胶囊剂的制备方法

软胶囊常用的制备方法有压制法和滴制法,压制法制备的软胶囊中间有压缝,可根据模具的形状来确定软胶囊的外形,常见的有橄榄形、椭圆形、球形、鱼雷形等;滴制法制备的软胶囊呈球形且无缝。

①压制法。压制法系将明胶、甘油、水等混合溶解为明胶液,并制成厚薄均匀的胶片,再将药物置于两个胶片之间,用钢模压制而成软胶囊的一种方法。压制法可分为平板模式和滚模式两种,目前生产上主要使用滚模式。

②滴制法。滴制法由具有双层喷头的滴丸机完成,滴丸机由储液槽、计量泵、喷嘴、冷却器等部分组成。制备时,将配制好的明胶液和药液分别盛装于明胶液槽和药液槽内,经柱塞泵吸入并计量后,明胶液从外层、药液从内层喷嘴喷出,两者必须在严格同心条件下有序同步喷出,定量的明胶液将定量的药液包裹,然后滴入与明胶液不相溶的冷却液(常为液状石蜡)中,由于表面张力作用形成球形,经冷却后凝固成球形的软胶囊。将制得的胶丸在室温下冷风干燥,经石油醚洗涤两次,再经过乙醇洗涤后,除净胶丸表面的液状石蜡,于25~35 ℃烘干即得。

影响软胶囊质量的因素有药液与明胶液的温度、喷头的大小、滴制速度、冷却液的温度等因素,应通过实验考察适宜的工艺技术条件。

6.4.4 胶囊剂的质量检查

除另有规定外,胶囊剂应进行以下相应检查:

①水分。中药硬胶囊剂应进行水分检查。取供试品内容物,照水分测定法测定。

除另有规定外,不得超过9.0%。硬胶囊内容物为液体或半固体者不检查水分。

②装量差异。照下述方法检查,应符合规定。检查法除另有规定外,取供试品20粒(中药取10粒),分别精密称定重量,倾出内容物(不得损失囊壳),硬胶囊囊壳用小刷或其他适宜的用具拭净;软胶囊或内容物为半固体或液体的硬胶囊囊壳用乙醚等易挥发性溶剂洗净,置通风处使溶剂挥尽,再分别精密称定囊壳重量,求出每粒内容物的装量与平均装量。每粒装量与平均装量相比较(有标示装量的胶囊剂,每粒装量应与标示装量比较),超出装量差异限度的不得多于2粒,并不得有1粒超出限度1倍。

凡规定检查含量均匀度的胶囊剂,一般不再进行装量差异的检查。

③崩解时限。除另有规定外,照崩解时限检查法检查,均应符合规定。凡规定检查溶出度或释放度的胶囊剂,一般不再进行崩解时限的检查。

④微生物限度。以动物、植物、矿物质来源的非单体成分制成的胶囊剂,生物制品胶囊剂,照非无菌产品微生物限度检查。微生物计数法和控制菌检查及非无菌药品微生物限度标准检查,应符合规定。规定检查杂菌的生物制品胶囊剂,可不进行微生物限度检查。

6.4.5 典型处方分析

1)速效感冒胶囊

【处方】对乙酰氨基酚 250 g,咖啡因 15 g,马来酸氯苯那敏 1 g,人工牛黄 10 g,10%淀粉浆适量,食用色素适量,共制成硬胶囊 1 000 粒。

【制法】将各药分别粉碎过 80 目筛。将 10%淀粉浆分成 3 份,一份加胭脂红少许制成红糊,另一份加少量柠檬黄制成黄糊,第 3 份不加色素为白糊。将对乙酰氨基酚分为 3 份,一份与马来酸氯苯那敏混匀加红糊,另一份与人工牛黄混匀加黄糊,第 3 份与咖啡因混匀加白糊,分别制成软材,过 14 目尼龙筛制粒,于 70 ℃干燥至水分在 3%以下。将上述 3 种颗粒混匀后,充填于双色透明空心胶囊中,即得。

【适应症】用于感冒引起的鼻塞、头痛、咽喉痛、发热等。

【贮藏】密封,在阴凉干燥处保存。

2)克拉霉素胶囊

【处方】克拉霉素 250 g,淀粉 32 g,低取代羟丙基纤维素(L-HPC)6 g,微粉硅胶 4.5 g,硬脂酸镁 1.5 g,淀粉浆(10%)适量,制成 1 000 粒。

【注解】处方中克拉霉素为主药,淀粉为稀释剂和崩解剂。L-HPC 为崩解剂,有较大的吸湿速度和吸水量,增加片剂的膨胀性。微粉硅胶、硬脂酸镁为润滑剂,其中微粉硅胶主要用于改善克拉霉素颗粒的流动性,硬脂酸起润滑作用。

【临床适应症】适用于克拉霉素敏感菌所引起的下列感染:(1)鼻咽感染:包括扁桃体炎、咽炎、鼻窦炎。(2)下呼吸道感染:急性支气管炎、慢性支气管炎急性发作和肺炎。(3)皮肤软组织感染:脓疱病、丹毒、毛囊炎、疖和伤口感染。(4)急性中耳炎、肺炎支原体炎、沙眼衣原体引起的尿道炎及宫颈炎等。(5)也用于军团菌感染,或与其他药物联合用于鸟分枝杆菌感染、幽门螺杆菌感染的治疗。

3)维生素 AD 胶丸(软胶囊)

【处方】维生素 A 3 000 单位,维生素 D_2 或 D_3 300 单位,明胶 100 份,甘油 55 ~ 66 份,水 120 份,鱼肝油或精炼食用植物油适量。

【制法】取维生素 A 与维生素 D_2 或 D_3,加鱼肝油或精炼食用植物油(在 0 ℃左右脱去固体脂肪),溶解,并调整浓度至每丸含维生素 A 应为标示量的 90.0% ~120.0%,含维生素 D 应为标示量的 85.0%以上,作为药液待用;另取甘油及水加热至 70 ~80 ℃,加入明胶,搅拌溶化,保温 1 ~2 h,除去上浮的泡沫,滤过(维持温度),加入滴丸机滴制,以液体石蜡为冷却液,收集冷凝的胶丸,用纱布拭去黏附的冷却液,在室温下吹冷风 4 h,放于 25 ~35℃下烘 4 h,再经石油醚洗涤两次(每次 3 ~5 min),除去胶丸外层液体石蜡,再用 95%乙醇洗涤一次,最后在 30 ~35 ℃烘干约 2 h,筛选,质检,包装,即得。

【注解】 ①本品中维生素 A、维生素 D 的处方比例为药典所规定;②本品主要用于防治夜盲、角膜软化、眼干燥、表皮角化、佝偻病和软骨病等,亦用以增长体力,助长发育。但长期大量服用可引起慢性中毒,一般剂量,一次 1 丸,一日 3 ~4 次;③在制备胶液的"保温 1 ~2 h"过程中,可采取适当的抽真空的方法以便尽快除去胶液中的气泡、泡沫。

6.4.6　胶囊剂的临床应用与注意事项

1)临床应用

胶囊剂服用方便,疗效确切,适用于大多数患者。服用时的最佳姿势为站着服用、低头咽,且须整粒吞服。所用的水一般是温度不能超过40 ℃的温开水,水量在100 mL左右较为适宜,避免由于胶囊药物质地轻,悬浮在会厌上部,引起呛咳。

2)注意事项

干吞胶囊剂易导致胶囊的明胶吸水后附着在食管上,造成局部药物浓度过高危害食管,造成黏膜损伤甚至溃疡。服用胶囊剂时,送服水温度不宜过高。温度过高,会使以明胶为主要原料的胶囊壳软化,甚至破坏,影响药物在体内的生物利用度。

胶囊剂须整粒吞服,避免被掩盖的异味散发,确保服用剂量准确,在提高患者顺应性的同时,发挥最佳药效。尤其在服用缓释、控释胶囊剂时,胶囊壳有时会起到缓释或控释的作用,整体服用才会发挥最佳药效,若剥去囊壳会造成突释等不良效果。

项目检测

一、选择题

1. 关于散剂的叙述正确的是(　　)。
   A. 药味多的药物不宜制成散剂　　B. 含液体组分的处方不能制成散剂
   C. 吸湿性的药物不能制成散剂　　D. 剧毒药物不能制成散剂
   E. 散剂可供内服,也可外用
2. 散剂的特点不正确的是(　　)。
   A. 比表面积大、易分散、起效快　　B. 可容纳多种药物
   C. 制备简单　　D. 稳定性较好
   E. 便于小儿服用
3. 关于颗粒剂的叙述错误的是(　　)。
   A. 专供内服的颗粒状制剂　　B. 颗粒剂又称细粉剂
   C. 只能用水冲服,不可以直接吞服　　D. 溶出和吸收速度较快
   E. 制备工艺与片剂类似
4. 最宜制成胶囊剂的药物是(　　)。
   A. 药物的水溶液　　B. 有不良臭味的药物
   C. 易溶性的刺激性药物　　D. 风化性药物
   E. 吸湿性强的药物
5. 关于硬胶囊剂的特点错误的是(　　)。
   A. 能掩盖药物的不良臭味　　B. 适合油性液体药物
   C. 可提高药物的稳定性　　D. 可延缓药物的释放

E. 可口服也可直肠给药

6. 制备空心胶囊时,在明胶中加入甘油是为了(　　)。

A. 延缓明胶溶解　　B. 减少明胶对药物的吸附

C. 起防腐作用　　D. 保持一定的水分防止脆裂

E. 可避免肝脏的首过效应

7. 关于胶囊剂特点的叙述错误的是(　　)。

A. 生物利用度较片剂高　　B. 可避免肝脏的首过效应

C 可提高药物的稳定性　　D. 可掩盖药物的不良臭味

E. 可延缓或定位释放药物

8. 不宜制成胶囊剂的药物是(　　)。

A. 阿莫西林　　B. 氯霉素　　C. 鱼肝油

D. 溴化钠　　E. 头孢氨苄

9. 制备空心胶囊的主要材料是(　　)。

A. 明胶　　B. 山梨醇　　C. 虫胶　　D. 甘油　　E. 山梨醇

10.《中国药典》(2015 版)规定,硬胶囊剂的崩解时限为(　　)。

A. 15 min　　B. 20 min　　C. 30 min　　D. 45 min　　E. 60 min

二、案例讨论题

止泻药蒙脱石散可谓是家喻户晓。因为其具有很强的吸附功能,止泻效果显著,对消化道黏膜具有很强的覆盖保护能力,具有修复、提高黏膜屏障对攻击因子的防御功能,具有平衡正常菌群和局部止痛作用。而且还无毒副作用,所以蒙脱石散为止泻常备药品。

讨论:1. 该止泻药采用散剂这种剂型具有哪些特点?

2. 蒙脱石散在使用存储时有哪些注意事项?

实训 1　散剂的制备

一、实训目的

1. 掌握散剂的概念、特点。
2. 掌握粉碎、过筛、混合的基本操作。
3. 熟悉散剂制备工艺过程:粉碎、过筛、混合、分剂量、包装。
4. 熟悉掌握散剂的质量检查方法。

二、实训药品与仪器

药品:薄荷脑、樟脑、麝香草酚、薄荷油、水杨酸、硼酸、升华硫、氧化锌、淀粉、滑石粉、硫酸阿托品、胭脂红、乳糖

仪器:台式天平、分析天平、乳钵、搪瓷盘、药筛

三、实训内容

1. 痱子粉的制备

【处方】薄荷脑 0.12 g,樟脑 0.12 g,麝香草酚 0.12 g,薄荷油 0.12 mL(4 滴),水杨酸0.22 g,硼酸 1.7 g,升华硫 0.8 g,氧化锌 1.2 g,淀粉 2.0 g,滑石粉加至 20.0 g。

【制法】

①薄荷脑、樟脑、麝香草酚为低共熔物,会有低共熔现象。

取薄荷脑、樟脑、麝香草酚放入大号瓷乳钵中,薄荷油 4 滴也滴入低共熔物中研磨至全部液化,然后用少量滑石粉吸收。

②硼酸用加液研磨法,加入适量的乙醇 2 ~4 滴,用力研磨过筛。氧化锌、淀粉在瓷乳钵中研磨,升华硫、水杨酸研磨后与氧化锌、淀粉一同过筛。滑石粉比较细腻不用研磨,与上述各药物混合均匀。

③将共熔混合物与混合的细粉研磨均匀过 2 次筛。

【性状】本品为白色的粉末,具有清凉臭味。

【功能与主治】散风祛湿,清凉止痒。用于汗疹、痱毒、湿疮痛痒。

【用法与用量】外用适量,扑擦患处。

【操作要点】

①处方中成分较多,应按照处方药品顺序将药品称好。

②共熔成分应全部液化后,再用滑石粉吸收,并过筛 2 ~3 次,检查均匀度。

③加滑石粉至总量 20 g,不是一次加入 20 g,所以要先把滑石粉的实际加入量计算出来,是 13.6 g。

2. 硫酸阿托品散的制备

【处方】硫酸阿托品 1.0 g,1% 胭脂红乳糖(质量分数)1.0 g,乳糖适量加至 1 000 g。

【制法】称取乳糖 0.5 g,置于玻璃乳钵中研磨倒出,再称取 1∶100 的硫酸阿托品倍散 0.5 g 与乳糖研磨至混合均匀,不用过筛,倒在纸上,分成 10 包。

【性状】本品为淡红色粉末。

【适应症】抗胆碱药,常用于胃肠痉挛疼痛等。

【用法与用量】口服,疼痛时一次 1 包(相当于硫酸阿托品 0.001 g)。

【操作要点】

①为防止乳钵对主药的吸附,选用玻璃乳钵并先研磨乳糖使乳钵饱和。

②用过的乳钵洗净,以免残留药品或色素污染其他药品。

【质量检查】

①检查均匀度:取本品适量,置光滑纸上平铺约 5 cm^2,将其表面压平在光亮处观察应呈现均匀的色泽。

②重量差异限度应符合要求,±15% 。

四、思考题

1. 痱子粉的制备中为什么先要形成低共熔混合物?

2. 硫酸阿托品散的制备中为何用胭脂红?

实训2 颗粒剂的制备

一、实训目的

1. 掌握湿法制颗粒剂的工艺过程。
2. 熟悉中药提取、精制的一般过程,颗粒剂的制备方法。
3. 熟悉少量胶囊剂制备的方法。

二、实训药品与仪器

药品:板蓝根、蔗糖、糊精、纯化水、乙醇。

仪器:电热套、电炉、漏斗、天平、烧杯、滤纸等。

三、实训内容

板蓝根颗粒的制备

【处方】板蓝根 1 400 g,蔗糖适量,糊精适量,制 1 000 g。

【注解】板蓝根为主药,糊精、蔗糖为稀释剂,其中蔗糖也是矫味剂。

【临床适应症】清热解毒,凉血利咽。用于肺胃热盛所致的咽喉肿痛、口咽干燥;急性扁桃体炎见上述证候者。

【制法】取板蓝根 1 400 g,加水煎煮两次,第一次 2 h,第二次 1 h,煎液滤过,滤液合并,浓缩至相对密度为 1.20(50 ℃),加乙醇使醇含量达 60%,静置使沉淀,取上清液,回收乙醇并浓缩至适量,加入适量的蔗糖粉和糊精,制成颗粒,干燥,制成 1 000 g,即得。

【贮藏】密封,在干燥处贮存。

【附注】浓缩药液时应不断搅拌,药液过稠或快要浓缩成稠膏时应将火力减弱,并不断搅拌,以免稠膏底部因受热不匀而变糊;清膏与蔗糖粉、糊精混合制软材时,清膏的温度在 40 ℃左右为宜,温度过高蔗糖粉熔化,软材黏性太强,使颗粒坚硬。温度过低则难以混合均匀;制软材过程时,可根据膏的黏稠程度和辅料加入后的情况,加适量乙醇调整软材的松密度。

硬胶囊剂的充填:

①利用所得的板蓝根颗粒及滑石粉进行充填练习,观察物料密度、粒度与装量的关系。

②将充填好的硬胶囊进行装量差异检查。

四、思考题

1. 制备板蓝根颗粒时应注意哪些问题?
2. 颗粒剂的质量检查项目有哪些?

项目 7　固体制剂-2

【学习目标】

1. 掌握滴丸剂、膜剂的概念及特点；片剂的特点及分类、临床应用及注意事项。
2. 熟悉片剂的常用辅料；片剂制备过程可能出现的问题及解决办法。
3. 学会运用滴丸剂、膜剂、片剂的有关知识解决药品在使用和储运中应注意的问题。
4. 了解滴丸剂、片剂的制备方法和典型处方分析。

任务 7.1　滴丸剂和膜剂

7.1.1　滴丸剂

1）概念与特点

滴丸剂是指固体或液体药物与适宜基质加热熔化混匀后，滴入不相混溶的冷凝液中、收缩冷凝而制成的小丸状制剂，主要供口服使用。

1933 年丹麦药厂率先使用滴制法制备了维生素 A、D 丸，国内则始于 1958 年，并在《中国药典》（1977 版）收载了滴丸剂剂型，到《中国药典》（1995 版）收载的滴丸剂已达 9 种。近年来，合成、半合成基质及固体分散技术的应用使滴丸剂有了迅速的发展，复方丹参滴丸已经开始走向国际医药市场（美国 FDA 已批准其进行临床试验）。从滴丸剂的组成、制法看，它具有如下一些特点：①设备简单、操作方便、利于劳动保护、工艺周期短、生产率高；②工艺条件易于控制，质量稳定，剂量准确，受热时间短，易氧化及具挥发性的药物溶于基质后，可增加其稳定性；③基质容纳液态药物的量大，故可使液态药物固形化，如芸香油滴丸含油可达 83.5%；④用固体分散技术制备的滴丸具有吸收迅速、生物利用度高的特点，如灰黄霉素滴丸有效剂量是细粉（粒径 254 μm 以下）的 1/4、微粉（粒径 5 μm 以下）的 1/2；⑤发展了耳、眼科用药的新剂型，五官科制剂多为液态或半固态剂型，作用时间不持久，做成滴丸剂可起到延效作用。

2）常用基质

滴丸剂所用的基质一般具备类似凝胶的不等温溶胶与凝胶的互变性，分为两大类，如下所述。

①水溶性基质。常用的有 PEG 类如 PEG6000、PEG4000、PEG9300，肥皂类，硬脂酸钠及甘油明胶等。

②脂溶性基质。常用的有硬脂酸、单硬脂酸甘油酯、氢化植物油、虫蜡等。

3）滴丸剂的制备

①工艺流程。滴制法是指将药物均匀分散在熔融的基质中，再滴入不相混溶的冷凝液里，冷凝收缩成丸的方法。一般工艺流程如下：

药物+基质→混悬或熔融→滴制→冷却→洗丸→干燥→选丸→质检→分装

常用冷凝液有：液体石蜡、植物油、二甲基硅油和水等，应根据基质的性质选用。还应根据滴丸与冷凝液相对密度差异，可选用不同的滴制设备。

②制备要点。在制备过程中保证滴丸圆整成形、丸重差异合格的关键是：选择适宜基质，确定合适的滴管内外口径，滴制过程中保持恒温，滴制液液压恒定，及时冷凝等。

滴丸剂亦规定了重量差异与溶散时限检查，检查方法与中药丸剂略有差异，溶散时限的要求是：普通滴丸应在 30 min 内全部溶散，包衣滴丸应在 1 h 内全部溶散。

4）滴丸剂的临床应用与注意事项

滴丸多为舌下含服，药物通过舌下黏膜直接吸收，进入血液循环。一般含服 5 ~ 15 min 就能起效，最多不超过 30 min。有的加入了缓释剂，可明显延长药物的半衰期，达到长效的目的。需要时，口含也可。滴丸技术适用于含液体药物，以及主药体积小或有刺激性的药物，不仅可用于口服，还可用于局部用药，如耳部用药、眼部用药等，如速效救心丸与复方丹参滴丸等。

常见滴丸剂因药物性质不同，注意事项也不同。例如，清开灵滴丸，风寒感冒者不适用，高血压、心脏病患者慎服；穿心莲内酯滴丸，脾胃虚寒大便溏者慎用；麝香通心滴丸，含有毒性药材蟾酥，须按说明书规定剂量服用。

5）典型处方分析

联苯双酯滴丸

【处方】联苯双酯 15 g，PEG6000 120 g，吐温 80 5 g，液状石蜡适量，共制成 10 000 粒。

【注解】联苯双酯为主药，PEG6000 为基质，吐温 80 为表面活性剂，液状石蜡为冷凝液。处方中加入吐温 80 与 PEG6000 的目的是与难溶性药物联苯双酯形成固体分散体，从而增加药物溶出度，提高生物利用度。

【临床适应症】用于慢性迁延型肝炎伴谷丙转氨酶（ALT）升高者，也可用于化学毒物、药物引起的 ALT 升高。

7.1.2 膜剂

1）概述

（1）膜剂的定义与特点

膜剂是指药物与适宜的成膜材料经加工制成的膜状制剂。膜剂适用于口服、舌下、眼结膜囊、口腔、阴道、体内植入、皮肤和黏膜创伤、烧伤或炎症表面等多种途径和方法给药。一些膜剂尤其是鼻腔、皮肤用药膜亦可起到全身作用,加之膜剂本身体积小、质量轻,携带极为方便,一般膜剂的厚度为0.1~0.2 mm;面积为1 cm^2 者供口服和黏膜用,0.5 cm^2 者供眼用,5 cm^2 者供阴道用。膜剂为近年来国内外研究和应用进展很快的剂型,很受临床欢迎。

膜剂的主要特点:a. 含量准确、稳定性好、起效快;b. 质量轻、体积小、使用方便,适用于多种给药途径;c. 采用不同的成膜材料,可制成具有不同释药速度的膜剂。多层复合膜剂可以解决药物间的配伍禁忌以及对药物分析上的干扰等问题;d. 制备工艺简单,成膜材料用量小,可用制膜机进行大量生产,易实现生产自动化及无菌操作;e. 制备过程中无粉尘飞扬,有利于劳动保护;f. 载药量少,只适用于小剂量的药物。故其药物的选择受到限制。

(2)膜剂的分类

通常可按结构特点或给药途径对膜剂进行分类,按结构特点可将膜剂分为单层膜剂、多层膜剂(又称复合膜剂)和夹心膜剂(缓释或控释膜剂)等;按给药途径可将膜剂分为内服膜剂、口腔用膜剂(包括口含、舌下给药及口腔内局部贴敷)、眼用膜剂、皮肤用膜剂及腔道黏膜用膜剂等。

(3)膜剂的质量要求

《中国药典》(2015 版)对膜剂的质量有明确的规定:①成膜材料及辅料应无毒、无刺激性、性质稳定,与药物不起作用;②水溶性药物应溶于成膜材料中;水不溶性药物应粉碎成极细粉,并与成膜材料均匀混合;③膜剂应完整光洁,厚度一致,色泽均匀,无明显气泡;多剂量膜剂的分格压痕应均匀清晰,并能按压痕撕开;④除另有规定外,膜剂宜密封贮存,防止受潮、发霉、变质,微生物限度检查也应符合规定;⑤重量差异应符合规定。

2)成膜材料

成膜材料的性能、质量不仅对膜剂的成形工艺有影响,而且对膜剂的质量及药效产生重要影响。理想的成膜材料应具有下列条件:①生理惰性,无毒、无刺激;②性能稳定,不降低主药药效,不干扰含量测定,无不适臭味;③成膜、脱膜性能好,成膜后有足够的强度和柔韧性;④用于口服、腔道、眼用膜剂的成膜材料应具有良好的水溶性,能逐渐降解、吸收或排泄;外用膜剂应能迅速、完全释放药物;⑤来源丰富、价格便宜。

常用的成膜材料有:

①天然的高分子化合物。天然的高分子材料有明胶、虫胶、阿拉伯胶、琼脂、淀粉、糊精等。此类成膜材料多数可降解或溶解,但成膜性能较差,故常与其他成膜材料合用。

②聚乙烯醇(PVA)。有不同的规格和性质。国内采用的 PVA 有 05-88 和 17-88 等规格,PVA05-88 聚合度小,水溶性大,柔韧性差;PVA17-88 聚合度大,水溶性小,柔韧性好。两者以适当比例(如 1∶3)混合使用则能制得很好的膜剂。经验证明成膜材料中在成膜性能、膜的抗拉强度、柔韧性、吸湿性和水溶性等方面,均以 PVA 为最好。PVA 对眼黏膜和皮肤无毒、无刺激,是一种安全的外用辅料。口服后在消化道中很少吸收,80% 的 PVA 在 48 h 内随大便排出。PVA 在载体内不分解亦无生理活性。

③乙烯-醋酸乙烯共聚物(EVA)。为透明、无色粉末或颗粒。随分子量增加,共聚物的玻璃化温度和机械强度均增加。在分子量相同时,则醋酸乙烯比例越大,材料溶解性、柔韧性和透明度越大。EVA 无毒,无臭,无刺激性,对人体组织有良好的相容性,不溶于水,能溶于二氯甲烷、氯仿等有机溶剂。本品成膜性能良好,膜柔软,强度大,常用于制备眼、阴道、子宫等控释

膜剂。

其他尚有聚乙烯醇缩醛、甲基丙烯酸酯-甲基丙烯酸共聚物、羟丙基纤维素、羟丙甲纤维素、聚维酮等。

3)膜剂的制备工艺

(1)膜剂一般组成

主药	0～70%(W/W)
成膜材料(PVA 等)	30%～100%
增塑剂(甘油、山梨醇等)	0～20%
表面活性剂(聚山梨酯 80、十二烷基硫酸钠、豆磷脂等)	1%～2%
填充剂($CaCO_3$、SiO_2、淀粉)	0～20%
着色剂(色素、TiO_2 等)	0～2%(W/W)
脱膜剂(液体石蜡)	适量

(2)制备方法

①匀浆制膜法:本法常用于以 PVA 为载体的膜剂,其工艺过程为:将成膜材料溶解于水,过滤,将主药加入,充分搅拌溶解。不溶于水的主药可以预先制成微晶或粉碎成细粉,用搅拌或研磨等方法均匀分散于浆液中,脱去气泡。小量制备时倾于平板玻璃上涂成宽厚一致的涂层,大量生产可用涂膜机涂膜。烘干后根据主药含量计算单剂量膜的面积,剪切成单剂量的小格。

②热塑制膜法:将药物细粉和成膜材料,如 EVA 颗粒相混合,用橡皮滚筒混炼,热压成膜;或将热熔的成膜材料,如聚乳酸、聚乙醇酸等在热熔状态下加入药物细粉,使溶入或均匀混合,在冷却过程中成膜。

③复合制膜法:以不溶性的热塑性成膜材料(如 EVA)为外膜,分别制成具有凹穴的底外膜带和上外膜带,另用水溶性的成膜材料(如 PVA 或海藻酸钠)用匀浆制膜法制成含药的内膜带,剪切后置于底外膜带的凹穴中。也可用易挥发性溶剂制成含药匀浆,以间隙定量注入的方法注入底外膜带的凹穴中。经吹风干燥后,盖上外膜带,热封即成。这种方法一般用机械设备制作。此法一般用于缓释膜的制备,如眼用毛果芸香碱膜剂(缓释一周)在国外即用此法制成。与单用匀浆制膜法制得的毛果芸香碱眼用膜剂相比具有更好的控释作用。复合膜的简便制备方法是先将 PVA 制成空白覆盖膜后,将覆盖膜与药膜用 50% 乙醇粘贴,加压,60±2 ℃烘干即可。

4)膜剂质量控制

《中国药典》(2015 版)规定,膜剂的一般质量要求如下:

①外观。膜剂外观应完整光洁,厚度一致,色泽均匀,无明显气泡。多剂量的膜剂分格压痕应均匀清晰,并能按压痕撕开。

②重量差异限度。取供试品 20 片,精密称定总重量,求得平均重量,再分别精密称定各片重量。每片重量与平均重量相比较,超出重量差异限度的不得多于 2 片,并不得有 1 片超出限度 1 倍。膜剂的重量差异限度,应符合表 7.1 的规定。

表 7.1 膜剂重量差异限度

平均重量/g	重量差异限度/%
0.02 g 及 0.02g 以下	±15
0.02 g 以上至 0.20g	±10
0.20 g 以上	±7.5

③含量均匀度检查。取供试品 10 片，照各药膜剂项下规定方法，分别测定含量，其平均含量应符合规定，凡规定含量均匀度检查的，不再做重量差异检查。

④微生物限度检查。除另有规定外，照微生物限度检查。微生物计数法和控制菌检查法及非无菌药品微生物限度标准检查，应符合规定。

5）典型处方分析

硝酸甘油膜

【处方】硝酸甘油乙醇溶液（10%）100 mL，聚乙烯醇（PVA）17-88 82g，聚山梨酯 80 5 g，甘油 5 g，二氧化钛 3 g，纯化水 400 mL。

【制法】取 PVA 加 5 ~7 倍纯化水，浸泡溶胀后水浴加热，使其全部溶解，过滤，制得浆液；二氧化钛研磨，过 80 目筛，浆液中搅匀；再加入聚山梨酯 80、甘油，边加边搅拌，放冷备用。在搅拌下逐渐加入硝酸甘油 10% 乙醇溶液。脱泡后用涂膜机在 80 ℃下制成厚 0.05 mm、宽 10 mm 的膜剂，干燥，分剂量，包装，即得。每张药膜含硝酸甘油 0.5 mg。

【适应症】硝酸甘油膜为舌下给药，用于心绞痛等。

【处方分析】硝酸甘油为主药，为无色或淡黄色油状液体，微溶于水，易溶于乙醇，故乙醇溶液（10%）为硝酸甘油的溶剂，PVA17-88 为成膜材料，聚山梨酯 80 为稳定剂，甘油为增塑剂，二氧化钛为遮光剂，可增加硝酸甘油的稳定性，纯化水为溶剂。

【注意事项】①PVA 应充分吸水膨胀后才加热溶解，以免溶解不完全。②涂膜时，浆液中的气泡应尽可能除尽，以免成品中出现气泡。

任务 7.2 片剂

7.2.1 概述

片剂是指药物与适宜的辅料均匀混合后压制而成的圆片状或异形片状的固体制剂，主要供内服应用。片剂创始于 19 世纪 40 年代，世界各国药典收载的制剂中以片剂为最多。随着制药技术的不断发展，国内外药学工作者对片剂成形理论、崩解、溶出以及新辅料的深入研究，片剂的产量和质量得到迅速的提高。片剂是现代药物制剂中临床应用最为广泛的剂型之一。

1)片剂的特点

(1)片剂的优点

①剂量准确,含量均匀,使用方便。

②质量稳定,受外界空气、光线、水分等影响较小,必要时可包衣增强其稳定性。

③生产的机械化、自动化程度较高,产量大,成本及售价较低。

④体积小,携带、运输方便。

⑤可以制成不同类型的片剂,如口含片、肠溶包衣片、分散片、缓释片等,以满足不同的医疗或预防的需要。

(2)片剂的缺点

①幼儿和昏迷患者不易吞服。

②压片时需加入若干种辅料并且经过压制成形,有时会影响药物的溶出和生物利用度。

③含挥发性成分的片剂,久贮含量会有所下降。

④相对注射剂而言,片剂起效慢,生物利用度相对较低。

2)片剂的分类

片剂有多种分类方法,根据制备、用法、用途的不同,可分为下述几种。

(1)口服片剂

①普通片。指药物与辅料均匀混合后压制而成,又称素片或压制片,片重一般为0.1~0.5 g,经胃肠道吸收而发挥治疗作用。

②包衣片。指普通压制片的外表面包上一层衣膜的片剂。根据包衣所用的衣膜材料不同,分类如下:

a. 糖衣片。指以蔗糖为主要包衣材料进行包衣而制得的片剂。

b. 薄膜衣片。指以高分子成膜材料为主要包衣材料进行包衣而制得的片剂。

c. 肠溶衣片。指用肠溶性包衣材料进行包衣的片剂。为防止药物在胃内分解失效、对胃的刺激或控制药物肠道内定位释放,可对片剂包肠溶衣。为治疗结肠部位疾病等,可对片剂包结肠定位肠溶衣。

③泡腾片。指含有碳酸氢钠和有机酸(枸橼酸、酒石酸等),遇水可产生气体而呈泡腾状的片剂。泡腾片中的药物应是易溶的,遇水产生气泡后应能溶解,适用于儿童、老人及吞服药片有困难的患者服用。

④咀嚼片。指在口腔中经嚼碎或吮服使片剂溶化后吞服,在胃肠道中发挥作用或经胃肠吸收发挥全身作用的片剂。

⑤多层片。指由两层或多层组成的片剂,每层含不同的药物或每层中药物相同而辅料不同,目的是避免复方制剂中不同药物之间的配伍变化或达到缓释、控释的效果。

⑥分散片。指在水中能迅速崩解并均匀分散的片剂。分散片可加水分散后口服,也可含于口中吮服或吞服。分散片中的药物应是难溶性的,应进行溶出度检查。

⑦缓释片。指在水中或规定的释放介质中缓慢的非恒速释放药物的片剂。可延缓药物在体内的释放、吸收、代谢及排泄的过程,延长药物作用时间,并具有血药浓度平稳、服用次数少且作用时间长等特点。

⑧控释片。指在水中或规定的释放介质中缓慢的恒速或接近恒速释放药物的片剂。具有

药物释放平稳，接近零级速度过程，吸收可靠，血药浓度平稳，药物作用时间长，副作用小，并可减少服药次数等特点。

(2) 口腔用片剂

①舌下片。指置于舌下能迅速溶化，药物经舌下黏膜吸收发挥全身作用的片剂。舌下片中的药物和辅料应易溶，除另有规定外，应在5 min内全部溶化，主要用于急症的治疗，可避免肝脏对药物的首过作用，如硝酸甘油舌下片用于心绞痛的治疗。

②口含片。含于口腔中，药物缓慢溶解产生持久局部作用的片剂。含片中的药物应是易溶的，主要用于口腔及咽喉疾病的治疗，起到局部消炎、止痛或局部麻醉作用。含片的片重、片径、硬度一般较大。

③口腔贴片。指黏贴于口腔，经黏膜吸收后起局部或全身作用的片剂。适用于肝脏首过作用较强的药物。

(3) 其他给药途径的片剂

①植入片。指将无菌药片植入到皮下后，缓慢释放药物，产生持久药效的片剂。该制剂适用于剂量小，需长期、频繁使用且作用强烈的药物。一般制成长度8 mm的圆柱体，灭菌后单片避菌包装。如避孕植入片。

②阴道片。指置于阴道内应用的片剂。阴道片可以是普通片，也可以是泡腾片。主要起局部消炎、杀菌、杀精子及收敛作用。具有局部刺激性的药物，不得制成阴道片。

③注射用片。经无菌操作制成的片剂。临用时溶于无菌溶剂中，可供皮下注射或肌内注射用，如盐酸吗啡注射用片等。

④溶液片。指临用前能溶解于水的非包衣片或普通薄膜包衣片剂。可供口服、外用、含漱等，该片剂的组成成分均应是可溶的，如复方硼砂漱口片等。

3) 片剂的质量要求

《中国药典》(2015版)四部制剂通则要求片剂外观完整、光洁、色泽均匀，重量差异小，含量均匀，有适宜的硬度，崩解或溶出度符合规定，口服片剂符合卫生学要求，贮存期间物理、化学和微生物等方面的质量稳定，并有适宜的包装。

7.2.2 片剂的常用辅料

片剂由药物和辅料组成。辅料系指片剂内除药物以外的所有附加物料的总称，亦称赋形剂。片剂所用辅料，均应符合《中国药典》(2015版)和国家药品标准的有关质量要求。不同辅料可提供不同功能，即填充作用、黏合作用、吸附作用、崩解作用和润滑作用等，根据需要还可加入着色剂、矫味剂等，以提高患者的顺应性。

药用辅料的质量要求：具备较高的化学稳定性，不与主药发生任何物理化学反应，对人体无毒、无害、无不良反应，不影响主药的疗效和含量测定。根据各种辅料所起的作用不同，将辅料分为填充剂、润湿剂、黏合剂、崩解剂、润滑剂等。

1) 填充剂

填充剂指能使主药均匀分散并增加主药重量和体积的赋形剂。片剂的直径一般大于6 mm，片重大于100 mg，填充剂的加入不仅保证一定的体积大小，而且减少主药成分的剂量偏差，改善药物的压缩成形性等。

①淀粉。常用作填充剂，也可以作为崩解剂。主要来自玉米、马铃薯、小麦，白色粉末，无臭，无味，性质稳定，可与大多数药物配伍。淀粉吸湿性小，价格便宜，但可压性较差，因此常与可压性较好的糖粉、糊精、乳糖等混合使用；也可以作为外加崩解剂使用。忌酸性较强的药物，在湿颗粒干燥过程中，某些酸性较强的药物会使淀粉水解，影响片剂的质量。

②蔗糖。蔗糖常用作填充剂，也可以作为黏合剂、矫味剂。主要来自甘蔗、甜菜；无色结晶或白色结晶性的松散粉末，无臭，味甜。通常是低温干燥粉碎成糖粉来使用，其优点是黏合力强，并具有甜味可以兼作矫味剂。一般不单独使用，常与糊精、淀粉配合使用。蔗糖吸湿性较强，长期贮存，会使片剂的硬度过大，崩解或溶出困难。

③糊精。糊精常用作填充剂，也可以作为黏合剂。本品是淀粉水解的中间产物，白色无定型粉末，无臭，味微甜，在冷水中溶解较慢，沸水中易溶，不溶于乙醇。

糊精具有较强的黏结性，使用不当会使片面出现麻点、水印及造成片剂崩解或溶出迟缓。

④预胶化淀粉。预胶化淀粉常用作填充剂，也可以作为黏合剂、崩解剂。白色粉末，无臭，无味。具有较好的流动性和可压性，常用于粉末直接压片。

禁忌同淀粉。加压后预胶化淀粉发生弹性变形，故压制的片剂硬度较差。在制药领域常用作口服片剂和胶囊剂的黏合剂、稀释剂和崩解剂。

⑤乳糖。乳糖是片剂优良的填充剂，广泛存在于哺乳动物的乳液中，味微甜，水中易溶，在乙醇、三氯甲烷或乙醚中不溶。乳糖有喷雾干燥乳糖、无水乳糖、球粒状乳糖和一结晶水乳糖（α-乳糖），常用的是α-乳糖。乳糖无吸湿性，具有很好的可压性，可与大多数药物配伍。

乳糖与胺类药物之间会发生 Maillard 反应，使药物含量降低。

⑥微晶纤维素。微晶纤维素常用于填充剂，兼有崩解剂作用，也可以作为黏合剂、助流剂。纤维素水解而制得，白色或类白色，无臭无味的结晶性粉末。微晶纤维素具有较强的结合力与良好的可压性和流动性，亦有“干黏合剂”之称，微晶纤维素较多作为粉末直接压片。

对强氧化性药物有配伍禁忌。微晶纤维素含水量超过3%时，在混合及压片过程中可能产生静电，可以通过干燥除去部分水分克服。

⑦糖醇类。甘露醇、山梨醇，由葡萄糖还原制得。白色颗粒或粉末状，具有一定的甜味，在口中溶解时吸热，有凉爽感。因此较适于咀嚼片，但价格稍贵，流动性也不好，常与蔗糖配合使用。

⑧无机盐类。一些无机钙盐，如硫酸钙、磷酸氢钙及碳酸钙等。其性质稳定，无臭无味，微溶于水，可与多种药物配伍，制成的片剂外观光洁，硬度、崩解均好，对药物也无吸附作用。常用填充剂性能比较见表7.2。

表7.2　常用填充剂性能比较

辅料名称	优　点	缺　点
淀粉	价廉、易得	可压性差
预胶化淀粉	较好流动性、可压性	片剂硬度差
蔗糖	价廉、易得、甜味	吸湿性
糊精	价廉、易得	黏性大，影响崩解

续表

辅料名称	优　点	缺　点
乳糖	可压性好	有配伍禁忌
微晶纤维素	流动性、可压性、崩解性好	静电吸附
糖醇类	口感好	价格贵,流动性差
无机盐类	片剂外观好	有配伍禁忌、影响吸收

2)润湿剂与黏合剂

润湿剂是指本身没有黏性,但能诱发待制粒物料的黏性,以利于制粒的液体。在制粒过程中常用的润湿剂有:

①纯化水。是在制粒中最常用的润湿剂,无毒、无味、便宜,但干燥温度高、干燥时间长,对于水敏感的药物非常不利。在处方中水溶性成分较多时可能出现发黏、结块、湿润不均匀、干燥后颗粒发硬等现象,此时最好选择适当浓度的乙醇-水溶液,以克服上述不足。其溶液的混合比例根据物料性质与试验结果而定。

②乙醇。可用于遇水易分解的药物或遇水黏性太大的药物。中药浸膏的制粒常用乙醇-水溶液做润湿剂,随着乙醇浓度的增大,润湿后所产生的黏性降低,常用浓度为30% ~70%。水醇浓度增大,干燥时间相应缩短,但注意浓度过大有一定危险性。

黏合剂是指对无黏性或黏性不足的物料给予黏性,从而使物料聚结成粒的辅料。常用黏合剂如下:

①淀粉浆。是淀粉在水中受热后糊化而得,玉米淀粉完全糊化的温度是77 ℃。淀粉浆的常用浓度为8% ~15%。若物料的可压性较差,其浓度可提高到20%。淀粉浆的制法主要有煮浆法和冲浆法两种,冲浆法是将淀粉混悬于少量(1 ~1.5 倍)水中,然后根据浓度要求冲入一定量的沸水,不断搅拌糊化而成;煮浆法是将淀粉混悬于全部量的水中,在夹层容器中加热并不断搅拌,直至糊化。由于淀粉价廉易得,且黏合性良好,因此是制粒中首选的黏合剂。

②纤维素衍生物。将天然的纤维素经处理后制成的各种纤维素的衍生物。

a.甲基纤维素(MC)和羧甲基纤维素钠(CMC-Na):两者均具有良好的水溶性,可形成黏稠的胶体溶液。羧甲纤维素钠常用于可压性较差的药物,但易造成片剂硬度过大或崩解超时限。

b.羟丙基纤维素(HPC):是纤维素的羟丙基醚化物,易溶于冷水,加热至50 ℃发生胶化或溶胀现象。可溶于甲醇、乙醇、异丙醇和丙二醇中。本品既可做湿法制粒的黏合剂,也可做粉末直接压片的干黏合剂。

c.羟丙基甲基纤维素(HPMC):是纤维素的羟丙甲基醚化物,易溶于冷水。常用浓度为2% ~5%。

d.乙基纤维素(EC):是纤维素的乙基醚化物,不溶于水,溶于乙醇等有机溶剂中,可作对水敏感性药物的黏合剂。本品的黏性较强,且在胃肠液中不溶解,会对片剂的崩解及药物的释放产生阻滞作用。目前常用做缓、控释制剂的包衣材料。

③聚维酮(PVP):聚维酮的最大优点是既溶于水,又溶于乙醇,因此可用于水溶性或水不溶性物料以及对水敏感性药物的制粒,还可作为直接压片的干黏合剂。常用于泡腾片和咀嚼

片的制粒。但本品吸湿性较强。

④其他黏合剂。明胶，50%～70%的蔗糖溶液，海藻酸钠溶液等。

3）崩解剂

崩解剂是促使片剂在胃肠液中迅速碎裂成细小颗粒的辅料。由于片剂是高压下压制而成，因此空隙率小，结合力强，很难迅速溶解。因为片剂的崩解是药物溶出的第一步，所以崩解时限为检查片剂质量的主要内容之一。除了缓控释片、口含片、咀嚼片、舌下片、植入片等有特殊要求的片剂外，一般均需加入崩解剂。特别是难溶性药物的溶出便成为药物在体内吸收的限速阶段，其片剂的快速崩解更具实际意义。

崩解剂的主要作用是消除因黏合剂或高度压缩而产生的结合力，从而使片剂在水中瓦解。片剂的崩解过程经历润湿、虹吸、破碎，崩解剂的作用机理有如下几种：

①毛细管作用：崩解剂在片剂中形成易于润湿的毛细管通道，当片剂置于水中时，水能迅速地随毛细管进入片剂内部，使整个片剂润湿而瓦解。淀粉及其衍生物、纤维素衍生物属于此类崩解剂。

②膨胀作用：崩解剂多为高分子亲水物质，压制成片后，遇水易被润湿并通过自身膨胀，使片剂崩解。

③产气作用：由于化学反应产生气体的崩解剂。如在泡腾片中加入的枸橼酸或酒石酸与碳酸钠或碳酸氢钠遇水产生二氧化碳气体，借助气体的膨胀而使片剂崩解。

不同崩解剂有不同的作用机理。常用崩解剂有：

①干淀粉。最常用的崩解剂之一，将淀粉在100～105 ℃下干燥1 h，含水量在8%以下即为干淀粉；用量一般为配方总量的5%～20%，其崩解作用较好。仅适用于水不溶性或微溶于水的药物，对易溶性药物的崩解作用较差。

②羧甲淀粉钠（CMS-Na）。白色或类白色粉末，无臭，常用于速释片剂。羧甲淀粉钠吸水膨胀后为原体积的300倍，是一种性能优良的崩解剂，但可压性稍差。常用量1%～8%。

③低取代羟丙基纤维素（L-HPC）。近年来应用较多的一种崩解剂。具有很大的表面积和孔隙率，有很好的吸水速度和吸水量，其吸水膨胀率为500%～700%。常与微晶纤维素联用能取得更好的效果。常用量2%～5%。与碱性药物可发生反应。片剂处方中含有碱性物质在经过长时间的贮藏后，崩解时间有可能延长。

④交联羧甲纤维素钠（CCNa）。由于交联键的存在不溶于水，能吸收数倍于本身重量的水而膨胀，所以具有较好的崩解作用；当与羧甲淀粉钠合用时，崩解效果更好，但与干淀粉合用时崩解作用会降低。常用量5%～10%。与强酸、铁或其他金属（如铝、汞、锌）的可溶性盐有配伍禁忌。

⑤交联聚维酮（交联PVPP）。不溶于水及各种有机溶剂，常用于速释片剂。流动性较好，水中迅速溶胀但不会出现高黏度的凝胶层，因而其崩解性能十分优越。常用量2%～5%。具有吸湿性。

⑥泡腾崩解剂。专用于泡腾片的特殊崩解剂，最常用的是由碳酸氢钠与枸橼酸组成的混合物。遇水时产生二氧化碳气体，使片剂迅速崩解。含有这种崩解剂的片剂，应妥善包装，避免受潮造成崩解剂失效。

崩解剂的加入方法有外加法、内加法和内外加法。

a. 外加法是将崩解剂加入于压片之前的干颗粒中，片剂的崩解将发生在颗粒之间；

b. 内加法是将崩解剂加入于制粒过程中，片剂的崩解将发生在颗粒内部；

c. 内外加法是内加一部分，外加一部分，可使片剂的崩解既发生在颗粒内部又发生在颗粒之间，从而达到良好的崩解效果。通常内加崩解剂量占崩解剂总量的50% ~75%，外加崩解剂量占崩解剂总量的25% ~50%（崩解剂总量一般为片重的5% ~20%），根据崩解剂的性能加入量有所不同。

4）润滑剂

广义的润滑剂包括3种辅料，即助流剂、抗黏剂和润滑剂（狭义）。

①助流剂：降低颗粒之间摩擦力，从而改善粉体流动性，减少重量差异；

②抗黏剂：防止压片时物料黏着于冲头与冲模表面，以保证压片操作的顺利进行以及片剂表面光洁。

③润滑剂：降低压片和推出片时药片与冲模壁之间的摩擦力，以保证压片时应力分布均匀，防止裂片等。

因为它们的作用机理不同，到目前还没有一种润滑剂同时具有三种功能。因此实际应用时应明确区分各种辅料的不同功能，以解决实际存在的问题。

目前常用的润滑剂有：

①硬脂酸镁。疏水性润滑剂，白色粉末，细腻疏松，略有特臭，与皮肤接触有滑腻感，在水、乙醇或乙醚中不溶。常用量0.3% ~1%。用量过大时，由于其疏水性，会影响片剂崩解。另外，本品不宜用在阿司匹林、多数有机碱盐类药物的片剂中。

②滑石粉。白色或灰白色，无臭无味，结晶性粉末。与多数药物不起作用，常用量0.1% ~3%，最多不超过5%，过量会造成流动性降低。本品与季铵化合物有配伍禁忌。

③微粉硅胶。质轻、疏松、蓝白色、无臭、无味、无砂砾感的无定型粉末。可作为粉末直接压片的助流剂，常用量0.1% ~0.5%，由于微粉硅胶质轻，极易飞扬，人吸入后可引起呼吸道刺激，需要用防尘呼吸器。

④氢化植物油。本品主要是植物油经精制漂白，以喷雾干燥法制得，白色微细粉末状，应用时将其制成稀溶液后喷于干颗粒表面以利于均匀分布。常用量1% ~5%。但与强酸和氧化剂有配伍变化。

⑤聚乙二醇类。白色蜡状固体薄片或颗粒状粉末，略有特臭，水或乙醇中易溶，乙醚中不溶，常用量为1% ~5%。

课堂活动

硬脂酸镁是常用的片剂润滑剂，具有很好的润滑性能，为何复方乙酰水杨酸片剂中不能选它？

5）其他辅料

片剂中还加入一些着色剂、矫味剂等辅料以改善外观和口味，便于识别，所加入的辅料，都应符合药用规格。如色素必须是药用级或食用级，色素的最大用量一般不超过0.05%。香精的常用加入方法是将香精溶解于乙醇中，均匀喷洒在已经干燥的颗粒上。

7.2.3 片剂的制备

片剂的制备工艺一般是将药物与辅料混合后,将其填充于一定形状的模孔内,经加压而制成。为了能顺利压出合格的片剂,需要压片的颗粒或粉末必须具备三个条件:流动性、压缩成形性和润滑性。流动性好能使物料顺利地流入压片机的模孔,减小片重差异;可压性良好的颗粒或粉末容易被压缩成一定形状;润滑性好,片剂不黏冲,使压成的片剂被顺利推出。

片剂的制备方法按制备工艺分为制粒压片法和直接压片法。其中制粒压片法分为湿法制粒压片法和干法制粒压片法,直接压片法分为粉末直接压片法和结晶药物直接压片法。本节重点介绍湿法制粒压片法。

1)湿法制粒压片法

湿法制粒压片工艺适用于对湿、热稳定的药物,湿法制粒压片法工艺流程如图 7.1 所示。

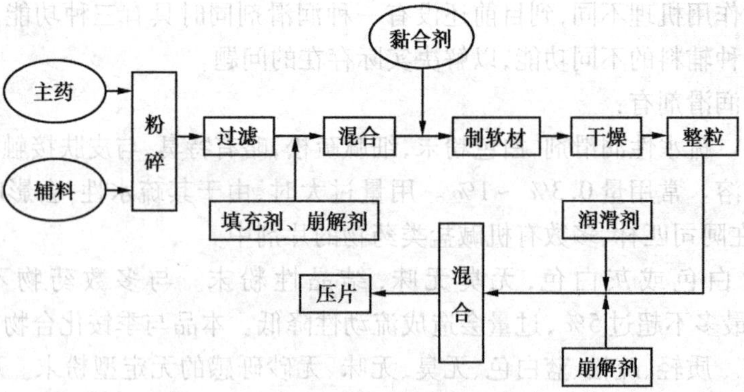

图 7.1 湿法制粒压片法工艺流程

(1)原、辅料的预处理

原、辅料均应符合有关标准,在使用前必须经过鉴定、含量测定等质量检查,合格的物料经干燥、粉碎后其细度以通过 80 ~ 100 目筛为宜。对于毒性药、贵重药和有色原辅料应粉碎得更细一些,便于混合均匀,含量准确,并可避免压片时出现裂片、黏冲和花斑等现象。对于某些贮存时易受潮结块的原、辅料,必须经过干燥后再粉碎过筛。按照处方称取药物和辅料,做好制粒前准备工作。

(2)制软材

将处方量的主药和辅料粉碎混合均匀后,置于混合机内,加入适量润湿剂或黏合剂,搅拌均匀,制成松、软、黏、湿度适宜的软材。在生产实际中,生产操作者多凭经验来掌握软材的干湿程度,即轻握成团、轻压即散。近年来随着生产技术的提高,通过仪表可以测出混合机中颗粒的动量扭矩,这样能自动控制软材的软硬程度,从而使软材的干湿度可以控制。

(3)制湿颗粒

①挤压制粒。把药物粉末用适当的黏合剂制成软材后,用挤压的方式使其通过具有一定大小筛孔的孔板或筛网而制粒的方法。制软材是挤压制粒的关键工序,软材的干湿程度应适宜,生产中多凭经验掌握,以手握成团而不黏手,用手指轻压能裂开为适度。润湿剂和黏合剂

的用量以能制成适宜软材的最少量为原则。

②高速搅拌制粒。将药物粉末、辅料和黏合剂加入一个容器内，靠高速旋转的搅拌器的搅拌作用和切割刀的切割作用，迅速完成混合并制成颗粒的方法。此种方法可使混合、捏合、制粒在同一封闭容器内完成。

③沸腾干燥制粒。将物料装入容器中，物料粉末在自上而下的气流作用下保持悬浮的流化状态，黏合剂向流化层喷入使粉末聚结成颗粒的方法。沸腾干燥制粒在一台设备内完成混合、制粒、干燥过程，又称一步制粒。

④喷雾制粒。将药物溶液或混悬液用雾化器喷雾于干燥室内的热气流中，使水分迅速蒸发以直接制成球状干燥细颗粒的方法。该法在数秒钟内即完成原料液的浓缩、干燥、制粒的过程，原料液含水量可达70%～80%以上。

(4)湿颗粒的干燥

湿颗粒制成后，应尽可能地迅速干燥，放置过久湿颗粒易结块或变形，干燥的温度应根据药物的性质而定，一般为50～60 ℃，个别对热稳定的药物可适当提高到80～100 ℃，以缩短干燥时间。含结晶水的药物干燥温度不宜高，时间不宜长，以免失去过多的结晶水，使颗粒松脆，影响压片及崩解。

干颗粒的质量要求，与原辅料的理化性质、处方组成以及压片的设备有关，制得的颗粒应符合以下几点要求：①含水量，通常干颗粒的含水量过多过少均不利于压片，可采用水分快速测定仪测定颗粒中的水分的含量；②细粉应控制在20%～40%，一般情况下，片重在0.3 g以上时，含细粉量可控制在20%左右，片重在0.1～0.3 g时，细粉量控制在30%左右；细粉过多或过少都会影响片剂的质量；③疏散度适宜，它与颗粒的大小，松紧程度和黏合剂用量多少有关，疏散度大表示颗粒较松，振摇后部分变成细粉，压片时易出现松片、裂片和片重差异大等现象；④颗粒硬度适中，若颗粒过硬，可使压成的片剂表面产生斑点；若颗粒过松可产生顶裂现象。一般用手指捻搓时应立即粉碎，并无粗粒感为宜。

生产中常用的干燥设备有箱式干燥器、流化干燥器、微波干燥器和远红外干燥器等其中箱式干燥器、流化床干燥器在片剂颗粒的干燥中得到广泛的应用。

(5)整粒

在干燥过程中，某些颗粒可能发生黏连，甚至结块。因此，对干燥后的颗粒需要进行过筛整粒，通过整粒使结块、黏连的颗粒散开，得到大小均匀一致的颗粒，以利于压片。小剂量制备时一般通过过筛来整粒。整粒时筛网的孔径应根据干颗粒的松紧情况适当调整。大剂量生产通常采用整粒机进行整粒。

(6)压片

颗粒整粒后，将干颗粒与润滑剂、外加崩解剂和挥发性的物质等充分混合，混合均匀后进行主药含量测定，计算片重，进行压片。

2)干法制粒压片法

干法制粒是将药物和辅料的粉末混合均匀、压缩成大片状或板状后，粉碎成所需大小颗粒的方法。该法靠压缩力使粒子间产生结合力，其制备方法有压片法和滚压法。

压片法系利用重型压片机将物料粉末压制成直径为20～25 mm的胚片，然后破碎成一定大小颗粒的方法。

滚压法系利用转速相同的两个滚动圆筒之间的缝隙，将药物粉末滚压成板状物，然后破碎成一定大小颗粒的方法。

干法制粒压片法常用于热敏性物料、遇水易分解的药物，方法简单、省工省时。但采用干法制粒时，应注意由于高压引起的晶型转变及活性降低等问题。

3）直接粉末压片法

直接粉末压片法是不经过制粒过程直接把药物和辅料的混合物进行压片的方法。

直接粉末压片法避开了制粒过程，因而具有省时节能、工艺简便、工序少、适用于湿热不稳定的药物等突出优点，但也存在粉末的流动性差、片重差异大，粉末压片容易造成裂片等缺点，致使该工艺的应用受到了一定限制。随着 GMP 规范化管理的实施，简化工艺也成了制剂生产关注的热点之一。近二十年来随着科学技术的迅猛发展，可用于粉末直接压片的优良药用辅料与高效旋转压片机的研制获得成功，促进了粉末直接压片的发展。目前，各国的直接压片品种不断上升，有些国家高达 40 % 以上。

可用于粉末直接压片的优良辅料有：各种型号的微晶纤维素、可压性淀粉、喷雾干燥乳糖、磷酸氢钙二水合物、微粉硅胶等。这些辅料的特点是流动性、压缩成形性好。

7.2.4 片剂制备过程中可能出现的问题及解决方法

1）裂片

片剂发生裂开的现象称裂片；裂开的位置在片剂顶部称顶裂。产生裂片原因很多，既有处方因素也有工艺因素：①处方因素：物料可压性差、黏合剂黏性较弱或用量不足；颗粒中细粉过多、颗粒过干，以及片剂过厚、加压过快、冲头与模圈不符等；②工艺因素：压力分布的不均匀以及由此产生的弹性复原率的不同；加压过快等。

防止裂片的措施：应选用弹性小、可塑性大的辅料，选择适宜的制粒方法，选用适宜的压片机和操作参数等，以从整体上提高物料的压缩成形性，降低弹性复原率。

2）松片

松片指片剂的硬度不够，受到震动后易松散成粉末的现象，一般需要调整压力和添加黏合剂等办法来解决。松片原因及解决办法如下：

①颗粒中的水分能影响片剂的硬度。干燥较完全的颗粒有较大的弹性变形，压成的片剂硬度就较差，含适当水分的颗粒压成片剂的硬度较好，所以应控制颗粒含水量。

②冲头长短不齐。冲头长短不齐片剂所受压力不同，受压小者产生松片。当下冲塞模时，下冲不能灵活下降，模孔中的颗粒填充不足也会产生松片，应调换冲头。

③黏合剂或润湿剂用量不足或选择不当。颗粒质松，细粉多，压片时即使加大压力也不能克服，可选择黏性较强的黏合剂或润湿剂重新制粒。

④压力的因素。压力对硬度影响是很明显的，压力过小引起松片，过大会发生崩解困难或裂片，所以应调节压力，使压力适中。

3）黏冲

压片时片剂的表面被冲头黏去一薄层或一小部分，造成片剂表面不平整或有凹痕的现象称为黏冲。黏冲的原因及解决办法如下：

①颗粒含水量过多、物料较易吸湿、工作场所湿度过大都易造成黏冲。解决办法:重新干燥或适当添加润滑剂,室内保持干燥。

②润滑剂用量不足或混合不均匀。解决办法:加大润滑剂用量,充分混合,有些药物容易黏冲,开始压片时加大压力并适当增加润滑剂。

③冲头表面粗糙、刻字粗糙不光滑。解决办法:调换冲头或擦亮使之光滑,冲头上防锈油用前未经擦净,可用汽油洗净。

4)重量差异超限

重量差异超限指片重差异超过《中国药典》(2015 版)规定限度。其主要原因及解决办法如下:

①颗粒大小相差悬殊,压片时流动速度不一样,填入模孔的颗粒量不均匀造成。可以重新制粒或筛去过多细粉。

②加料器内颗粒过多过少;加料器不平衡等原因也影响片重差异,应控制加料器内的颗粒,及时停机检查。

③塞模时下冲不灵活。

5)崩解迟缓

片剂超过了《中国药典》(2015 版)规定的崩解时限称为崩解迟缓。

①崩解剂选用不当或用量不足,更换崩解剂,加大崩解剂的用量。

②黏合剂黏性太大,用量过多,润滑剂的疏水性太强与用量多,适当增加崩解剂克服。

③压力和片剂硬度过大所致,可通过选用适当的辅料以及调整压力等方法加以解决。

6)溶出超限

片剂在规定的时间内未能溶出规定的药物,也称溶出度不合格。主要原因是片剂不崩解、颗粒过硬、药物的溶解度差,应根据实际情况加以解决。如果是处方因素,可以选择亲水性辅料,加入优良的崩解剂和表面活性剂提高疏水性药物的崩解和溶出,在工艺上,压片过程中减小压力,对于难溶性的药物采用减少粒径、微粉化处理、制备固体分散体或者包合物提高药物的溶出度。

7)变色与色斑

片剂表面的颜色发生改变或出现色泽不一致的斑点称为变色或色斑。主要原因是混料不匀、颗粒过硬以及接触金属离子或压片机的油污等,应针对具体原因进行处理解决。

8)含量不均匀

片间的药物含量均匀度不符合《中国药典》(2015 版)规定。主要原因有:片重差异超限;小剂量的药物,原辅料混合不均匀;颗粒干燥过程中发生了可溶性药物成分颗粒间的迁移,产生含量不均匀。

9)迭片

两个药片迭压在一起的现象称为迭片。主要原因有片机出片调节器调节不当;上冲黏片;加料斗故障等。如不及时处理,则因压力过大,可损坏机器,故应立即停机检修。

10)麻点

片剂表面产生许多小凹点称为麻点。主要原因有润滑剂和黏合剂用量不当、颗粒受潮、大小不匀、粗粒或细粉量多，冲头表面粗糙或刻字太深、有棱角及机器异常发热等，可针对原因处理解决。

7.2.5 包衣

片剂包衣是指在片剂（片芯、素片）的表面包裹上高分子材料或者糖衣薄层。

1）片剂包衣的目的

片剂包衣的目的：避光、防潮、隔绝空气以便提高药物的稳定性；掩盖药物的不良气味；控制药物在胃肠道的释放部位和释放速度，如胃溶、肠溶、缓控释等；可以隔离有配伍禁忌的成分；不同颜色的衣膜增加了药物的识别能力，增加用药的安全性；改善片剂的外观。

2）包衣的类型

包衣可分为糖衣、半薄膜包衣、薄膜衣，其中薄膜衣可分为胃溶型、肠溶型和水不溶型三种。以前以糖衣为主，但糖衣具有不能定位释放、包衣时间长、所需辅料量多等缺点，近年来逐步被薄膜衣替代。

3）包衣质量要求

包衣的片芯或者素片，外形应具有适宜的弧度，以利于边缘部位覆盖衣层和保持衣层完整；片芯要有一定的硬度，能承受包衣过程的滚动、碰撞和摩擦；片芯的脆性要小，以免因碰撞破裂。

包衣的厚薄应均匀、牢固；衣料与片芯不起任何反应；崩解时限应符合规定；贮藏过程包衣仍能保持光洁、美观、色泽一致并无裂片现象出现。

7.2.6 片剂的质量检查与包装

片剂的质量直接影响其药效和用药的安全性。所以在片剂的生产过程中，除了要对原辅料的选用、生产处方的设计、生产工艺的制订、包装和储存条件的确定等采取适宜的措施外，还必须严格按照《中国药典》（2015 版）中的有关质量规定检查，经检查合格后方可提供临床应用。

1）片剂的质量检查

①外观。片剂表面应完整光洁，边缘整齐，色泽均匀，片形一致，字迹清晰，无杂斑，在有效期内保持不变。

②重量差异。在片剂生产中，很多因素都会引起片剂的重量差异。片重差异大，意味着每片的主药含量不一致，影响临床效果。因此片重差异应控制在规定的限度内。

检查方法：取药片 20 片，精密称定总重量，求得平均片重后，再分别精密称定每片的重量。每片重量与平均片重相比较，按《中国药典》（2015 版）的规定，超出重量差异限度的药片不得多于 2 片，并不得有 1 片超出限度 1 倍。

糖衣片的片芯应检查重量差异并符合规定，包糖衣后不再检查重量差异。薄膜衣片应在包薄膜衣后检查重量差异并符合规定。此外，凡规定检查含量均匀度的片剂，一般不再进行重量差异检查。

③硬度与脆碎度。硬度和脆碎度是反映药物的压缩成形性，直接影响片剂的生产、包装、运输以及崩解和溶出等过程。《中国药典》(2015 版)虽未做统一规定，但各生产单位都有各自的内控标准。测定硬度的仪器有硬度计、片剂四用测定仪(可测定片剂的崩解度、溶出度、硬度和脆碎度)、脆碎仪等，一般能承受 30～40 N 的压力即认为合格。

脆碎度在一定程度上反映片剂的硬度，测定脆碎度仪器可选用片剂四用测定仪，用于检查非包衣片的脆碎情况：片重为 0.65 g 或以下者取若干片，使其总重约为 6.5 g，片重大于 0.65 g 者取 10 片。按照《中国药典》(2015 版)中的规定进行检查，减失重量不得超过 1%，并不得检出断裂、龟裂及粉碎片。

④崩解时限。崩解系指片剂等固体制剂在规定条件下全部崩解溶散或成碎粒，除不溶性包衣材料或破碎的胶囊壳外，应全部通过筛网。检测仪器崩解仪，其结构主要是一个可以升降的吊篮，吊篮中有 6 根玻璃管。测定时，取药片 6 片，分别置于吊篮的玻璃管中，启动崩解仪进行检查，各片均应在规定时间内全部崩解(表 7.3)。如有 1 片崩解不完全应另取 6 片复试，均应符合规定。

表 7.3 《中国药典》(2015 版)规定的片剂的崩解时限

片　剂	崩解时限/min
普通片	30
泡腾片	5
糖衣片	60
浸膏(半浸膏)片	60
含片	不应在 10 min 内全部崩解或溶化
舌下片	5 min 内全部崩解并溶化
可溶片	水温 15～25 ℃，3 min 内全部崩解并溶化
薄膜衣片	盐酸溶液(9→1 000)中 30 min 内全部崩解
肠溶衣片	盐酸溶液(9→1 000)中 2 h 不得有裂缝、崩解或软化现象，磷酸盐缓冲溶液(pH=6.8)中 1 h 内应全部崩解
结肠定位肠溶片	盐酸溶液(9→1 000)及 pH=6.8 以下的磷酸盐缓冲液中均应不释放或不崩解，在 pH=7.8～8.0 的磷酸盐缓冲液中 1 h 内应全部释放或崩解，片芯亦应崩解

凡规定检查溶出度、释放度、融变时限或分散均匀性的制剂，不再进行崩解时限检查。

⑤溶出度。溶出度是指药物从片剂、胶囊剂或颗粒剂等固体制剂在规定条件下溶出的速率和程度。片剂中除了规定有崩解时限外，对以下情况还要进行溶出度的测定以控制或评定其质量：①在消化液中难溶性药物；②与其他成分容易发生相互作用的药物；③剂量小、药效强、副作用大的药物片剂。测定溶出度的方法有转篮法、桨法、小杯法。具体方法按照《中国药典》(2015 版)四部通则检查。

⑥含量均匀度。含量均匀度是指小剂量口服固体制剂、半固体制剂和非均相液体制剂的每片(个)含量符合标示量的程度。一般片剂的含量测定易掩盖小剂量药物由于混合不匀而造成的各片之间的含量差异，因此《中国药典》(2015 版)规定了含量均匀度的检查方法及判

断标准，取供试品10片，按照各品种项下规定的方法检查，根据标准进行判断，应符合规定。除另有规定外，片剂、胶囊剂或注射用无菌粉末，每片(个)标示量小于或等于10 mg或主药含量小于每片(个)重量5%者；其他制剂，每个标示量小于2 mg或主药含量小于每个重量2%者；以及透皮贴剂，均应检查含量均匀度。复方制剂仅检查符合上述条件的组分。凡检查含量均匀度的制剂，不再检查重量差异。

⑦微生物限度。口腔贴片、阴道片、阴道泡腾片和外用可溶片等局部用片剂应检查微生物限度，具体测定方法详见《中国药典》(2015版)四部有关的规定。

2)片剂的包装

(1)多剂量包装

几十片或几百片包装在一个容器的叫多剂量包装。常用的容器多为玻璃瓶或塑料瓶，也有用软性薄膜、纸塑复合膜、金属箔复合膜等制成的药袋。

(2)单剂量包装

单剂量包装将片剂单个隔开，使每片均处于密封状态。主要分为泡罩式包装和窄条式包装两种形式。提高了对产品的保护作用，也可杜绝交叉污染。

7.2.7 片剂的临床应用及注意事项

1)临床应用

①口服片剂：片剂使用方便，剂量准确，适用于大多数患者，但临床上容易出现不合理用药的情况，需注意：①只有裂痕片和分散片可分开使用，其他片剂均不适宜分劈服用，尤其是糖衣片、包衣片和缓释、控释片。药物分劈服用不仅会导致药物含量发生差异，也会增加毒副作用和危险性，影响药物疗效。②剂型对疗效的发挥在一定条件下有积极作用。片剂粉碎或联合其他药物外用是不正确的，不仅对治疗无益处，且会增加药物的相互作用，危险性增加。对于糖衣片、包衣片和缓释、控释片，不仅会影响药物的稳定性，也会影响药物疗效的发挥。

②口腔用片剂：舌下片适用于需要立即起效或避免肝脏首过效应的情况下使用，例如心血管系统疾病。口含片适用于缓解咽干、咽痛等不适。但长期服用含片，不仅会抑制自身溶菌酶及抗体的产生，也有可能导致免疫功能低下、食欲减退等不良反应。应按照医嘱和药品使用说明书使用。

③阴道片及阴道泡腾片：适用于治疗阴道炎症及其相关疾病，应严格按照医嘱和药品使用说明书使用。

2)注意事项

(1)口服片剂

①服药方法：片剂的服用方法与剂型有关。肠溶衣片、双层糖衣片可减少胃肠刺激及胃酸和蛋白酶的破坏，因此需整片服用，不可嚼服和掰开服用。有些药物由于本身性质原因也不可嚼服；例如普罗帕酮片可引起局部麻醉，因此不能嚼服。而咀嚼片嚼服有利于更快地发挥药效，提高药物生物利用度。

②服药次数及时间：为了更好地发挥药物疗效、减轻或避免不良反应的发生，必须严格按照医嘱或药品使用说明书上规定的服药次数和时间服用药物。如驱虫药需在半空腹或空腹时

才服用,抗酸药、胃肠解痉药多数需在餐前服用,也可在症状发作时服用。需餐前服用的药物还有收敛药、肠道抗感染药、利胆药、盐类、泻药、催眠药、缓泻药等。

③服药溶液:服药溶液最好是白开水,水有加速药物在胃肠道的溶解、润滑保护食管、冲淡食物和胃酸对药物的破坏以及减少胃肠道刺激的作用。选用其他常见液体服药时应慎重。茶叶中含有鞣酸、咖啡因及其他植物成分,可能会与一些药物发生相互作用。酒精及含酒精类饮料对中枢神经系统有抑制作用。

④服药姿势:最好采用坐位或站位服药,服药后,稍微活动一下再卧床休息。躺服会使药物黏附于食管,不仅影响疗效还可能引起咳嗽或局部炎症等反应。

(2)口腔用片剂

①舌下片:置于舌下,使之缓慢溶解于唾液,不可掰开、吞服。10 min 内禁止饮水或饮食。

②含片:含片能在局部发挥持久的疗效,服用时,置于舌底,使其自身自然溶化分解。5 岁以下幼儿服用含片时,最好选用圈式中空的含片。

(3)阴道片及阴道泡腾片

①使用前清洗双手及阴道内、外分泌物。

②临睡前使用。

③给药后 1 ~2 h 内尽量不排尿,以免影响药效。

④用药期间避免性生活。

⑤避开经期使用。

7.2.8　典型处方分析

1)盐酸西替利嗪咀嚼片

【处方】盐酸西替利嗪 5 g,甘露醇 192.5 g,乳糖 70 g,微晶纤维素 61 g,预胶化淀粉 10 g,硬脂酸镁 17.5 g,苹果酸适量,阿司帕坦适量,8% 聚维酮乙醇溶液 100 mL,制成 1 000 片。

【注解】盐酸西替利嗪为主药,甘露醇、微晶纤维素、预胶化淀粉、乳糖为填充剂,甘露醇兼有矫味的作用,苹果酸、阿司帕坦为矫味剂,聚维酮乙醇溶液为黏合剂,硬脂酸镁为润滑剂。

【临床适应症】本品可用于治疗季节性和常年性变应性鼻炎、慢性特发性荨麻疹。

2)硝酸甘油片

【处方】10% 硝酸甘油乙醇溶液 0.6 g,乳糖 88.8 g,蔗糖 38.0 g,18% 淀粉浆适量,硬脂酸镁 1.0 g,制成 1 000 片。

【注解】硝酸甘油为主药,乳糖、蔗糖为填充剂,蔗糖兼有矫味之用,硬脂酸镁为润滑剂。硝酸甘油为小剂量舌下给药,用于急救之用,片剂不宜过硬,以免影响其在舌下快速溶解。将主药溶于乙醇再加入空白颗粒以免混合不均匀造成含量均匀度不合格。制备过程中,防振、受热和吸入,以免造成爆炸和生产工作者的剧烈头痛。

【临床适应症】用于冠心病心绞痛的治疗及预防,也可用于降低血压或治疗充血性心力衰竭。

3)维生素 C 钙泡腾片

【处方】维生素 C 100 g,葡萄糖酸钙 1 000 g,碳酸氢钠 1 000 g,柠檬酸 1 333.3 g,苹果酸

111.1 g,富马酸 31.1 g,碳酸钙 333.3 g,无水乙醇适量,甜橙香精适量制成 1 000 片。

【注解】本处方采用非水制粒法压片,有利于酸源、碱源充分接触,加速片剂崩解。处方中维生素 C 和葡萄糖酸钙为主药,碳酸氢钠、碳酸钙和柠檬酸、苹果酸、富马酸为泡腾崩解剂,甜橙香精为矫味剂。

【临床适应症】①增强机体抵抗力,用于预防和治疗各种急、慢性传染性疾病或其他疾病。②用于病后恢复期,创伤愈合期及过敏性疾病的辅助治疗。③用于预防和治疗坏血病。

4) 伊曲康唑片

【处方】伊曲康唑 50 g,淀粉 50 g,糊精 50 g,淀粉浆适量,羧甲基淀粉钠 7.5 g,硬脂酸镁 0.8 g,滑石粉 0.8 g,制成 1 000 片。

【注解】伊曲康唑为主药,淀粉、糊精为填充剂,羧甲基淀粉钠为崩解剂,硬脂酸镁和滑石粉为润滑剂。

【临床适应症】外阴阴道念珠菌病,花斑癣,真菌性角膜炎,鹅口疮,甲癣,隐球菌病,组织胞浆菌病,孢子丝菌病,球孢子菌病,芽生菌病。

项目检测

一、选择题

1. 关于润滑剂的叙述错误的是(　　)。

A. 增加粉粒流动性　　B. 防止粉粒黏附于冲模上

C. 促进固体制剂在胃内的润湿　　D. 减少冲模的磨损

2. 每片药物含量在(　　)mg 以下时,必须加入填充剂方能成型。

A. 30　　B. 50　　C. 80　　D. 100

3. 下列辅料中,可作为片剂的水溶性润滑剂的是(　　)。

A. 十二烷基硫酸钠　　B. 淀粉　　C. 羧甲基淀粉钠

D. 预胶化淀粉　　E. 滑石粉

4. 压片力过大,黏合剂过量,疏水性润滑剂用量过多均可能造成(　　)片剂质量问题。

A. 裂片　　B. 松片　　C. 崩解迟缓

D. 黏冲　　E. 硬度过小

5. 微晶纤维素为常用片剂辅料,其缩写为(　　)。

A. CMC　　B. CMS　　C. CAP　　D. MCC　　E. HPC

6. 复方乙酰水杨酸片中不适合添加的辅料为(　　)。

A. 淀粉浆　　B. 滑石粉　　C. 淀粉

D. 液体石蜡　　E. 硬脂酸镁

二、简答题

请分别列举 5 种常用的填充剂、黏合剂和崩解剂。

三、实例分析

【处方】布洛芬 100 g,盐酸伪麻黄碱 15 g,微晶纤维素 80 g,L-HPC 20 g,微粉硅胶 1 g,硬脂酸镁 1 g，甘露醇 120 g，甜菊糖适量，试分析该处方中各成分的作用。

实训 阿司匹林片的制备

一、实训目的

1. 掌握制备片剂的一般方法。

2. 熟悉片剂的质量检查方法。

3. 学会分析片剂处方的组成和各辅料在压片过程的应用。

4. 了解压片机的基本构造、使用和保养。

二、实训药品与仪器

药品：阿司匹林、淀粉、滑石粉、酒石酸、枸橼酸

仪器：电子天平、研钵、药筛、干燥箱（烘箱）

三、实训内容

1. 阿司匹林片的制备

【处方】阿司匹林 15 g，淀粉 1.5 g，酒石酸 0.15 g，滑石粉 1.0 g，15% 淀粉浆适量制成 100 片。

【注解】阿司匹林为主药，淀粉为填充剂、崩解剂，15% 淀粉浆为黏合剂，酒石酸为稳定剂，滑石粉为润滑剂。

【临床适应症】镇痛、消炎、解热、抗风湿及抑制血小板聚集。

【制法】将乙酰水杨酸和淀粉过 80 目筛；将 0.15 g 酒石酸溶解于 20 mL 蒸馏水中，再加入 3 g 淀粉分散均匀，加热至约 80 ℃使糊化，冷却至温浆后使用。称取 15 g 乙酰水杨酸的细粉于乳钵中，等量分次加入 1.5 g 淀粉进行研磨，混合均匀，加入适量淀粉浆制软材（少量多次加入）；过 20 目尼龙筛制湿颗粒；用手将软材握成团状，用手掌压过筛网即得；将湿颗粒于 50 ~ 60 ℃烘箱干燥 30 min，用 20 目筛进行整粒；整粒后颗粒与 1.5 g 滑石粉和 1 g 淀粉混合均匀，以 ϕ8 mm 压片机进行压片。

【附注】淀粉浆制备时，需不停搅拌，防止焦化而使压片时产生黑点。浆的糊化程度以呈透明浆状为宜，制粒干燥后，颗粒不易松散。加浆的温度，以温浆为宜，加浆温度过高不利于药物的稳定，并使崩解剂淀粉糊化而降低崩解作用，温度太低不易分散均匀；制软材时要控制淀粉浆的用量，软材的干湿程度应适宜，以“握之成团，轻压即散”，并握后掌上不沾粉为度。即，用手紧握能成团而不黏手，用手指轻压能裂开为度；过筛制得的湿颗粒，一般要求较完整，可有一部分小颗粒。如过筛后，颗粒中细粉过多，说明软材过干，黏合剂用量太少；若成条状，则说明软材过湿，黏合剂用量太多。

2. 阿司匹林片的质量检查与评定

①外观：应片形一致，表面完整光洁，边缘整齐，色泽均匀。

②片重差异：取 20 片精密称定重量，求得平均片重，再称定各片的重量，按下式计算片重差异：

$$\text{片重差异}=\frac{\text{单片重}-\text{平均片重}}{\text{平均片重}}\times 100\%$$

记录片剂的外观、质量差异等各项具体检测结果并进行结果讨论。

四、思考题

1. 片剂的制备方法有哪些，各有何优缺点？

2. 湿法制粒压片要注意哪些问题？

3. 片剂要符合哪些质量要求，常规的质量检查项目有哪些？

项目8 其他制剂

【学习目标】

1. 掌握气雾剂、缓控释制剂、靶向制剂的概念、特点；口服缓释、控释制剂的临床应用及注意事项；

2. 熟悉吸入粉雾剂、喷雾剂的概念、特点；靶向制剂的分类；

3. 了解吸入粉雾剂、喷雾剂的质量要求。

任务8.1 气雾剂、喷雾剂和粉雾剂

8.1.1 气雾剂

1）气雾剂的概念

气雾剂是指原料药物或原料药物和附加剂与适宜的抛射剂共同封装于具有特制阀门系统的耐压容器中，使用时借助抛射剂的压力将内容物呈雾状物喷出，用于肺部吸入或直接喷至腔道黏膜、皮肤的制剂。气雾剂可在皮肤、呼吸道或其他腔道起局部或全身治疗作用，临床上主要用于祛痰、平喘、扩张血管、强心、利尿及治疗烫伤、烧伤或耳鼻喉疾病等。

2）气雾剂的特点

气雾剂的主要优点如下所述：

①具有速效和定位作用：气雾剂可使药物直接到达作用或吸收部位，分布均匀，奏效快。

②提高药物的稳定性：药物密闭于不透明的容器中，避光且不与空气中的氧或水分直接接触，也不易被微生物污染，稳定性好。

③提高生物利用度：药物不经胃肠道吸收，可避免胃肠道的破坏和肝脏的首过效应，生物利用度高。

④剂量准确：气雾剂可通过定量阀门准确控制剂量，且喷出物分布均匀，使用时只需按动推动钮，药液即可喷出，方便使用。

⑤减小对创面的刺激性：药物以细小雾滴等形式喷于用药部位，机械刺激性小，并可减少

局部涂药的疼痛与感染,尤其适用于外伤和烧伤患者。

气雾剂的主要缺点如下所述:

①气雾剂需要耐压容器、阀门系统和特殊的生产设备,故成本较高。

②抛射剂因其高度挥发性而具有致冷效应,多次用于受伤皮肤上可引起不适与刺激。

③气雾剂如封装不严密,可因抛射剂的泄漏而失效,另外,容器内具有一定的压力,遇热或受撞击也可能发生爆炸。

④吸入气雾剂因肺部吸收干扰因素多,往往吸收不完全且变异性较大。

3)气雾剂的分类

(1)按分散系统分类

气雾剂可分为溶液型、混悬型和乳剂型气雾剂。

①溶液型气雾剂:是指药物(固体或液体)溶解在抛射剂中,形成均匀溶液,喷出后抛射剂挥发,药物以固体或液体微粒状态达到作用部位。

②混悬型气雾剂:药物(固体)以微粒状态分散在抛射剂中形成混悬液,喷出后抛射剂挥发,药物以固体微粒状态达到作用部位。此类气雾剂又称为粉末气雾剂。

③乳剂型气雾剂:药物水溶液和抛射剂按一定比例混合可形成 O/W 型或 W/O 型乳剂。O/W 型乳剂以泡沫状态喷出,因此又称为泡沫气雾剂。W/O 型乳剂,喷出时形成液流。

(2)按气雾剂组成分类

按容器中存在的相数可分为两类:

①二相气雾剂:一般指溶液型气雾剂,由气液两相组成。气相是抛射剂所产生的蒸气;液相为药物与抛射剂所形成的均相溶液。

②三相气雾剂:一般指混悬型气雾剂与乳剂型气雾剂,由气-液-固或气-液-液三相组成。在气-液-固中,气相是抛射剂所产生的蒸气,液相是抛射剂,固相是不溶性药粉;在气-液-液中两种不溶性液体形成两相,即 O/W 型或 W/O 型。

(3)按医疗用途分类

可分为 3 类:

①呼吸道吸入用气雾剂。吸入气雾剂是指药物与抛射剂呈雾状喷出时随呼吸吸入肺部的制剂,可发挥局部或全身治疗作用。

②皮肤和黏膜用气雾剂。皮肤用气雾剂主要起保护创面、清洁消毒、局部麻醉及止血等作用;阴道黏膜用的气雾剂,常用 O/W 型泡沫气雾剂。主要用于治疗微生物、寄生虫等引起的阴道炎,也可用于节制生育。鼻黏膜用气雾剂主要是一些肽类的蛋白类药物,用于发挥全身作用。

③空间消毒用气雾剂。主要用于杀虫、驱蚊及室内空气消毒。喷出的粒子极细(直径不超过 50 μm),一般在 10 μm 以下,能在空气中悬浮较长时间。

(4)按给药定量与否分类

气雾剂可分为定量气雾剂和非定量气雾剂。

4)气雾剂的质量要求

①根据需要可加入溶剂、助溶剂、抗氧剂、抑菌剂、表面活性剂等附加剂,除另有规定外,在制剂确定处方时,该处方的抑菌效力应符合抑菌效力检查法的规定。吸入气雾剂中所有附加

剂均应对呼吸黏膜或纤毛无刺激性、无毒性；非吸入气雾剂中所有附加剂均应对皮肤或黏膜无刺激性。

②气雾剂常用的抛射剂为适宜的低沸点液体，根据所需压力，可将两种或几种抛射剂以适宜比例混合使用。

③气雾剂的容器应能耐受所需的压力，各组成部件均不得与原料药物或附加剂发生理化作用，其尺寸精度与溶胀性必须符合要求。

④二相气雾剂应按处方制得澄清的溶液后，按规定量分装；三相气雾剂应将微粉化（或乳化）原料药物和附加剂充分混合制得混悬液或乳状液，如有必要，抽样检查，符合要求后分装。在制备过程中，必要时应严格控制水分，防止水分混入。

⑤定量气雾剂释出的主药含量应准确、均一，喷出的雾滴（粒）应均匀，吸入气雾剂的雾滴（粒）大小应控制在 10 μm 以下，其中大多数应为 5 μm 以下，一般不使用饮片细粉；制成的气雾剂应进行泄漏检查，确保使用安全。

⑥定量气雾剂应标明：a. 每瓶总揿次；b. 每揿从阀门释出的主药含量。

⑦气雾剂应置凉暗处贮存，并避免暴晒、受热、敲打、撞击。

5）气雾剂的组成

气雾剂是由药物与附加剂、抛射剂、耐压容器和阀门系统所组成。抛射剂与药物（必要时加附加剂）一同装封在耐压容器内，器内产生压力（抛射剂气体），若打开阀门，则药物、抛射剂一起喷出而形成气雾。雾滴中的抛射剂进一步汽化，雾滴变得更细。雾滴的大小决定于抛射剂的类型、用量、阀门和揿钮的类型，以及药液的黏度等。

液体、固体药物均可用于制备气雾剂，目前应用较多的药物有呼吸系统用药、心血管系统用药、解痉药和烧伤用药等。附加剂为制备质量稳定的气雾剂可加入适宜的附加剂。常用的附加剂有作潜溶剂的乙醇、丙二醇或聚乙二醇；作为固体润湿剂的滑石粉、胶体二氧化硅等；作为稳定剂的三油酸山梨坦（司盘 85）、月桂醇类等；作为乳化剂的聚山梨酯、三乙醇胺硬脂酸酯或司盘类等；作为抗氧剂的维生素 C、焦亚硫酸钠等。

抛射剂是喷射药物的动力，有时兼有药物的溶剂作用。抛射剂多为液化气体，在常压下沸点低于室温。因此，需装入耐压容器内，由阀门系统控制。在阀门开启时，借抛射剂的压力将容器内药液以雾状喷出达到用药部位。抛射剂的喷射能力的大小直接受其种类和用量的影响，同时也要根据气雾剂用药目的和要求加以合理地选择。对抛射剂的要求是：①在常温下的蒸气压大于大气压；②无毒、无致敏反应和刺激性；③惰性，不与药物等发生反应；④不易燃、不易爆炸；⑤无色、无臭、无味；⑥价廉易得。但一个抛射剂不可能同时满足以上各个要求，应根据用药目的适当选择。常用的抛射剂主要有氟氯烷烃替代品——氢氟烷烃类（HFA）、碳氢化合物、压缩气体和二甲醚等。

气雾剂的容器必须不与药物和抛射剂起作用、耐压（有一定的耐压安全系数）、轻便、价廉等。耐压容器有金属容器和玻璃容器，以玻璃容器较常用。

气雾剂的阀门系统，是控制药物和抛射剂从容器喷出的主要部件，其中设有供吸入用的定量阀门，或供腔道或皮肤等外用的泡沫阀门等特殊阀门系统。阀门系统坚固、耐用和结构稳定与否，直接影响到制剂的质量。阀门材料必须对内容物为惰性，其加工应精密。

课堂活动

案例：患者，男，7 岁。某年冬天偶感风寒，刚开始打喷嚏、流鼻涕、鼻塞，后咳嗽、喘息剧烈、夜不安枕、气息不畅、有喘息声，到医院就诊后，医生诊断为喘息性气管炎，用沙丁胺醇气雾剂进行肺部雾化治疗，每日 2 次，同时口服咳平喘药和抗菌药。患者病情逐渐好转，7 日后出院。

讨论：1. 沙丁胺醇气雾剂肺部给药是通过什么途径吸收的？

2. 如何正确使用吸入式气雾剂？

6) 气雾剂的典型处方分析

(1) 盐酸异丙肾上腺素气雾剂

【处方】盐酸异丙肾上腺素 2.5 g，维生素 C 1.0 g，乙醇 296.5 g，F_{12} 适量，共制 1 000 g。

【制备】盐酸异丙肾上腺素在 F_{12} 中溶解性能差，加入乙醇作潜溶剂，维生素 C 为抗氧剂。将药物与维生素 C 加乙醇制成溶液分装于气雾剂容器，安装阀门，轧紧封帽后，充装抛射剂 F_{12}。

局部应用的溶液型气雾剂除上述组成外，还含有防腐剂羟苯甲酯和丙酯等。

(2) 芸香草油气雾剂

【处方】精制芸香草油 150 mL，乙醇 550 mL，糖精适量，香精适量，F_{12} 1 500 mL，共制 180 瓶。

【制备】将芸香草油溶于乙醇，加糖精、香精混溶，分装于容器，装阀门轧紧，压入抛射剂，摇匀，即得溶液型气雾剂。

本气雾剂中抛射剂约占 65%，因此压力高，喷出的雾滴小，可作吸入气雾剂，主要用于呼吸道疾患的治疗。若处方中增加乙醇或丙二醇等溶剂用量，减少 F_{12} 用量，则喷出的雾滴变大而可用于局部应用的气雾剂。

(3) 沙丁胺醇气雾剂

【处方】沙丁胺醇 26.4 g，油酸适量，F_{11} 适量，F_{12} 适量，共制成 1 000 瓶。

【制备】取沙丁胺醇(微粉)与油酸混合均匀成糊状。按量加入 F_{11}，用混合器混合，使沙丁胺醇微粉充分分散制成混悬液后，分剂量灌装，封接剂量阀门系统，分别再压入 F_{12} 即得。按要求检查各项指标，放置 28 天，再进行检测，合格后包装。每瓶净重为 20 g，可喷 200 次。

沙丁胺醇主要作用于支气管平滑肌的 β 受体，用于治疗哮喘。气雾剂吸入副作用小于口服。沙丁胺醇气雾剂为混悬型气雾剂，水分不超过 50×10^{-6}，油酸为稳定剂，可防止药物凝聚与结晶增长，还可增加阀门系统的润滑和封闭性能。

8.1.2 喷雾剂

1) 喷雾剂的概念

喷雾剂是指原料药物与适宜辅料填充于特制的装置中，使用时借助手动泵的压力、高压气体、超声振动或其他方法将内容物呈雾状物释出，用于肺部吸入或直接喷至腔道黏膜、皮肤等的制剂。喷雾装置通常由容器和阀门系统（手动泵）两部分构成。

2）喷雾剂的特点

喷雾剂的优点：①喷雾剂不含抛射剂，可避免大气污染；②生产处方和工艺简单，产品成本较低；③使用方便，仅需很小的触动力即可达到全喷量，适用范围广。

喷雾剂的缺点：随着使用次数的增加，压缩气体的消耗，容器压力也随之降低，致使喷出的雾滴（粒）大小及喷射量难以维持恒定，因此药效强、安全指数小的药物不宜制成喷雾剂。

3）喷雾剂的分类

①按用药途径分类。分为吸入喷雾剂、鼻用喷雾剂和用于皮肤、黏膜的非吸入喷雾剂。

②按分散系统分类。分为溶液型喷雾剂、乳状液型喷雾剂和混悬型喷雾剂。

③按给药定量与否分类。分为定量喷雾剂和非定量喷雾剂。

4）喷雾剂的质量要求

喷雾剂在生产和贮藏期间应符合下列有关规定。

①根据需要可加入溶剂、助溶剂、抗氧剂、抑菌剂、表面活性剂等附加剂，除另有规定外，在制剂确定处方时，该处方的抑菌效力应符合抑菌效力检查法的规定。所有附加剂对皮肤或黏膜应无刺激性。

②喷雾剂装置中各组成部件均应采用无毒、无刺激性、性质稳定、与原料药物不起作用的材料制备。

③喷雾剂应在相关品种要求的环境配制，如一定的洁净度、灭菌条件和低温环境等。

④溶液型喷雾剂的药液应澄清；乳状液型喷雾剂的液滴在液体介质中应分散均匀；混悬型喷雾剂应将药物细粉和附加剂充分混匀、研细，制成稳定的混悬液；经雾化器雾化后供吸入用的雾滴（粒）大小应控制在 10 μm 以下，其中大多数应为 5 μm 以下。

⑤除另有规定外，喷雾剂应避光密封贮存。

5）喷雾剂的临床应用与注意事项

（1）临床应用

喷雾剂多数是根据病情需要临时配制而成。喷雾剂的品种越来越多，既可作局部用药，亦可治疗全身性疾病。

（2）注意事项

①喷雾剂用于呼吸系统疾病或经呼吸道黏膜吸收治疗全身性疾病，药物是否能达到或留置在肺泡中，抑或能否经黏膜吸收，主要取决于雾粒的大小。对肺的局部作用，其雾化粒子以 3～10 μm 大小为宜，若要迅速吸收发挥全身作用，其雾化粒径最好为 1～0.5 μm。

②喷雾剂多为临时配制而成，保存时间不宜过久，否则容易变质，吸入剂因肺部吸收干扰因素较多，往往不能充分吸收。

6）典型处方分析

莫米松喷雾剂

【处方】莫米松糠酸酯 3 g，聚山梨酯 80 适量，水适量制成 1 000 瓶。

【注解】本品为混悬型喷雾剂，用于鼻腔给药。每揿可喷射莫米松糠酸酯混悬液 0.1 mL，含莫米松糠酸酯 50 μg。莫米松糠酸酯是一种皮质激素类抗变态反应药,用于治疗季节性或常年鼻炎,对过敏性鼻炎有较好的预防作用。处方中加入聚山梨酯 80 有利于混悬剂的稳定,但每次用药前仍应充分振摇。

【临床适应症】本品适用于治疗成人、青少年和 3 ~ 11 岁儿童季节性或常年性鼻炎,对于曾有中至重度季节性过敏性鼻炎症状的患者,主张在花粉季节开始前 2 ~4 周用本品作预防性治疗。

8.1.3　吸入粉雾剂

1) 吸入粉雾剂的概念

吸入粉雾剂是指固体微粉化原料药物单独或与合适载体混合后,以胶囊、泡囊或多剂量贮库形式,采用特制的干粉吸入装置,由患者吸入雾化药物至肺部的制剂,又称为干粉吸入剂。吸入粉雾剂中的药物粒度大小应控制在 10 μm 以下,其中大多数应在 5 μm 左右。为改善吸入粉雾剂的流动性,可加入适宜的载体和润滑剂,所有附加剂均应为生理可接受物质,且对呼吸道黏膜或纤毛无刺激性。粉雾剂应置于凉暗处保存,以保持粉末细度和良好流动性。

2) 吸入粉雾剂的特点

与气雾剂及喷雾剂相比,吸入粉雾剂具有以下优点:①患者主动吸入药粉,不存在给药协同配合问题,顺应性好,特别适用于原需进行长期注射治疗的患者;②药物可以胶囊或泡囊形式给药,剂量准确;③无抛射剂,可避免对大气环境的污染;④不含防腐剂及乙醇等溶剂,对病变黏膜无刺激性;⑤药物呈干粉状,稳定性好,尤其适用于多肽和蛋白类药物的给药。

3) 吸入粉雾剂的质量要求

吸入粉雾剂在生产与贮藏期间应符合下列有关规定:

①配制粉雾剂时,为改善粉末的流动性,可加入适宜的载体和润滑剂,其中所有附加剂均应为生理可接受物质,且对呼吸道黏膜和纤毛无刺激性、无毒性。

②给药装置中使用的各组成部件均应采用无毒、无刺激性、性质稳定、与药物不起作用的材料制备。

③吸入粉雾剂中的药物粒度大小应控制在 10 μm 以下,其中大多数应在 5 μm 以下。

④胶囊型、泡囊型吸入粉雾剂应标明每粒胶囊或泡囊中药物含量、胶囊应置于吸入装置中吸入而非吞服、有效期、贮藏条件;多剂量贮库型吸入粉雾剂应标明每瓶总吸次、每吸主药含量。

⑤应置凉暗处贮存,防止吸潮。

4) 典型处方分析

布地奈德吸入粉雾剂

【处方】布地奈德 200 mg,乳糖 25 g,共制 1 000 粒。

【制法】将布地奈德用适当方法微粉化,采用等量递加法与乳糖混合均匀,分装到硬胶囊中,使每粒含布地奈德 0.2 mg,即得。

【适应症】本品为糖皮质激素类平喘药,可用于治疗非糖皮质激素依赖性或依赖性的支气管哮喘和哮喘性慢性支气管炎。

【处方分析】处方中的布地奈德为主药,乳糖为载体。本品为胶囊型粉雾剂,使用时需装入相应的装置中,供患者吸入。

任务 8.2 缓释、控释制剂

案例导入

案例:78 岁的张女士因高血压长期口服硝苯地平缓释片(10 mg/片),每日 2 次,每次 1 片,血压控制良好。但近两天因气温骤降,张女士感觉血压明显升高,晚 7 点自查血压达 170/110 mmHg,考虑加服 1 片药,但考虑到缓释药物起效慢,自行将硝苯地平缓释片碾碎后吞服,8 点自测血压降至 140/90 mmHg。9 点钟,张女士发现血压又升至 160/100 mmHg,担心血压没控制住,又碾碎 1 片硝苯地平缓释片吞服。在第 2 次服药后 30 min,张女士出现头晕恶心、心悸胸闷,继而意识模糊,被家人送往急诊抢救,才得知是由于短时间内连续服用了碾碎的硝苯地平缓释片,破碎的剂型使较大剂量的硝苯地平突然释放,诱发了心源性休克。

讨论:1. 病人服用碾碎硝苯地平缓释片为什么会引发心源性休克?

2. 如何正确服用缓释片?

普通制剂通常需一日给药(口服、注射等)几次,不仅使用不便,而且血药浓度起伏较大,血药浓度处于高峰时,可能产生副作用,甚至中毒;低谷时可能在治疗浓度以下而不能显效。缓释、控释制剂可较持久地输送药物、减少用药频率,降低血药浓度的峰谷现象,提高药物的疗效、安全性和患者的顺应性。

8.2.1 缓释、控释制剂的概念

《中国药典》(2015 版)对缓释、控释制剂的定义有明确规定。

(1)缓释制剂(SRP)

缓释制剂是指在规定的释放介质中,按要求缓慢地非恒速释放药物,与相应的普通制剂比较,给药频率比普通制剂减少或有所减少,且能显著增加患者依从性的制剂。

(2)控释制剂(CRP)

控释制剂是指在规定的释放介质中,按要求缓慢地恒速释放药物,与相应的普通制剂比较,给药频率比普通制剂减少或有所减少,血药浓度比缓释制剂更加平稳,且能显著增加患者依从性的制剂。

8.2.2 缓释、控释制剂的特点

(1)减少给药次数

对于半衰期短而需要频繁给药的药物,可以减少其给药次数,提高患者的顺应性特别适用于需要长期给药的慢性疾病患者,如心血管疾病、哮喘等患者。

(2)使血药浓度平稳

避免峰谷现象,有利于降低药物的毒副作用,特别是治疗指数较窄的药物。

(3)可减少用药的总剂量

减少总剂量而得到与普通制剂同样或更优的治疗效果。

缓释、控释制剂与普通制剂比较,药物治疗作用持久、毒副作用低、用药次数减少。由于设计要求,药物可缓慢释放进入体内,血药浓度“峰谷”波动小,可避免超过治疗血药浓度范围的毒副作用,又能保持在有效浓度范围(治疗窗)之内以维持疗效。缓释、控释制剂也包括眼用、鼻腔、耳道、阴道、直肠、口腔或牙用、透皮或皮下、肌内注射及皮下植入等使药物缓慢释放吸收、避免肝门静脉系统“首过效应”的制剂。

缓释与控释的主要区别在于缓释制剂是按时间变化先多后少地非恒速释放,控释制剂是按零级速率规律释放,即其释药是不受时间影响的恒速释放,可以得到更为平稳的血药浓度,“峰谷”波动更小,直至基本吸收完全。通常缓释、控释制剂中所含的药物量比相应单剂量的普通制剂多,工艺也较复杂,为了既能获得可靠的治疗效果又不致引起突然释放(突释)所带来毒副作用的危险性,必须在设计、试制、生产等环节避免或减少突释。

缓释、控释、迟释制剂体外、体内的释放行为应符合临床要求,且不受或少受生理与食物因素的影响。

缓释制剂、控释剂型与普通剂型的比较见表8.1。

表8.1 缓释制剂、控释剂型与普通剂型的比较表

项　目	普通剂型	缓释、控释剂型
临床疗效	较低	较高
不良反应	较大	较小
血药维持时间	短	长
AUC	较大	大
C_{max}	高	低
C_{min}	低	高
临床使用	药量大、多次频繁给药、使用不便、安全性低	药量小、给药次数少、使用方便、安全性高

8.2.3 缓释、控释制剂的分类

1)根据药物的存在状态分类

缓释、控释制剂可分为骨架型、膜控型和渗透泵型3种。

(1)骨架型缓释、控释制剂

①骨架片:亲水凝胶骨架片、蜡质骨架片、不溶性骨架片。

②缓释、控释颗粒(微囊)压制片。

③胃内滞留片。

④生物黏附片。

⑤骨架型小丸。

(2)膜控型缓释、控释制剂

①微孔膜包衣片。

②膜控释小片。

③肠溶控释片。

④膜控释小丸。

2)根据释药原理分类

缓释、控释制剂可分为溶出型、扩散型、溶蚀型、渗透泵型或离子交换型。

3)根据给药途径与给药方式分类

缓、控释制剂可分为口服、透皮、植入、注射缓释、控释制剂等。

4)根据释药类型分类

口服缓释、控释制剂可分为定速、定位、定时释药系统。

8.2.4 口服缓释、控释制剂的临床应用及注意事项

口服缓释、控释制剂中药物释放速率可为一级或零级,血药浓度平稳持久,避免或减小峰谷现象,提高了药物的安全性、有效性,同时也因减少给药次数,大大提高患者用药依从性。对于需要长期用药,如高血压、糖尿病等慢性病患者有显著的临床意义。临床使用中注意以下事项:

1)用药次数

(1)用药次数过多

口服缓释、控释制剂每片(粒)的剂量远大于普通制剂,用药次数过多或增加给药剂量使血药浓度不稳定而带来不安全因素。临床用药调查表明,用药次数过多的差错率占品种的60%以上。虽然药品说明书已标明药品每天服药一次能够维持有效血药浓度24 h,但有部分临床医师仍坚持按普通药物的用法。

(2)用药次数过少

用药次数不够使药物的血药浓度过低,达不到应有的疗效。如茶碱缓释片每次2片,有效

血药浓度维持 12 h,每天早晨服用一次,不起到有效防治夜间哮喘发作的作用,正确的给药方法是一次 2 片、每 12 h 1 次。

2)服用方法

对于不同的缓释、控释制剂是否可以掰开服用,应该根据不同的制备技术及其缓控释机制来确定临床使用方法。部分缓控释制剂的药物释放速度和释放部位是由制剂表面或夹层的包衣膜控制,如膜控型、定位型释放片,只有保持膜的完整性才能使药物按设定的速度和部位释放达到缓控释的目的。如将表面膜破坏后,造成药物从断口瞬时释放,既达不到控释的目的,还会增加不良反应。临床使用中有部分医生对于病情较轻的患者或儿童采用 1/2、2/3 片服药,如盐酸曲马多缓释片,每次 1/2 片,每日 1 次,这样既达不到持久的镇痛效果,反而增加不良反应。可分剂量服用的缓控释制剂通常外观有一分割痕,服用时也要保持半片的完整性。所有的口服缓、控释制剂一般均要求患者不要压碎或咀嚼,以免破坏剂型失去其缓、控释作用。

3)用药剂量

例如硝苯地平控释片早晚各服 1 次、每次服 60 mg,日剂量达 120 mg,不良反应的发生率增高。根据其药动学特点应每日 1 次,每次 30 ~60 mg 即可。还有氯化钾缓释片,每次 1 g,每日 3 次,剂量也偏大。

4)服药间隔时间

口服缓释、控释制剂的服药间隔时间一般为 12 h 或 24 h。为维持有效血药浓度,避免或减少不良反应的发生,患者应注意不要漏服,以免血药浓度过低不能控制症状,也不要随意增加剂量,否则血药浓度太高会增加毒性反应,服药时间必须一致。

任务 8.3 靶向制剂

8.3.1 概述

1)靶向制剂的概念

靶向制剂又称靶向给药系统(TDS),是指载体将药物通过局部给药或全身血液循环而选择性地浓集定位于靶组织、靶器官、靶细胞或细胞内结构的给药系统。

与普通制剂相比,靶向制剂可以提高药物的疗效,降低药物毒性反应,提高用药的安全性、有效性和顺应性;可以弥补其他普通药物制剂存在的问题,如在物理药剂学方面可提高药物制剂稳定性和增加药物溶解度,在生物药剂学方面可以改善药物的吸收或增强药物的生物稳定性、避免药物受体内酶或 pH 的影响等,在药动学方面可延长半衰期和提高药物特异性及组织选择性,在药效学方面可提高药物的治疗指数。

2)靶向制剂的分类

药物的靶向传输根据到达的部位分为三级:第一级指到达特定的器官或组织;第二级指到

达器官或组织内的特定细胞;第三级指到达靶细胞内的特定细胞器(如溶酶体)。靶向制剂有多种分类方式,各类型互有交叉。常见的分类方式如下:

①按给药途径分类。靶向制剂可分为注射用靶向制剂和非注射用靶向制剂。

②按靶向机制分类。靶向制剂可分为生物物理靶向制剂、生物化学靶向制剂、生物免疫靶向制剂及双重、多重靶向制剂等。

③按靶向原动力分类。靶向制剂可分为被动靶向制剂、主动靶向制剂和物理化学靶向制剂。

④按制剂类型分类。靶向制剂可分为乳剂、脂质体、微囊、微球、纳米囊、纳米球、磁性导向微粒等。

⑤按靶向部位分类。靶向制剂可分为肝靶向制剂、肺靶向制剂、淋巴靶向制剂、骨髓靶向制剂、结肠靶向制剂(酶控制型、pH 敏感型、时滞型和压力依赖型)等。

8.3.2 被动靶向制剂

被动靶向制剂也称自然靶向,靶向甾体药物微粒在体内被单核-巨噬细胞系统的巨噬细胞摄取,这种自然吞噬的倾向使药物选择性地浓集于病变部位而产生特定的体内分布特征。常见的被动靶向制剂有脂质体、微乳、微囊、微球、纳米粒等。

被动靶向制剂的微粒经静脉注射后,在体内的分布主要取决于微粒的颗粒大小,微粒表面性质对分布也起着重要作用。粒径为 2.5~10 μm 时,大部分积集于巨噬细胞;粒径小于 7 μm 时一般被肝、脾中的巨噬细胞摄取;粒径为 200~400 nm 时积集于肝后迅速被肝清除;粒径小于 10 nm 的则缓慢积集于骨髓;粒径大于 7 μm 的微粒通常被肺的最小毛细血管床以机械滤过的方式截留,被单核白细胞摄取进入肺组织或肺气泡。

迄今,研究最多的被动靶向给药制剂是脂质体、纳米粒(球、囊)、类脂纳米粒、微乳、微球等。

8.3.3 主动靶向制剂

主动靶向制剂是用修饰的药物载体作为“导弹”,将药物定向地运送到靶区浓集发挥药效。也可将药物修饰成前体药物,即能在病变部位被激活的药理惰性物,在特定靶区发挥作用。

主动靶向制剂主要分为经过修饰的药物载体和前体药物,具体分类如下:

(1)经过修饰的药物

载体包括修饰的脂质体(长循环脂质体、免疫脂质体、糖基修饰脂质体)、修饰微乳、修饰微球、修饰纳米球(长循环纳米球、免疫纳米球)。

(2)前体药物

胸部位定位释放前体药物、抗癌药及其他前体药物,结肠部位定位释放前体药物、其他前体药物。

8.3.4 物理化学靶向制剂

物理化学靶向制剂采用某些物理和化学的方法使靶向制剂在特定部位发生疗效,物理化学靶向制剂分为磁性靶向制剂、栓塞靶向制剂、热敏靶向制剂、pH 敏感靶向制剂、光敏感靶向制剂。

1)磁性靶向制剂

利用体外磁场响应导向至靶部位的制剂称为磁性靶向制剂。主要有磁性微球、磁性纳米囊、磁性脂质体、磁性乳剂等。

2)栓塞靶向制剂

动脉栓塞是通过插入动脉的导管将栓塞物输到组织或靶器官的医疗技术。栓塞的目的是阻断对靶区的血供和营养,使靶区的肿瘤细胞缺血坏死,如果栓塞剂中含有抗肿瘤药物,则药物使栓塞部位逐渐释放,使药物在肿瘤组织保持较高的浓度与较长的时间,大大提高抗肿瘤药物的疗效,降低其毒性反应。

肝动脉栓塞微球是治疗中晚期不能手术肝癌的一种新的药物剂型。通过选择性动脉插管,将含药物微球输入靶组织,阻断肿瘤的供血动脉并缓慢释放药物,从而提高化疗药的局部浓度,降低全身的毒性反应。栓塞靶向制剂在临床上已用于治疗肝、脾、肾、乳腺等部位的肿瘤,疗效显著,尤其对不可手术治疗的中晚期肝肿瘤,采用微球进行栓塞化疗已成为首选。

主要有栓塞微球(如动脉栓塞托米蒽醌乙基纤维素微球)和栓塞复乳(如多柔比星白蛋白微球碘油复乳 AD-S/O/W)。

3)热敏靶向制剂

①热敏脂质体。利用相变温度不同可制成热敏脂质体。将不同比例类脂质的二棕榈酸磷脂(DPPC)和二硬脂酸磷脂(DSPC)混合,可制得不同相变温度的脂质体,在相变温度时,可使脂质体的类脂质双分子层从胶态过渡到液晶态,增加脂质体膜的通透性,此时包封的药物释放速率亦增大,而偏离相变温度时则释放减慢。

②热敏免疫脂质体。在热敏脂质体膜上将抗体交联,可得热敏免疫脂质体,在交联抗体的同时,可完成对水溶性药物的包封。这种脂质体同时具有物理化学靶向与主动靶向的双重作用,如阿糖胞苷热敏免疫脂质体等。

4)pH 敏感的靶向制剂

①pH 敏感脂质体。利用肿瘤间质液的 pH 值比周围正常组织显著低的特点,设计了 pH 敏感脂质体。这种脂质体在低 pH 值范围内可释放药物,通常采用对 pH 敏感的类脂(如 DPPC、十七烷酸磷脂)为类脂质膜,其原理是 pH 降低时,膜材结构发生改变而使膜融合加速药物释放。

②pH 敏感的口服结肠定位给药系统。这种结肠溶解的释药系统,也可看作一种物理化学靶向。

项目检测

一、选择题

1. 氟氯烷烃类物质在气雾剂中的作用是(　　)。

A. 溶剂　　B. 抛射剂　　C. 助溶剂　　D. 抗氧剂　　E. 稳定剂

2. 下列关于气雾剂的概念叙述正确的是(　　)。

A. 是指药物与适宜抛射剂装于具有特制阀门系统的耐压容器中而制成的制剂

B. 是借助于手动泵的压力将药液喷成雾状的制剂

C. 是指微粉化药物与载体以胶囊、泡囊或高剂量储库形式,采用特制的干粉吸入装置,由患者主动吸入雾化药物的制剂

D. 是指微粉化药物与载体以胶囊、泡囊储库形式装于具有特制阀门系统的耐压密封容器中而制成的制剂

E. 是指药物与适宜抛射剂采用特制的干粉吸入装置,由患者主动吸入雾化药物的制剂

3. 关于气雾剂正确的表述是(　　)。

A. 按气雾剂相组成可分为一相、二相和三相气雾剂

B. 二相气雾剂一般为混悬系统或乳剂系统

C. 按医疗用途可分为吸入、皮肤和黏膜气雾剂及空间消毒用气雾剂

D. 气雾剂是指将药物封装于具有特制阀门系统的耐压密封容器中制成的制剂

E. 吸入气雾剂的微粒大小为 5 ~50 μm 时为宜

4. 下列关于气雾剂的特点错误的是(　　)。

A. 具有速效和定位作用

B. 由于容器不透光、不透水,所以能增加药物的稳定性

C. 药物可避免胃肠道的破坏和肝脏首过作用

D. 可以用定量阀门准确控制剂量

E. 由于起效快,适合心脏病患者使用

二、思考题

1. 滴丸剂主要供口服,服用滴丸时,应注意些什么?

2. 与普通制剂相比,缓释控释制剂有何特点?

3. 与气雾剂、喷雾剂相比,粉雾剂具有哪些优势?

项目9　药物制剂的稳定性

【学习目标】

1. 掌握药物制剂稳定性的意义、零级反应和药物有效期；
2. 熟悉药物制剂稳定性的影响因素和考察方法；
3. 了解药物的化学降解途径。

任务9.1　药物制剂稳定性概述

9.1.1　研究药物制剂稳定性的意义

对药物制剂的基本要求应该是安全、有效、稳定。药物制剂的稳定性是指药物在体外的稳定性，包括原料药及制剂保持其物理、化学、生物学和微生物学性质稳定的能力。稳定性研究的目的是考察原料药或制剂的性质在温度、湿度、光线等条件的影响下随时间变化的规律，为药品的生产、包装、贮存、运输条件和有效期的确定提供科学依据。药物制剂的稳定性若出现变化，可能伴随着药物的分解变质，导致药效降低甚至产生毒副作用。故稳定的药物制剂是保证药品安全有效的基础条件。

稳定性研究是药品质量控制研究的主要内容之一，与药品质量研究和质量标准的建立紧密相关。稳定性研究贯穿药品研究与开发的全过程，一般始于药品的临床前研究，在药品临床研究期间和上市后还应继续进行稳定性研究。根据原国家食品药品监督管理总局规定，新药申报资料项目中需要报送稳定性研究的试验资料。

9.1.2　研究药物制剂稳定性的任务

药物制剂稳定性一般包括化学、物理和生物学3个方面。化学稳定性是指药物由于水解、氧化等化学降解反应，使药物含量（或效价）、色泽产生变化。物理稳定性，主要指制剂的物理性能发生变化，如混悬剂中药物颗粒结块、结晶生长，乳剂的分层、破裂，胶体制剂的老化，片剂崩解度、溶出速度的改变等。生物学稳定性一般指药物制剂由于受微生物的污染，而使产品变质、腐败。

研究药物制剂稳定性的任务是提高产品的内在质量。为了达到这一目的，在进行新药的研究与开发过程中必须考察环境因素（如湿度、温度、光线、包装材料等）和处方因素（如辅料、pH 值、离子强度等）对药物稳定性的影响，从而筛选出最佳处方，为临床提供安全、稳定、有效的药物制剂。

9.1.3　药物稳定性的化学动力学基础

化学动力学是研究化学反应速率、反应历程以及影响反应速率的因素的科学，是药物制剂化学稳定性研究的理论基础。药剂学中主要应用其原理与方法来评价处方设计、生产工艺及包装选择等的合理性，并通过测定药物的降解速率来预测药物的有效期。此处仅结合药剂学的实际应用作简要介绍。

反应级数是用来阐明反应物浓度对反应速度影响的大小。在药物制剂的各类降解反应中，尽管有些药物的降解反应机制十分复杂，但多数药物及其制剂可按零级、一级、伪一级反应处理。

1）零级反应

零级反应速度与反应物浓度无关，而受其他因素的影响，如反应物的溶解度或某些光化反应中光的照度等。零级反应的速率方程为：

$$C = C_0 - k_0 t \tag{9.1}$$

式中　C_0——$t=0$ 时反应物浓度，mol/L；

C——t 时反应物的浓度，mol/L；

k_0——零级速率常数，$mol \cdot L^{-1}s^{-1}$。

C 与 t 呈线性关系，直线的斜率为 $-k_0$，截距为 C_0。

2）一级反应

一级反应速率与反应物浓度的一次方成正比，其速率方程为：

$$\lg C = -\frac{kt}{2.303} + \lg C_0 \tag{9.2}$$

式中，k 为一级速率常数，s^{-1}，min^{-1} 或 h^{-1}，d^{-1} 等。以 $\lg C$ 与 t 作图呈直线，直线的斜率为 $-k/2.303$，截距为 $\lg C_0$。

通常将反应物消耗一半所需的时间为称半衰期（half life），记作 $t_{\frac{1}{2}}$，恒温时，一级反应的 $t_{\frac{1}{2}}$ 与反应物浓度无关。

$$t_{\frac{1}{2}} = \frac{0.693}{k} \tag{9.3}$$

对于药物降解，常用降解 10% 所需的时间，称为十分之一衰期，记作 $t_{0.9}$，恒温时，$t_{0.9}$ 也与反应物浓度无关。

$$t_{0.9} = \frac{0.105\,4}{k} \tag{9.4}$$

反应速率与两种反应物浓度的乘积成正比的反应，称为二级反应。若其中一种反应物的浓度大大超过另一种反应物，或保持其中一种反应物浓度恒定不变的情况下，则此反应表现出一级反应的特征，故称为伪一级反应。例如酯的水解，在酸或碱的催化下，可按伪一级反应处理。

9.1.4 制剂中药物的化学降解途径

药物由于化学结构的不同,其降解反应也不一样,水解和氧化是药物降解的两个主要途径。其他如异构化、聚合、脱羧等反应,在某些药物中也有发生。有时一种药物还可能同时产生两种或两种以上的反应。

1)水解

水解是药物降解的主要途径,属于这类降解的药物主要有酯类(包括内酯)、酰胺类(包括内酰胺)等。

(1)酯类药物的水解

含有酯键药物水溶液,在 H^+ 或 OH^- 或广义酸碱的催化下水解反应加速。特别在碱性溶液中,由于酯分子中氧的负电性比碳大,故酰基被极化,亲核性试剂 OH^- 易于进攻酰基上的碳原子,而使酰氧键断裂,生成醇和酸,酸与 OH^- 反应,使反应进行完全。在酸碱催化下,酯类药物的水解常可用一级或伪一级反应处理。

盐酸普鲁卡因的水解可作为这类药物的代表,水解生成对氨基苯甲酸与二乙胺基乙醇,此分解产物无明显的麻醉作用。属于这类药物还有盐酸丁卡因、盐酸可卡因、溴丙胺太林(普鲁本辛)、硫酸阿托品、氢溴酸后马托品等。

(2)酰胺药物的水解

酰胺类药物水解以后生成酸与胺。属于这类的药物有氯霉素、青霉素类、头孢菌素类、巴比妥类等。此外如利多卡因、对乙酰氨基酚(扑热息痛)等也属于此类药物。

①氯霉素:氯霉素比青霉素类抗生素稳定,但其水溶液仍很易分解,pH 在 7 以下,主要是酰胺水解,生成氨基物与二氯乙酸。pH 为 2 ~ 7,pH 对水解速度影响不大。pH 为 6 最稳定,pH 在 2 以下 8 以上水解作用加速,而且 pH 在大于 8 还有脱氯的水解作用。氯霉素水溶液 120 ℃加热,氨基物可能进一步发生分解生成对硝基苯甲醇。水溶液对光敏感,pH 在 5.4 暴露于日光下,变成黄色沉淀。对分解产物进行分析,结果表明可能是由于进一步发生氧化、还原和缩合反应所致。

目前常用的氯霉素制剂主要是氯霉素滴眼液,处方有多种,其中氯霉素的硼酸-硼砂缓冲液的 pH 为 6.4,其有效期为 9 个月,如调整缓冲剂用量,使 pH 由原来的 6.4 降到 5.8,可使本制剂稳定性提高。氯霉素溶液可用 100 ℃、30 min 灭菌,水解 3% ~4%,以同样时间 115 ℃热压灭菌,水解达 15%,故不宜采用。

②青霉素和头孢菌素类:这类药物的分子中存在着不稳定的 β-内酰胺环,在 H^+ 或 OH^- 影响下,很易裂环失效。

③巴比妥类:也是酰胺类药物,在碱性溶液中容易水解。有些酰胺类药物,如利多卡因,邻近酰胺基有较大的基团,由于空间效应,故不易水解。

(3)其他药物的水解

阿糖胞苷在酸性溶液中,脱氨水解为阿糖脲苷。在碱性溶液中,嘧啶环破裂,水解速度加速。本品 pH 在 6.9 时最稳定,水溶液经稳定性预测 $t_{0.9}$ 为 11 个月左右,常制成注射粉针剂使用。

另外，如维生素 B、安定、碘苷等药物的降解，也主要是水解作用。

2）氧化

氧化也是药物变质的主要途径之一。失去电子为氧化，因此在有机化学中常把脱氢称氧化。药物氧化分解常是自动氧化，即在大气中氧的影响下进行缓慢的氧化。药物的氧化过程与化学结构有关，如酚类、烯醇类、芳胺类、吡唑酮类、噻嗪类药物较易氧化。药物氧化后，不仅效价损失，而且可能产生颜色或沉淀。有些药物即使被氧化极少量，亦会色泽变深或产生不良气味，严重影响药品的质量，甚至成为废品。

①酚类药物。这类药物分子中具有酚羟基，如肾上腺素、左旋多巴、吗啡、阿扑吗啡（去水吗啡）、水杨酸钠等。

②烯醇类。维生素 C 是这类药物的代表，分子中含有烯醇基，极易氧化，氧化过程较为复杂。在有氧条件下，先氧化成去氢抗坏血酸，然后经水解为 2，3-二酮古罗糖酸，此化合物进一步氧化为草酸与 L-丁糖酸。在无氧条件下，发生脱水作用和水解作用生成呋喃甲醛和二氧化碳，由于 H^+ 的催化作用，在酸性介质中脱水作用比碱性介质快，实验中证实有二氧化碳气体产生。

③其他类药物。芳胺类如磺胺嘧啶钠，吡唑酮类如氨基比林、安乃近，噻嗪类如盐酸氯丙嗪、盐酸异丙嗪等，这些药物都易氧化，其中有些药物氧化过程极为复杂，常生成有色物质。含有碳碳双键的药物，如维生素 A 或 D 的氧化是典型的游离基链式反应。易氧化药物要特别注意光、氧、金属离子对它们的影响，以保证产品质量。

3）其他反应

①异构化反应。异构化分为光学异构和几何异构两种。通常药物的异构化使生理活性降低甚至没有活性。光学异构化可分为外消旋化作用和差向异构作用。左旋肾上腺素具有生理活性，外消旋化以后只有 50% 的活性。四环素、毛果芸香碱等因发生差向异构化可使生理活性下降或失去活性。

②聚合反应。聚合反应是两个或多个分子结合在一起形成复杂分子的过程。已经证明氨苄西林浓的水溶液在贮存过程中能发生聚合反应，所生成的聚合物可诱发氨苄西林的过敏反应。塞替派生在水溶液中易聚合失效，以聚乙二醇 400 为溶剂制成注射液，可避免聚合，使本品在一定时间内稳定。

③脱羧反应。对氨基水杨酸钠在光、热、水分存在的条件下很易脱羧，生成间氨基酚，后者还可进一步氧化变色。普鲁卡因水解产物对氨基苯甲酸，也可慢慢脱羧生成苯胺，苯胺在光线影响下氧化生成有色物质，这就是盐酸普鲁卡因注射液变黄的原因。碳酸氢钠注射液热压灭菌时产生二氧化碳，故溶液及安瓿空间均应通二氧化碳。

任务 9.2　影响药物制剂降解的因素及稳定化方法

9.2.1　处方因素对药物制剂稳定性的影响及解决方法

制备任何一种制剂，首先要进行处方设计，因处方的组成对制剂稳定性影响很大。pH 值、广义的酸碱催化、溶剂、离子强度、表面活性剂等因素，均可影响易于水解的药物的稳定性。溶液 pH 值与药物氧化反应也有密切关系。半固体、固体制剂的某些赋形剂或附加剂，有时对主药的稳定性也有影响，都应加以考虑。

1) pH 值的影响

许多酯类、酰胺类药物常受 H^+ 或 OH^- 催化水解，这种催化作用也叫专属酸碱催化或特殊酸碱催化，此类药物的水解速度，主要由 pH 值决定。

确定最稳定的 pH 值是溶液型制剂的处方设计中首先要解决的问题。

pH 值调节要同时考虑稳定性、溶解度和药效 3 个方面。如大部分生物碱在偏酸性溶液中比较稳定，故注射剂常调节在偏酸范围。但将它们制成滴眼剂时，就应调节在偏中性范围，以减少刺激性，提高疗效。一些药物最稳定的 pH 值见表 9.1。

表 9.1　一些药物的最稳定 pH 值

药　物	最稳定 pH 值	药　物	最稳定 pH 值
盐酸丁卡因	3.8	苯氧乙基青霉素	6
盐酸可卡因	3.5 ~ 4.0	毛果芸香碱	5.12
溴本辛	3.38	氯氮䓬	2.0 ~ 3.5
溴化丙胺太林	3.3	克林霉素（氯洁霉素）	4.0
三磷酸腺苷	3.3	地西泮	5.0
羟苯甲酯	9.0	氢氯噻嗪	2.5
羟苯乙酯	4.0	维生素 B_1	2.0
羟苯丙酯	4.0 ~ 5.0	吗啡	4.0
乙酰水杨酸	4.0 ~ 5.0	维生素 C	6.0 ~ 6.5
头孢噻吩钠	2.5	对乙酰氨基酚（扑热息痛）	5.0 ~ 7.0
甲氧苯青霉素	3.0 ~ 8.0		

2) 广义酸碱催化的影响

按照 Brōnsted-Lowry 酸碱理论，给出质子的物质叫广义的酸，接受质子的物质叫广义的碱。有些药物也可被广义的酸碱催化水解，这种催化作用叫广义的酸碱催化或一般酸碱催化。

许多药物处方中,往往需要加入缓冲剂。常用的缓冲剂如醋酸盐、磷酸盐、枸橼酸盐、硼酸盐均为广义的酸碱,这些缓冲剂往往会催化某些药物的水解,如 HPO_4^{2-} 对青霉素 G 钾盐、苯氧乙基青霉素具有催化作用。为了减少这种催化作用的影响,在实际生产处方中,缓冲剂应用尽可能低的浓度或选用没有催化作用的缓冲系统。

3)溶剂的影响

对于水解的药物,有时采用非水溶剂,如乙醇、丙二醇、甘油等而使其稳定。含有非水溶剂的注射液,如苯巴比妥注射液、地西泮注射液等。例如丙二醇(60%)可使注射液稳定性提高。25 ℃时的 $t_{0.9}$ 可达 1 年左右。相反,若药物离子与进攻离子的电荷相反,如果专属碱对带正电荷的药物催化,则采取介电常数低的溶剂,就不能达到稳定药物制剂的目的。溶剂对稳定性的影响比较复杂。

4)离子强度的影响

在制剂处方中,往往加入电解质调节等渗,或加入盐(如一些抗氧剂)防止氧化,加入缓冲剂调节 pH 值。因而存在离子强度对降解速度的影响。

5)表面活性剂的影响

一些容易水解的药物,加入表面活性剂可使稳定性增加,如苯佐卡因易受碱催化水解,在 5% 的十二烷基硫酸钠溶液中,30 ℃时的 $t_{1/2}$ 增加到 1 150 min,不加十二烷基硫酸钠时则为 64 min。这是因为表面活性剂在溶液中形成胶束,苯佐卡因增溶在胶束周围形成一层所谓“屏障”,阻碍 OH^- 进入胶束,而减少其对酯键的攻击,因而增加苯佐卡因的稳定性。但要注意,表面活性剂有时反而使某些药物分解速度加快,如聚山梨酯 80 使维生素 D 稳定性下降。故须通过实验,正确选用表面活性剂。

6)处方中基质或赋形剂的影响

一些半固体制剂,如软膏剂、霜剂中药物的稳定性与制剂处方的基质有关。有人考察了一系列商品基质对氢化可的松稳定性的影响,结果聚乙二醇能促进该药物的分解,有效期只有 6 个月。栓剂基质聚乙二醇也可使乙酰水杨酸分解,产生水杨酸和乙酰聚乙二醇。维生素 U 片采用糖粉和淀粉为赋形剂,则产品变色,若应用磷酸氢钙,再辅以其他措施,产品质量则有所提高。一些片剂的润滑剂对乙酰水杨酸的稳定性有一定影响。硬脂酸钙、硬脂酸镁可能与乙酰水杨酸反应形成相应的乙酰水杨酸钙及乙酰水杨酸镁,提高了系统的 pH 值,使乙酰水杨酸溶解度增加,分解速度加快。因此生产乙酰水杨酸片时不应使用硬脂酸镁这类润滑剂,而须用影响较小的滑石粉或硬脂酸。

9.2.2 外界因素对药物制剂稳定性的影响及解决方法

外界因素包括温度、光线、空气(氧)、金属离子、湿度和水分、包装材料等。这些因素对于制订产品的生产工艺条件和包装设计都是十分重要的。其中温度对各种降解途径(如水解、氧化等)均有较大影响,而光线、空气(氧)、金属离子对易氧化药物影响较大,湿度、水分主要影响固体药物的稳定性,包装材料是各种产品都必须考虑的问题。

1)温度的影响

一般来说,温度升高,反应速度加快。根据 Van't Hoff 规则,温度每升高 10 ℃,反应速度增加 2 ~4 倍。然而不同反应增加的倍数可能不同,故上述规则只是一个粗略的估计。

药物制剂在制备过程中,往往需要加热溶解、灭菌等操作,此时应考虑温度对药物稳定性的影响,制订合理的工艺条件。有些产品在保证完全灭菌的前提下,可降低灭菌温度,缩短灭菌时间。那些对热特别敏感的药物,如某些抗生素、生物制品,要根据药物性质,设计合适的剂型(如固体剂型),生产中采取特殊的工艺,如冷冻干燥,无菌操作等,同时产品要低温贮存,以保证产品质量。

2)光线的影响

在制剂生产与产品的贮存过程中,还必须考虑光线的影响。光是一种辐射能,辐射能量的单位是光子。光子的能量与波长成反比,光线波长越短,能量越大,故紫外线更易激发化学反应。如前所述,光能激发氧化反应,加速药物的分解。有些药物分子受辐射(光线)作用使分子活化而产生分解,此种反应叫光化降解,其速度与系统的温度无关。这种易被光降解的物质叫光敏感物质。硝普钠是一种强效、速效降压药,临床效果肯定。本品对热稳定,但对光极不稳定,临床上用 5% 的葡萄糖配制成 0.05% 的硝普钠溶液静脉滴注,在阳光下照射 10 min 就分解 13.5%,颜色也开始变化,同时 pH 下降。室内光线条件下,本品半衰期为 4 h。

光敏感的药物还有氯丙嗪、异丙嗪、核黄素、氢化可的松、泼尼松(强的松)、叶酸、维生素 A、维生素 B、辅酶 Q_{10}、硝苯吡啶等,药物结构与光敏感性可能有一定的关系,如酚类和分子中有双键的药物,一般对光敏感。

光敏感的药物制剂,在制备过程中要避光操作,选择包装甚为重要。有人对抗组胺药物用透明玻璃容器加速实验,8 周含量下降 36%,而用棕色瓶包装几乎没有变化。因此,这类药物制剂宜采用棕色玻璃瓶包装或容器内衬垫黑纸,避光贮存。

3)空气(氧)的影响

大气中的氧是引起药物制剂氧化的主要因素。大气中的氧进入制剂的主要途径有:

①氧在水中有一定的溶解度,在平衡时,0 ℃为 10.19 mL/L,25 ℃为 5.75 mL/L,50 ℃为 3.85 mL/L,100 ℃水中几乎没有氧。

②在药物容器空间的空气中也存在着一定量的氧。各种药物制剂几乎都有与氧接触的机会,因此除去氧气对于易氧化的品种,是防止氧化的根本措施。生产上一般在溶液中和容器空间通入惰性气体如二氧化碳或氮气,置换其中的空气。在水中通 CO_2 至饱和时,残存氧气仅为 0.05 mL/L,通氮至饱和时约为 0.36 mL/L。若通气不够充分,对成品质量影响很大,有时同一批号注射液,其色泽深浅不同,可能是由于通入气体有多有少的缘故。对于固体药物,也可采取真空包装等。

为了防止易氧化药物的自动氧化,在制剂中必须加入抗氧剂。一些抗氧剂本身为强还原剂,它首先被氧化而保护主药免遭氧化,在此过程中抗氧剂逐渐被消耗(如亚硫酸盐类)。另一些抗氧剂是链反应的阻化剂,能与游离基结合,中断链反应的进行,在此过程中其本身不被消耗。抗氧剂可分为水溶性抗氧剂与油溶性抗氧剂两大类,其中油溶性抗氧剂具有阻化剂的作用。此外还有一些药物能显著增强抗氧剂的效果,通常称为协同剂,如枸橼酸、酒石酸、磷酸等。焦亚硫酸钠和亚硫酸氢钠常用于弱酸性药液,亚硫酸钠常用于偏碱性药液,硫代硫酸钠在偏酸性药液中可析出硫的细粒:

$$S_2O_3^{2-}+2H^+ \longrightarrow H_2SO_3+S\downarrow$$

故只能用于碱性药液中，如磺胺类注射液。近年来，氨基酸抗氧剂已引起药剂科学工作者的重视，有人用半胱氨酸配合焦亚硫酸钠使25%的维生素C注射贮存期得以延长。此类抗氧剂的优点是毒性小本身不易变色，但价格稍贵。

油溶性抗氧剂如BHA、BHT等，用于油溶性维生素类（如维生素A、D）制剂有较好效果。另外维生素E、卵磷脂为油脂的天然抗氧剂，精制油脂时若将其除去，就不易保存。抗氧剂的研究资料，可参看有关文献。

使用抗氧剂时，还应注意主药是否与此发生相互作用。早有报道亚硫酸氢盐可以与邻、对-羟基苯甲醇衍生物发生反应。如肾上腺素与亚硫酸氢钠在水溶液中可形成无光学与生理活性的磺酸盐化合物。

4）金属离子的影响

制剂中微量金属离子主要来自原辅料、溶剂、容器以及操作过程中使用的工具等。微量金属离子对自动氧化反应有显著的催化作用，如0.000 2 mol/L的铜能使维生素C氧化速度增大1万倍。铜、铁、钴、镍、锌、铅等离子都有促进氧化的作用，它们主要是缩短氧化作用的诱导期，增加游离基生成的速度。

要避免金属离子的影响，应选用纯度较高的原辅料，操作过程中不要使用金属器具，同时还可加入螯合剂，如依地酸盐或枸橼酸、酒石酸、磷酸、二巯乙基甘氨酸等附加剂，有时螯合剂与亚硫酸盐类抗氧剂联合应用，效果更佳。依地酸二钠常用量为0.005%～0.05%。

5）湿度和水分的影响

空气中湿度与物料中含水量对固体药物制剂的稳定性的影响特别重要。水是化学反应的媒介，固体药物吸附了水分以后，在表面形成一层液膜，分解反应就在液膜中进行。无论是水解反应，还是氧化反应，微量的水均能加速乙酰水杨酸、青霉素G钠盐、氨苄西林钠、对氨基水杨酸钠、硫酸亚铁等的分解。药物是否容易吸湿，取决于其临界相对湿度（CRH）的大小。氨苄西林极易吸湿，经实验测定其临界相对湿度仅为47%，如果在相对湿度（RH）75%的条件下，放置24 h，可吸收水分约20%，同时粉末溶解。这些原料药物的水分含量必须特别注意，一般水分含量在1%左右比较稳定，水分含量越高分解越快。

湿度和水分对于氨基水杨酸钠的影响也曾作过一些研究。实验测定其临界相对湿度虽然较高（约89%），但人为地添加微量的水（约0.53%），其变色速度就显著增加。若在70 ℃进行加速实验，当水蒸气压力为6.9 kPa（52.3 mmHg）时，速度常数为0.118 mol/h，而在19.2 kPa（144 mmHg）时，则为0.305 mol/h，分解速度明显加快。

6）包装材料的影响

药物贮藏于室温环境中，主要受热、光、水气及空气（氧）的影响。包装设计就是排除这些因素的干扰，同时也要考虑包装材料与药物制剂的相互作用，包装容器材料通常使用的有玻璃、塑料、橡胶及一些金属，下面分别进行讨论。

玻璃的理化性能稳定，不易与药物相互作用，气体不能透过，为目前应用最多的一类容器。但有些玻璃释放碱性物质或脱落不溶性玻璃碎片等，这些问题已在注射剂部分中有论述。棕色玻璃能阻挡波长小于470 nm的光线透过，故光敏感的药物可用棕色玻璃瓶包装。

塑料是聚氯乙烯、聚苯乙烯、聚乙烯、聚丙烯、聚酯、聚碳酸酯等一类高分子聚合物的总称。为了便于成形或防止老化等原因，常常在塑料中加入增塑剂、防老剂等附加剂。有些附加剂具

有毒性,药用包装塑料应选用无毒塑料制品。但塑料容器也存在3个问题:

①有透气性,制剂中的气体可以与大气中的气体进行交换,以致使盛于聚乙烯瓶中的四环素混悬剂变色变味。乳剂脱水氧化至破裂变质,还可使硝酸甘油挥发逸失。

②有透湿性,如聚氯乙烯膜当膜的厚度为0.03 mm时,在40 ℃、90%相对湿度条件下透湿速度为100 $g/(m^2d)$。

③有吸附性,塑料中的物质可以迁移进入溶液,而溶液的物质(如防腐剂)也可被塑料吸附,如尼龙就能吸附多种抑菌剂。包装材料的选择十分重要,高密度聚乙烯的刚性、表面硬度、拉伸强度大,熔点、软化点高,水蒸气与气体透过速度下降,常用于片剂,胶囊剂的包装。

鉴于包装材料与药物制剂稳定性关系较大。因此,在产品试制过程中要进行"装样试验",对各种不同包装材料进行认真选择。

9.2.3 药物制剂稳定化的其他方法

前面结合影响因素对药物制剂稳定化作了相应的讨论,但有些方法还不能概括,故在此做进一步的讨论。

1)改进药物制剂或生产工艺

①制成固体制剂。凡是在水溶液中证明是不稳定的药物,一般可制成固体制剂。供口服的做成片剂、胶囊剂、颗粒剂等。供注射的则做成注射用无菌粉末,可使稳定性大大提高。

②制成微囊或包合物。某些药物制成微囊可增加药物的稳定性。如维生素A制成微囊稳定性有很大提高,也有将维生素C、硫酸亚铁制成微囊,防止氧化,有些药物可制成环糊精包合物。

③采用粉末直接压片或包衣工艺。一些对湿热不稳定的药物,可以采用粉末直接压片或干法制粒。包衣是解决片剂稳定性的常规方法之一,如氯丙嗪、异丙嗪、对氨基水杨酸钠等,均做成包衣片。个别对光、热、水很敏感的药物,如酒石麦角胺采用联合式压制包衣机制成包衣片,收到良好效果。

2)制成难溶性盐

一般药物混悬液降解只决定于其在溶液中的浓度,而不是产品中的总浓度。所以将容易水解的药物制成难溶性盐或难溶性酯类衍生物,可增加其稳定性。水溶性越低,稳定性越好。例如青霉素G钾盐,可制成溶解度小的普鲁卡因青霉素G(水中溶解度为1:250),稳定性显著提高。青霉素G还可以与N,N-双苄乙二胺生成苄星青霉素G(长效西林),其溶解度进一步减小(1:6 000),故稳定性更佳,可以口服。

任务9.3 药物稳定性试验方法

稳定性试验的目的是考察原料药或药物制剂在温度、湿度、光线的影响下随时间变化的规律,为药品的生产、包装、贮存、运输条件提供科学依据,同时通过试验建立药品的有效期。

稳定性试验的基本要求是:①稳定性试验包括影响因素试验、加速试验与长期试验。影响因素试验适用原料药的考察,用一批原料药进行。加速试验与长期试验适用于原料药与药物制剂,要求用3批供试品进行。②原料药供试品应是一定规模生产的,其合成工艺路线、方法、步骤应与大生产一致;药物制剂的供试品应是一定规模生产,如片剂(或胶囊剂)至少在1万~2万片(或粒),其处方与生产工艺应与大生产一致。③供试品的质量标准应与各项基础研究及临床验证所使用的供试品质量标准一致。④加速试验与长期试验所用供试品的容器和包装材料及包装应与上市产品一致。⑤研究药物稳定性,要采用专属性强、准确、精密、灵敏的药物分析方法与分解产物检查方法,并对方法进行验证,以保证药物稳定性结果的可靠性。在稳定性试验中,应重视降解产物的检查。

9.3.1 影响因素试验

影响因素试验(强化试验)是在比加速试验更激烈的条件下进行。原料药要求进行此项试验,其目的是探讨药物的固有稳定性、了解影响其稳定性的因素及可能的降解途径与分解产物,为制剂生产工艺、包装、贮存条件提供科学依据。供试品可以用一批原料药进行,将供试品置适宜的开口容器中(如称量瓶或培养皿),摊成小于或等于5 mm厚的薄层,疏松原料药摊成小于或等于10 mm厚的薄层,进行以下实验。

1)高温试验

供试品开口置适宜和洁净容器中,60 ℃温度下放置10天,于第5、10天取样,按稳定性重点考察项目进行检测,同时准确称量试验后供试品的质量,以考察供试品风化失重的情况。若供试品有明显变化(如含量下降5%)则在40 ℃条件下同法进行试验。若60 ℃无明显变化,不再进行40 ℃试验。

2)高湿度试验

供试品开口置恒湿密闭容器中,在25 ℃分别于相对湿度(75±5)%及(90±5)%条件下放置10天,于第5、10天取样,按稳定性重点考察项目要求检测,同时准确称量试验前后供试品的质量,以考察供试品的吸湿潮解性能。恒湿条件可在密闭容器如干燥器下部放置饱和盐溶液,根据不同相对湿度的要求,可以选择氯化钠饱和溶液[相对湿度(75±1)%、15.5~60 ℃],硝酸钾饱和溶液(相对湿度92.5%,25 ℃)。

3)强光照射试验

供试品开口放置在光橱或其他适宜的光照仪器内,于照度为(4 500±500)lx的条件下放置10天(总照度量为120 lx·h),于第5、10天取样,按稳定性重点考察项目进行检测,特别要注意供试品的外观变化。

在筛选药物制剂的处方与工艺的设计过程中,首先应查阅原料药稳定性的有关资料,了解温度、湿度、光线对原料药稳定性的影响,根据药物的性质针对性地进行必要的影响因素试验。

9.3.2 加速试验

加速试验是在超常的条件下进行。其目的是通过加速药物的化学或物理变化,预测药物的稳定性，为新药申报临床研究与申报生产提供必要的资料。原料药物与药物制剂均需进行此项试验，供试品要求3批，按市售包装，在温度(40±2)℃，相对湿度(75±5)%的条件下放置6个月。所用设备应能控制温度±2 ℃，相对湿度±5%并能对真实温度与湿度进行监测。在试验期间每一个月取样一次，按稳定性重点考查项目检测，3个月资料可用于新药申报临床试验，6个月资料可用于申报生产。在上述条件下，如6个月内供试品经检测不符合制订的质量标准，则应在中间条件即在温度(30±2)℃，相对湿度(60±5)%的情况下。可用 $NaNO_2$ 饱和溶液(25～40 ℃、相对湿度64%～61.5%)进行加速试验，时间仍为6个月。

加速试验，建议采用隔水式电热恒温培养箱(20～60 ℃)，此种设备，箱内各部分温度应该均匀，若附加接点温度计继电器装置，温度可控制±1 ℃，而且适合长期使用。

对温度特别敏感的药物制剂，预计只能在冰箱(4～8 ℃)内保存使用，此类药物制剂的加速试验，可在温度(25±2)℃，相对湿度(60±5)%的条件下进行，时间为6个月。

乳剂、混悬剂、软膏剂、眼膏剂、栓剂、气雾剂，泡腾片及泡腾颗粒宜直接采用温度(30±2)℃、相对湿度(60±5)%的条件进行试验，其他要求与上述相同。

对于包装在半透性容器的药物制剂，如塑料袋装溶液，塑料瓶装滴眼剂、滴鼻剂等，则应在相对湿度(20±2)%的条件，(可用 $CH_3COOK \cdot 1.5H_2O$ 饱和溶液，25 ℃，相对湿度22.5%)进行试验。

光加速试验：其目的是为药物制剂包装贮存条件提供依据。供试品3批装入透明容器内，放置在光橱或其他适宜的光照仪器内于照度(4 500±500)lx的条件下放置10天，于第5、10天定时取样，按稳定性重点考察项目进行检测，特别要注意供试品的外观变化。试验用光橱与原料药相同，照度应该恒定，并用照度计进行监测，对于光不稳定的药物制剂，应采用遮光包装。

9.3.3 长期试验

长期试验是在接近药品的实际贮存条件下进行，其目的是为制定药物的有效期提供依据。原料药与药物制剂均需进行长期试验，供试品3批，市售包装，在温度(25±2)℃，相对湿度(60±10)%的条件下放置12个月。每3个月取样一次，分别于0、3、6、9、12个月，按稳定性重点考察项目进行检测。6个月的数据可用于新药申报临床研究，12个月的数据用于申报生产，12个月以后，仍需继续考察，分别于18、24、36个月取样进行检测。将结果与0月比较以确定药品的有效期。若未取得足够数据(如只有18个月)，则应进行统计分析，以确定药品的有效期，统计分析方法见本节第5项。如3批统计分析结果差别较小则取其平均值为有效期限，若差别较大，则取其最短的为有效期，很稳定的药品，不做统计分析。

对温度特别敏感的药品，长期试验可在温度(6±2)℃的条件下放置12个月，按上述时间要求进行检测，12个月以后，仍需按规定继续考察，制定在低温贮条件下的有效期。

此种方式确定的药品有效期，在药品标签及说明书中均应指明在什么温度下保存，不得使用"室温"之类的名词。

对原料药进行加速试验与长期试验时所用包装可用模拟小桶，但所用材料与封装条件应与大桶一致。

9.3.4　稳定性重点考查项目

稳定性重点考查项目见表9.2。

表9.2　原料药及药物制剂稳定性重点考查项目表

剂　型	稳定性重点考查项目
原料药	性状、熔点、含量、有关物质、吸湿性以及根据品种性质选定的考查项目
片剂	性状、如为包衣片应同时考查片芯、含量、有关物质、溶解时限或溶出度
胶囊	性状、内容物色泽、含量、降解产物、溶出度、水分，软胶囊需要检查内容物有无沉淀
注射液	外观色泽、含量、pH值、澄明度、有关物质、无菌检查、输液还应检查热原、不溶性微粒、塑料瓶容器还应检查可抽提物
栓剂	性状、含量、软化、融变时限、有关物质
软膏	性状、含量、均匀性、粒度、有关物质，如乳膏还应检查有无分层现象
眼膏	性状、含量、均匀性、粒度、有关物质
滴眼剂	如为澄清液，应考查：性状、澄明度、含量、pH值、有关物质、无菌检查、致病菌 如为混悬液，不检查澄明度、检查再悬浮性、粒度
丸剂	性状、含量、色泽、有关物质，溶散时限
糖浆剂	性状、含量、澄清度、相对密度、有关物质、卫生学检查、pH值
口服溶液剂	性状、含量、色泽、澄清度、有关物质
乳剂	性状、含量、分层速度、有关物质
混悬剂	性状、含量、再悬性、粒度、有关物质
酊剂	性状、含量、有关物质、含醇量
散剂	性状、含量、粒度、外观均匀度、有关物质
喷雾剂	每瓶总吸数、每吸喷量、每吸主药含量、有关物质、雾滴分布
膜剂	性状、含量、溶化时限、有关物质、眼用膜剂应作无菌检查
颗粒剂	性状、含量、粒度、溶化性
透皮帖片	性状、含量、有关物质、释放度
搽剂	性状、含量、有关物质

注：有关物质（含其他变化所生成的产物）应说明其生成产物的数目及量的变化，如有可能说明，应说明有关物质中哪个为原料中间体，哪个为降解产物，稳定性试验中重点考察降解产物。

9.3.5　固体制剂稳定性实验的特殊要求和特殊方法

1）固体剂型稳定性实验的特殊要求

前节所述加速实验方法，一般适用于固体制剂，但根据固体药物稳定性的特点，还要有一些特殊要求，须引起实验者的注意：

①如水分对固体药物稳定性影响较大，则每个样品必须测定水分，加速实验过程中也要测定；

②样品必须密封容器，但为了考察材料的影响，可以用开口容器与密封容器同时进行，以便比较；

③测定含量和水分的样品，都要分别单次包装；

④固体剂型要使样品含量尽量均匀，以避免测定结果的分散性；

⑤药物颗粒的大小对结果也有影响，故样品要用一定规格的筛号过筛，并测定其粒度，固体的表面是微粉的重要性质，必要时可用 BET 方法测定；

⑥实验温度不宜过高，以 60 ℃以下为宜。

此外还需注意赋形剂对药物稳定性的影响。研究这种影响，通常可用下述方法设计实验：药物与赋形剂以 1 : 5 配料，药物与润滑剂按 20 : 1 配料。常用赋形剂和润滑剂有淀粉、糊精、蔗糖、磷酸氢钙、硫酸钙、硬脂酸镁、硬脂酸等。配好料后，其中一半用小瓶密封，另一半吸入或加入 5% 水后，也用小瓶密封。然后在 5、25、50、60 ℃温度和 4 500 lx 光照下进行加速实验，定期取样测含量或薄层分析，并观察外观、色泽等变化，以判断赋形剂是否影响药物的稳定性。

药物与赋形剂有无相互作用，比较适用的实验方法有热分析法、漫反射光谱法和薄层层析法。

2）热分析法在研究固体药物稳定性中的应用

热分析法以差示热分析法（DTA）和差示扫描量热法（DSC）为常用。

此外还可用漫反射光谱法测定药物的颜色变化及药物与辅料的相互作用。固体药物制剂稳定性，目前积累资料还不多，有待进一步研究发展。

项目检测

一、选择题

1. 对于药物降解，常用降解百分之多少所需的时间为药物的有效期是（　　）。

A. 5%　B. 10%　C. 30%　D. 50%　E. 90%

2. 对于药物降解，常用降解百分之多少所需的时间为药物的半衰期是（　　）。

A. 5%　B. 10%　C. 30%　D. 50%　E. 90%

3. 盐酸普鲁卡因降解的主要途径是（　　）。

A. 水解　B. 光学异构化　C. 氧化　D. 聚合　E. 脱羧

4. Vc 降解的主要途径是（　　）。

A. 脱羧　B. 氧化　C. 光学异构化　D. 聚合　E. 水解

5. 酚类药物降解的主要途径是（　　）。

A. 水解　B. 光学异构化　C. 氧化　D. 聚合　E. 脱羧

6. 酯类降解的主要途径是（　　）。

A. 光学异构体　B. 聚合　C. 水解　D. 氧化　E. 脱羧

7. 关于药物稳定性叙述错误的是（　　）。

A. 通常将反应物消耗一半所需的时间为半衰期
B. 大多数药物的降解反应可用零级、一级反应进行处理
C. 药物降解反应是一级反应，药物有效期与反应物浓度有关
D. 大多数反应温度对反应速率的影响比浓度更为显著
E. 温度升高时，绝大多数化学反应速率增大

8. 影响易于水解药物的稳定性，与药物氧化反应也有密切关系的是(　　)。
A. pH　　B. 广义的酸碱催化　　C. 溶剂
D. 离子强度　　E. 表面活性剂

二、思考题

1. 药物制剂稳定性包括哪几个方面的内容？研究药物制剂稳定性有何重要意义？
2. 从化学结构上看，哪类药物容易发生水解？哪类药物易发生氧化？
3. 影响药物水解、氧化的因素有哪些？应采取哪些措施解决？

参考文献

[1] 张琦岩. 药剂学[M]. 2 版. 北京:人民卫生出版社,2013.
[2] 崔福德. 药剂学[M]. 7 版. 北京:人民卫生出版社,2013.
[3] 张强. 药剂学[M]. 北京:中央广播电视大学出版社,2015.
[4] 国家药典委员会. 中华人民共和国药典[M]. 北京:中国医药科技出版社,2015.
[5] 朱照静,张荷兰. 药剂学[M]. 北京:中国医药科技出版社,2017.
[6] 国家食品药品监督管理总局,执业药师资格认证中心. 国家执业药师考试指南·药学专业知识(一)[M]. 7 版. 北京:中国医药科技出版社,2015.
[7] 拉赫曼. 工业药剂学的理论与实践[M]. 北京医学院药学系,等,译. 北京:化学工业出版社,1984.
[8] 王建新,杨帆. 药剂学[M]. 2 版. 北京:人民卫生出版社,2015.